LIPOSUCCION ET CHIRURGIE PLASTIQUE DE L'ABDOMEN

CHEZ LE MÊME ÉDITEUR

Dans la même série :

LA RHINOPLASTIQUE ESTHÉTIQUE, par G. AIACH et J. LÉVIGNAC. Préface de G. FREYSS. 1986, 192 pages, 420 illustrations.

LES GREFFES DE PEAU. Biologie et technique, par R. AMAR et B. DESSAPT. Préface de F. LAGROT. 1985, 120 pages, 82 figures, 8 planches en couleurs.

PLAIES ET CICATRICES DE LA FACE. Brûlures exceptées, par C. DUFOURMENTEL, R. MOULY, J. PRÉAUX, M. TEXIER et collaborateurs. 1966, 178 pages, 88 figures.

LE MENTON, sous la direction de J. LÉVIGNAC. 1988, 176 pages, 234 figures, 4 tableaux.

LES LAMBEAUX PÉDICULÉS MUSCULAIRES ET MUSCULO-CUTANÉS, par G. MAGALON, V. MITZ et collaborateurs. Préface de H. BUREAU et R. VILAIN. 1984, 148 pages, 189 figures.

FRACTURES DE L'ORBITE. Indications ophtalmologiques dans les techniques opératoires, par A. RÉNY et M. STRICKER. 1969, 174 pages, 156 figures.

BRÛLURES DE LA FACE, par R. TUBIANA, S. BAUX et collaborateurs. Préface de C. DUFOURMENTEL. 1976, 216 pages, 114 figures.

Autres ouvrages :

ATLAS DE CHIRURGIE ESTHÉTIQUE PLASTIQUE. Chirurgie de la face, chirurgie des seins et de l'abdomen, par G. JOST. 1988, 2e édition entièrement refondue, 272 pages, 900 figures.

TRAITÉ DE TECHNIQUE CHIRURGICALE STOMATOLOGIQUE ET MAXILLO-FACIALE, sous la direction de M. BENOIST et M. GRELLET. Tome 1 : Chirurgie orthognathique, par M. BENOIST. 1988, 312 pages, 635 figures.

LE DROIT ET LA CHIRURGIE ESTHÉTIQUE, par R. CASEY et V. DARSONVAL. *Collection de Médecine Légale et de Toxicologie Médicale n° 135*. 1987, 104 pages.

CHIRURGIE DU SEIN. Plastic and Reconstructive Breast Surgery, par G.F. MAILLARD, D. MONTANDON et J.L. GOIN. Préfaces de P. TESSIER, M. LEJOUR et CH. GROS. 1983, 336 pages, 650 figures.

GREFFES DE L'APPAREIL LOCOMOTEUR, sous la direction de D. POITOUT. Préface de A. TRIFAUD. 1987, 360 pages, 266 figures, 14 tableaux.

LES SOUCIS ESTHÉTIQUES DE LA PEAU DU VISAGE, par R. VILAIN et M.J. GODEAU. 1984, 208 pages, 91 figures.

LIPOSUCCION ET CHIRURGIE PLASTIQUE DE L'ABDOMEN

par

J.S. ELBAZ et G. FLAGEUL

avec la collaboration de

S.H. ABRAHAM et E. SITBON

Deuxième édition revue et augmentée

MASSON
Paris Milan Barcelone Mexico
1989

ISBN : 2-225-81543-7.

ISSN : 0768-1909

MASSON S.A. — 120, bd Saint-Germain, 75280 Paris Cedex 06
MASSON ITALIA EDITORI — Via Statuto 2, 20121 Milano
MASSON S.A. — Balmes 151, 08008 Barcelona
MASSON EDITORES — Dakota 383, Colonia Napoles, 03810 Mexico D.F.

TABLE DES MATIÈRES

CONTENTS

1

L'épopée L'approche de la conquête

Dans l'édition de 1977 sur les plasties abdominales, nous expliquions que ces interventions étaient de plus en plus réclamées, parce que la demande, au sens psychiatrique du terme, est le plus souvent légitime : le ventre représente, en effet, tant pour une femme que pour son partenaire et son entourage, un élément capital de son narcissisme et de sa notion de schéma corporel.

Ces interventions de chirurgie plastique à visée esthétique, légitimement issues de la chirurgie générale sans conteste possible cette fois, nous semblaient, à l'époque, avoir été peu codifiées, et nous mettions d'emblée l'accent sur l'importance de la rançon cicatricielle dont aucune méthode ne semblait vouloir tenir compte. Et cependant, comme nous l'écrivions, sans revenir sur les options fondamentales opposant la civilisation du « cousu », du « vêtement ajusté », à celle du « drapé », du « vêtement vague », qui est encore celle de plusieurs continents, il faut, si besoin en était, rappeler que les civilisations occidentales se dénudent de plus en plus et que cacher une cicatrice dans un sous-vêtement féminin à notre époque devient une véritable gageure.

Et c'est pourquoi nous proposions dès 1974 les plasties abdominales basses et localisées, sans transposition ombilicale, mais avec une cicatrice minimale.

Parmi les différents tableaux cliniques, nous distinguions :

— les obèses;
— les porteuses de cicatrices;
— les ventres forcés et vergeturés;
— auxquels il faut ajouter les dermo-dystrophies post-gravidiques.

Il est indubitable que les maternités successives, voire une seule maternité, peuvent abîmer le ventre d'une femme. Statistiquement, c'est l'évidence même.

Que beaucoup de primipares ou de multipares sortent indemnes de leur grossesse, tant mieux; mais que certaines soient affectées par le facteur mécanique de la distension de la paroi abdominale, par l'inondation hormonale, les modifications tissulaires, la prise de poids à laquelle veillent pourtant les gynécologues, tout ceci est une réalité clinique évidente et quotidienne.

Peut-on alors parler de préjudice esthétique de la grossesse ? Oui, avec toutefois une réserve : la maternité consciente, grâce à la contraception, est évidemment plus que souhaitable. Mais qu'une femme occidentale n'en assume plus aucun « préjudice » constitue à nos yeux une exigence pour le moins particulière. L'on est d'ailleurs en droit de se demander si la correction de ce « préjudice esthétique » de la grossesse mérite d'être prise en charge par la caisse de solidarité sociale et nationale qu'est la Sécurité sociale, fondée à l'origine pour les affections graves, engageant le pronostic vital et réalisant, à l'échelon d'un pays, une charge économique de plus en plus lourde. Nous laissons au lecteur le soin d'y répondre.

Les progrès techniques concernant les plasties abdominales, depuis ces 25 dernières années, sont considérables. Résumons-en les grandes étapes.

LES PREMIÈRES INTERVENTIONS

En 1959, Dufourmentel et Mouly décrivaient un procédé de lipectomie transversale basse, avec transposition de l'ombilic, désormais classique.

En 1960, Mario Gonzales Ulloa décrit la lipectomie circulaire reprise en France par R. Vilain.

En 1967, I. Pitanguy d'une part, Callia de l'autre, décrivent chacun leur technique originale.

Tous ces procédés avaient au moins trois points en commun :

1) Ils comportaient tous une transposition ombilicale, en fait une pseudo-transposition, puisque l'ombilic reste à sa place.

2) Le point sus-ombilical devait, à tout prix, devenir sus-pubien :

— quel que soit l'état du ventre (obèses, ventres frippés, vergeturés ou cicatriciels);

— quelle que soit la forme générale de l'abdomen, qu'il s'agisse de ventres bréviligues, longilignes ou intermédiaires.

Ceci interdisait tout traitement chirurgical des lésions modérées de l'abdomen.

3) Il en résultait toujours une cicatrice très longue et très importante :

— certes, transversale basse, comme nous le décrivons et le montrons dans l'opération-type;

— mais qui malheureusement est souvent, dans la littérature, basse sur les schémas, beaucoup plus haute sur les clichés post-opératoires;

— la distance entre l'ombilic et le triangle pileux pubien, que nous avons décrite comme étant voisine de 13 cm, est souvent trop courte;

— enfin, il n'est pas rare de voir une déformation de ce triangle pileux par étalement et ascension.

Bref, dans ces grandes abdominoplasties transversales basses avec transposition de l'ombilic, si la patiente était souvent contente sur le plan psychologique, la chirurgie esthétique manquait son but : l'opération était faite plus pour s'habiller que pour se déshabiller. Et certains humoristes pouvaient qualifier ces abdominoplasties « d'abominoplasties » que les jeunes chirurgiens répugnaient à pratiquer.

LES APPORTS DÉCISIFS

Dès 1974, nous proposions les plasties abdominales basses localisées, s'adressant à des lésions modérées, essentiellement sous-ombilicales. Ce fut la *technique du « fer à cheval »* (J.S. Elbaz). Trois idées forces guidaient ce genre d'intervention :

1) diminuer le plus possible la longueur de la cicatrice, en la masquant réellement, et de préférence entièrement, dans le triangle pileux pubien (TPP);

2) remettre en normo-tension l'étage cutanéo-graisseux sous-ombilical de l'abdomen, à la demande, exactement comme dans un face-lifting;

3) abandonner la « figure imposée », comme l'on dit en patinage artistique, qu'est la transposition ombilicale.

C'était ignorer volontairement cet ombilic, en plein milieu du ventre, véritable empêcheur qui nous « faisait tourner en rond ».

Nous faisions, en 1977, le point de toutes ces interventions dans *Chirurgie plastique de l'abdomen,* édité en France, puis traduit et publié aux Etats-Unis en 1979.

Depuis, cette rançon cicatricielle est devenue un souci majeur pour de nombreux auteurs et les publications de nouvelles techniques, adaptant la résection cutanée à la lésion, n'ont cessé de se multiplier.

Le deuxième apport capital fut l'apparition, en 1978, de la *liposuccion atraumatique,* suivant la méthode humide des tunnels d'Y.G. Illouz, respectant la vascularisation artério-veineuse et évitant la création d'une cavité unique. Chacun désormais reconnaît que la liposuccion isolée de l'abdomen peut donner d'excellents résultats, mais que le ventre est une des régions difficiles, de celles « qui ne pardonnent pas », étant donné les asymétries résiduelles et la difficulté parfois d'apprécier, en pré-opératoire, le pouvoir de rétraction de la peau. En cas d'excédent cutané prévisible, la chirurgie de réduction cutanée sera systématiquement associée.

Le troisième apport fut la remise à l'honneur de la *désinsertion ombilicale,* décrite par Callia dès 1965; facile à réaliser par voie transversale basse, elle permet un glissement de l'ombilic de 2 à 3 cm vers le bas et une remise en tension des deux étages cutanéo-graisseux sus- et sous-ombilicaux de l'abdomen tout en respectant une distance ombilic/TPP convenable (11 cm minimum).

Le quatrième apport important nous semble être la sophistication des techniques destinées à remettre en *tension le plan musculo-aponévrotique,* lorsque celui-ci à été distendu.

Enfin, le dernier apport, sur le plan technique, est l'utilisation des *colles de fibrine,* comportant deux composants : d'une part, le fibrinogène, d'autre part, la thrombine.

La mise en contact, par vaporisation, de ces deux produits aboutit à la formation de fibrine, véritable colle, réalisant le dernier temps de la coagulation sanguine. Ses avantages sont au nonbre de 5 :

— elle supprime le décollement en deux minutes;

— elle renforce l'hémostase, mais celle-ci doit évidemment rester très soigneuse;

— elle assure, peut-être, la lymphostase, diminuant considérablement la fréquence de l'apparition du séroma, ou épanchement de Morel-Lavallée;

— elle supprime le drainage;

— elle diminue la traction sur la suture.

Ainsi après une héroïque épopée, il semble que la plastie abdominale soit devenue une véritable opération de chirurgie esthétique. Pour notre part, nous proposons, dans les lésions modérées de l'abdomen, une plastie abdominale basse localisée l'*ASA* (Aesthetic Suction Abdominoplasty) reprenant :

— la liposuccion première;

— avec ou sans désinsertion de l'ombilic;

— l'utilisation d'une colle de fibrine;

— surtout une incision en « fer à cheval » dont la rançon cicatricielle est pratiquement masquée dans le triangle pileux pubien.

De cette façon, nous commençons à avoir des résultats très satisfaisants dans les abdominoplasties.

2

Paroi abdominale et anatomie de la silhouette

Selon la définition du Littré, la silhouette est « une ombre projetée dessinant un contour ». Il nous semble illégitime de parler de plastie mammaire, de plastie des hanches ou des régions trochantériennes, et a fortiori de plastie abdominale, sans étudier les différentes régions concernées dans leur ensemble, et notamment dans la station debout, caractéristique de ce mammifère orthostatique qu'est l'homme.

La morphologie comprend, par opposition à l'anatomie qui étudie les structures internes du corps humain, l'étude des structures externes, c'est-à-dire de l'enveloppe cutanéo-graisseuse. Sa connaissance est absolument nécessaire au plasticien qui, du fait de sa formation chirurgicale classique, n'a le plus souvent connaissance que des éléments anatomiques.

Cette morphologie a pourtant été soigneusement étudiée quant à son aspect clinique, ses variations et leurs rapports avec le sexe, la croissance ou la sénescence, qu'il s'agisse de biotypologie ou d'anthropométrie.

QUELS SONT LES FACTEURS DÉTERMINANTS DE LA MORPHOLOGIE ?

Le modelé du corps est la résultante de trois éléments fondamentaux :

— une *charpente osseuse,* tapissée;
— de *muscles rouges striés,* eux-mêmes recouverts;
— d'une *enveloppe cutanéo-graisseuse.*

Ces trois composants sont soumis à un certain nombre de facteurs secondaires, dont trois revêtent une importance particulière (fig. 1) :

— *l'hérédité;*
— *les facteurs endocriniens;*
— *les habitudes alimentaires.*

Sur le plan osseux, la seule différence entre l'homme et la femme se situe précisément au niveau du bassin. Cette différence est bien évidemment en rapport avec le rôle joué par le bassin dans la maternité.

Chez la femme, le bassin est plus évasé, sa hauteur est moins importante et le détroit inférieur est plus large.

Sur le plan de la musculature, les muscles longs de la femme sont strictement identiques à ceux de l'homme, mais de volume généralement moindre; encore ne faut-il pas se référer à certaines grandes sportives, dont le volume musculaire est volontiers plus développé que celui de la moyenne masculine.

En réalité, la principale différence sur le plan de la morphologie entre l'homme et la femme se situe au niveau de la **répartition des graisses.**

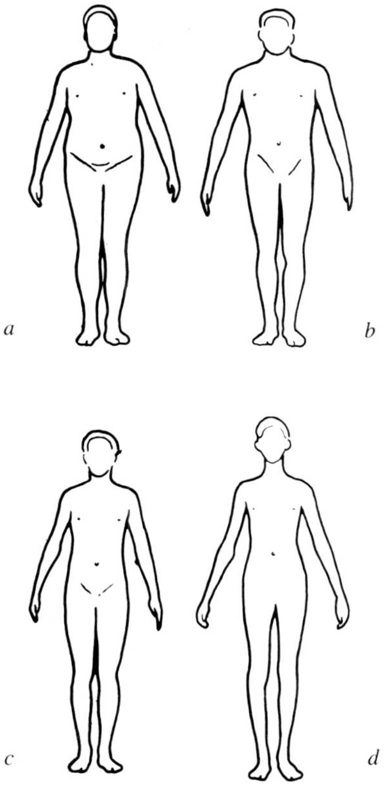

FIG. 1. — *Les types de Sheldon.*

a) Endomorphe; *b)* Mésomorphe; *c)* Type moyen; *d)* Ectomorphe.

La graisse affecte en effet dans l'organisme humain deux localisations privilégiées, selon sa situation par rapport à la grande aponévrose générale enveloppant l'écorché :

— *sous-aponévrotique :* elle s'accumule au niveau des interstices musculaires, le long des coulées vasculo-nerveuses, c'est le *tissu adipeux d'interposition;*

— *sus-aponévrotique,* surtout elle est située directement sous la peau à laquelle elle est intimement unie. Elle constitue le *pannicule adipeux,* plus ou moins uniformément réparti et qui atténue les saillies musculaires et osseuses (PASC).

Ce pannicule adipeux sous-cutané se mesure au compas d'épaisseur, qui donne deux épaisseurs de peau et deux épaisseurs de graisse. On peut objectiver ce pannicule à l'aide de deux examens complémentaires : *la xérographie* est surtout *l'échographie.*

Il a une incidence majeure sur la morphologie, qu'il soit hypertrophié ou atrophié, et ceci de manière globale ou localisée; la manifestation clinique la plus éloquente en est le syndrome de Barraquers-Simmons.

Les localisations de ce PASC ne sont pas superposables dans les deux sexes, et ce sont ces variations qui créent la véritable différence, sur le plan des silhouettes, entre l'homme et la femme.

ÉLÉMENTS ANATOMIQUES DE LA STRUCTURE ABDOMINALE

Suivant une approche analytique, nous décrirons les quatre éléments qui conditionnent la forme de l'abdomen :

— **le squelette;**
— **les muscles;**
— **le pannicule adipeux sous-cutané;**
— **les téguments.**

L'ombilic, enfin, sera étudié séparément compte tenu de son importance chirurgicale.

LE SQUELETTE

Il comporte trois segments : postérieur, supérieur et inférieur.

Le segment postérieur est constitué par le mât vertébral, avec sa cyphose dorsale et sa lordose lombaire, physiologiques; toute déformation de celui-ci entraînera une modification de la ligne de profil de l'abdomen, dont l'expression transitoire est évidente chez la femme enceinte; disons simplement que toute accentuation de la lordose, notamment dans certaines populations noires par exemple, entraînera une projection antérieure, convexe en avant, de la paroi abdominale. Dans cet esprit, il apparaît souhaitable de compléter l'étude clinique par un cliché de profil de la région dorso-lombaire.

Le segment supérieur répond à l'orifice inférieur du thorax, que limite d'arrière en avant le bord inférieur de la dixième côte, les six derniers cartilages costaux et l'appendice xiphoïde : c'est évidemment la partie antérieure de cet auvent thoracique, dont la courbe sur une coupe frontale est plus ou moins prononcée, qui conditionnera la forme du plan musculaire.

Le segment inférieur enfin, n'est autre que le détroit supérieur du bassin. Il comporte d'arrière en avant : le promontoire, le bord antérieur de l'aileron sacré, la ligne innominée et le bord supérieur de la symphyse pubienne.

Nous avons déjà signalé que, chez la femme, le bassin est plus large et moins haut que chez l'homme, les fosses iliaques plus évasées et plus déjetées en dehors, le détroit inférieur plus large, la symphyse pubienne moins élevée, la concavité de la paroi postérieure sacro-coxygienne plus accentuée; enfin, les ischions sont plus distants l'un de l'autre.

Richer a dégagé une moyenne statistique consignée dans le tableau I.

TABLEAU I

	H	*F*
Diamètre bi-iliaque	28 cm	30 cm
Hauteur	20 cm	18 cm

Une déduction importante de la conformation de cette charpente osseuse doit être formulée d'emblée : toute déformation de la colonne vertébrale retentira sur la ligne de profil abdominal, notamment toute accentuation de la lordose lombaire s'accompagnera obligatoirement d'une projection en avant de la paroi, ce qui est physiologique chez certaines populations noires par exemple. Il serait déraisonnable de promettre à de tels sujets un ventre plat que la chirurgie ne pourra leur apporter.

C'est suffisamment souligner l'importance qu'il y a à rechercher systématiquement de telles anomalies osseuses et à les objectiver au cours de l'examen pré-opératoire par la radiographie (fig. 2).

LES MUSCLES

Nous n'insisterons pas sur la disposition classique des trois muscles larges de la région antéro-latérale de la paroi abdominale : grand oblique, petit oblique et transverse, venant se jeter au bord externe des droits.

La conformation de la ligne blanche, différente dans ses deux tiers supérieurs et son tiers inférieur, est trop connue pour y revenir; disons

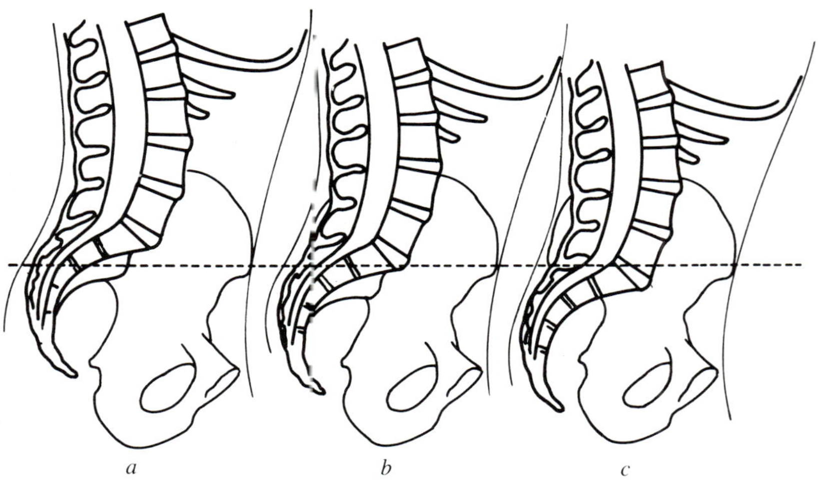

FIG. 2. — *Position du sacrum par rapport au bassin.*

a) Position moyenne; *b)* Sacrum haut placé; *c)* Sacrum enfoncé dans le bassin; d'où il résulte, dans les trois cas, une hauteur du flanc différente, ainsi qu'on peut s'en rendre compte sur ces schémas, par l'intervalle qui sépare la dernière côte de la crête iliaque. Une ligne pointillée horizontale passe sur les trois figures au même niveau de l'os coxal.

simplement que l'on ne peut parler de diastasis des droits que si l'écartement des deux bords internes des muscles est supérieur à 4 cm.

Cette paroi antéro-latérale de l'abdomen, tendue entre, en haut l'auvent costal, en bas les crêtes iliaques, apparaît ainsi comme un segment de cylindre musculo-aponévrotique, armé verticalement en arrière par un mât vertébral articulé et ses cordages musculaires para-vertébraux.

Quatre remarques pratiques doivent être dégagées de cette structure géométrique spatiale :

a) La courbure transverse de ce rideau est obligatoirement conditionnée par celle des cercles supérieur et inférieur : ainsi plus l'auvent costal sera plat, plus le ventre aura des chances de l'être.

b) Le système musculo-aponévrotique abdominal obéit à la poussée des viscères intra-abdominaux, classiquement appelée *turgor*. Cette poussée est contenue par la résistance que lui offre le diaphragme en haut, le plancher pelvien en bas, la paroi abdominale en avant. Plus ce turgor est important, notamment en cas d'obésité ou de grossesse, plus la paroi abdominale a du mal à la contenir, tant dans son ensemble qu'au niveau de ses points faibles naturels (ligne blanche, ombilic, fossettes inguinales, anneau crural).

c) L'intérêt d'une bonne musculature abdominale et de la rééducation musculaire devient donc évident dans la configuration générale de l'abdomen.

d) Enfin, chez les multi-opérés de l'abdomen, les lignes de faiblesse créées chirurgicalement viendront s'ajouter aux points faibles congénitaux.

LE PANNICULE GRAISSEUX

Honte de l'anatomiste, qui d'ailleurs le craint et pour lequel la connaissance du corps humain ne commence qu'à l'écorché, il n'a jamais été très bien étudié par les chirurgiens, auxquels la graisse « fait peur ».

Le tissu adipeux est un tissu conjonctif où prédominent les adipocytes, cellules sphériques dont le diamètre varie entre 50 et 150 μ et qui contiennent chacune une grosse goutte de graisse.

Le tissu adipeux est volontiers abondant au niveau de la *paroi abdominale*. Celle-ci constitue en effet la troisième réserve quantitative de graisse de l'organisme après la *fesse* et *le bourrelet latéral des flancs*.

En cas de surcharge graisseuse, ou parfois même en l'absence de toute surcharge pondérale générale, le pannicule adipeux abdominal constitue une localisation préférentielle de stockage adipeux.

Les modalités de la répartition graisseuse abdominale sont différentes selon le sexe.

Chez la femme, cette graisse s'accumule avec prédilection autour et au-dessous de l'ombilic, notamment entre la taille et le pli abdominal inférieur (fig. 3).

Le modelé des muscles grands droits et de leurs bandelettes transversales, toujours très accentué chez l'homme musclé, est très atténué chez la femme par cette « stéatomérie », sous- et péri-ombilicale.

Tout degré d'embonpoint au niveau de la paroi abdominale chez la femme se traduira par un ventre rond de face et de profil, en sachant que l'accumulation graisseuse sera plus accentuée dans la région sous-ombilicale.

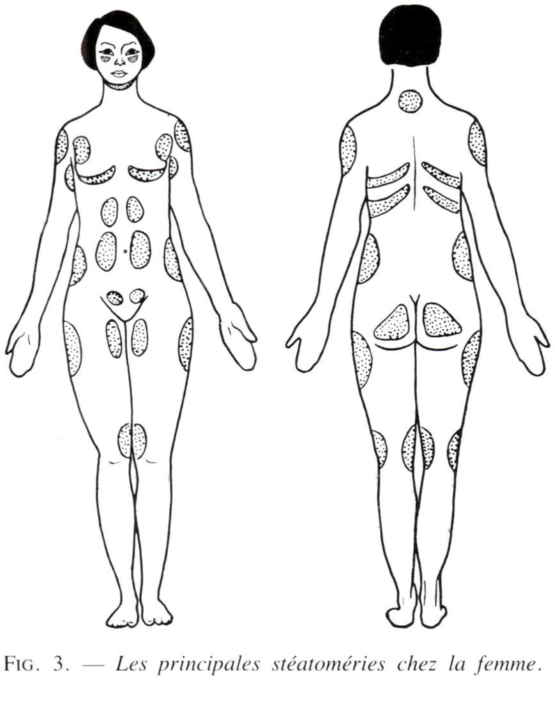

FIG. 3. — *Les principales stéatoméries chez la femme.*

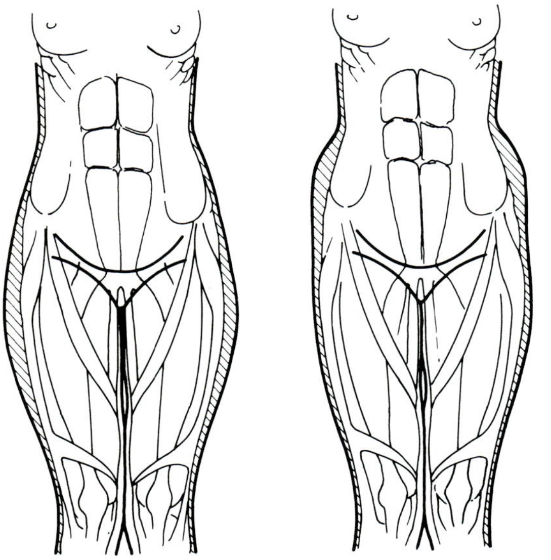

FIG. 4. — *Variations du profil des hanches et des cuisses suivant la prédominance de la localisation sous-trochantérienne* (a), *ou la prédominance de la localisation des hanches* (b).

Dans les deux figures, la silhouette de l'écorché est la même.

Chez l'homme, c'est l'inverse et le lieu d'élection des graisses abdominales est sus-ombilical.

Dans les deux sexes, la surcharge graisseuse abdominale se prolonge insensiblement latéralement, par le « bourrelet graisseux latéral des flancs », limité par les sillons lombaires supérieur et inférieur, bien visible en attitude hanchée et qui s'arrête net à quelques centimètres de la ligne des épineuses (fig. 4).

La graisse est donc pour une large part à l'origine de la morphologie abdominale, conférant au ventre sa forme légèrement arrondie.

L'importance très variable de la quantité de graisse stockée à ce niveau rend compte en grande partie de la variété des morphologies abdominales.

Il faut individualiser en réalité 2 couches de graisse bien distinctes, une graisse *superficielle* et une graisse *profonde*.

LA GRAISSE SUPERFICIELLE OU SOUS-CUTANÉE (areolat layer)

Au niveau de l'abdomen, elle est située au-dessus du fascia superficialis. Elle n'est parcourue que de petits vaisseaux qui la traversent pour irriguer la peau.

C'est cette graisse superficielle qui est concernée par les phénomènes cellulitiques et leur retentissement sur le revêtement cutané, notamment l'aspect en « peau d'orange » lié à l'arrivée des tractus de fixation aponévrotique à la face profonde de la peau.

Son épaisseur est bien connue et en fait assez peu variable pour des régions déterminées fonction des pertubations pondérables.

Au niveau de la paroi abdominale, son épaisseur moyenne est de 0,8 à 1,2 cm chez le sujet maigre, 1,4 à 2 cm chez le sujet gras.

Cette graisse ne sera pas concernée par la liposuccion puisque superficielle. Elle correspond à « l'épaisseur de sécurité » que doit laisser la canule sous la peau afin de ne point marquer l'empreinte de son passage.

LA GRAISSE PROFONDE (reticular or lamellar layer)

Elle est située immédiatement au-dessous de la graisse superficielle dont elle est séparée au niveau de la paroi abdominale par le fascia superficialis. C'est à son niveau que sont situés les plus gros vaisseaux sanguins et lymphatiques qui assurent l'irrigation des téguments.

Cette graisse profonde peut être le siège de surcharges graisseuses localisées, déformant la silhouette. Le vocable de lipodystrophie, qui leur est souvent attribué, n'est pas bon dans la mesure où ce tissu graisseux ne présente aucun caractère pathologique ni dystrophique apparent.

Le terme de *stéatomérie* (graisse-zone) apparaît donc mieux adapté, puisqu'il est logique au plan sémantique, et a le mérite d'enlever toute idée pathologique, et d'insister sur le caractère localisé de ces formations graisseuses.

Les stéatoméries sont donc des amas de graisse normale dont les localisations sont fixées par le code génétique (R. Vilain).

Contrairement à certaines idées encore admises, il semble que ce soit la graisse profonde qui soit la plus susceptible de s'hypertrophier en cas de surcharge pondérale générale. Ainsi pour J. Avelar, au niveau de la paroi abdominale, cette couche profonde qui est de 0,5 cm chez le sujet maigre atteint une épaisseur de 3,2 à 4,5 cm chez le sujet gras. Dans ce cas, le fascia superficialis qui se subdivise en 4 à 10 feuillets subit lui aussi une appréciable augmentation d'épaisseur.

C'est cette graisse profonde qui sera essentiellement concernée par la liposuccion. La xérographie et surtout l'échographie permettent d'apprécier et d'objectiver l'importance et les modifications de cette enveloppe adipeuse.

Les principales stéatoméries du corps humain sont les stéatoméries palpébrales, mentonnières, sus-mammaires, abdominales, des hanches, de la cuisse, du genou et de la jambe.

Il semble qu'il y ait une différence de constitution du tissu graisseux entre la graisse sus- et sous-ombilicale.

L'importance de la stéatomérie abdominale et des stéatomérie des hanches va être déterminante pour la morphologie de la paroi abdominale et du ventre en général.

La stéatomérie abdominale

Le caractère réduit de la stéatomérie abdominale permet d'approcher le ventre plat. Son importance croissante détermine les aspects classiques de « petit bedon » ou de « gros bedon ». Surtout, il faut remarquer que si la graisse superficielle au-dessus du fascia superficialis intéresse toute la paroi abdominale, la graisse profonde au-dessous du fascia superficialis quant à elle est essentiellement sous- et latéro-ombilicale.

Les stéatoméries des hanches

A ce niveau, il faut distinguer :

— la stéatomérie *sus-trochantérienne* qui dessine un bourrelet : « le bourrelet latéral des flancs », à la limite de l'abdomen, réalisant au maximum « une bouée » ou un « pneu » autour de la taille;

— la stéatomérie *sous-trochantérienne* qui correspond à la classique « culotte de cheval »; elle est en dehors de notre propos.

LES TÉGUMENTS

L'épaisseur de la peau abdominale est assez grande par rapport à celle des autres unités esthétiques du corps (2 à 4 mm).

Richement vascularisée, très élastique, la peau se laisse aisément distendre en cas d'obésité, et physiologiquement lors de la grossesse. Devant reprendre sa forme après disparition de la cause de la distension, son élasticité est cependant limitée et fonction de l'importance mécanique de la distension, des facteurs endocriniens et de l'âge.

L'appréciation du potentiel élastique constitue donc un temps essentiel de l'indication opératoire et du choix de la stratégie thérapeutique. Son importance est encore accrue par l'apport des techniques de liposuccion. On sait en effet que, à la liposuccion, doit succéder un redrapage de la peau sur les nouveaux reliefs afin d'adapter le contenant au « nouveau contenu ». Le redrapage se fait de lui-même lorsque la peau est restée suffisamment élastique. Par contre, si le redrapage spontané est insuffisant, il faudra associer une plastie de réduction cutanée : une telle nécessité se soldera par une rançon cicatricielle.

C'est l'une des raisons pour lesquelles il est très important de pouvoir juger en pré-opératoire de la nécessité ou non de cette plastie de réduction cutanée. Ceci revient à savoir apprécier les capacités qu'aura la peau de se redraper spontanément, ce qui dépend de ses *qualités biomécaniques*. Celles-ci, très variables d'une patiente à une autre, ne sont pas toujours aisées à jauger avec précision. L'expérience clinique joue ici un rôle important, jointe à l'appréciation de quelques paramètres et à la pratique de divers tests. Paramètres et tests seront étudiés dans le chapitre 7 consacré aux propriétés mécaniques de la paroi abdominale. Nous ne feront ici que les citer :

1) Rapport entre le volume de graisse aspirée et la surface cutanée concernée.

2) L'âge légal.

3) L'âge physiologique cutané : épaisseur, extensibilité, élasticité, signe de vieillissement local prématuré (vergetures, fripures).

4) La localisation abdominale : ce n'est pas la région la plus favorable comme le sont par exemple la culotte de cheval, le genou ou la région sous-mentonnière. La liposuccion abdominale est cependant souvent licite et utile mais il faut être prudent dans l'évaluation de l'aptitude de la peau à se redraper spontanément, principalement lorsqu'on envisage une liposuccion abdominale isolée sans plastie de réduction cutanée dans la mesure où, d'une part, la peau de la paroi abdominale n'est pas celle de l'organisme qui dispose du pouvoir de rétraction le plus élevé et, d'autre part, il n'est pas rare qu'elle ait été distendue, lésée et prématurément vieillie par une ou plusieurs grossesses, voire des séquences alternant prise et perte de poids. C'est ici que les tests trouvent toute leur utilité.

5) Les tests :

— test du pincement des téguments ou pinching-test;
— test de compression;
— test d'inspection musculaire d'Illouz.

Reste à envisager les **rapports entre le squelette et le triangle pileux pubien** (TPP).

Le TPP s'appuie sur la partie tout antérieure de l'os iliaque, le pubis, qui est soutenue par les branches ischio-pubiennes et ilio-pubiennes, et qui est uni à son homologue contro-latéral, sur la ligne médiane, par la symphyse pubienne.

Le bord supérieur du TPP, habituellement rectiligne chez la femme, déborde de 2 à 3 cm en hauteur le bord supérieur du pubis osseux. Notons que ce bord reste à distance du pli abdominal inférieur, arc de cercle concave vers le haut, joignant les deux épines iliaques antéro-supérieures et qui marque la limite inférieure théorique du ventre.

Anatomiquement, la partie antérieure du sexe féminin est fixée, amarrée au support osseux par la partie initiale de l'appareil labial, les corps caverneux et le clitoris. Cette fixité anatomique est relative du fait de l'abondance de la graisse dans laquelle se terminent en s'effilochant les ligaments ronds, et qui correspond à la saillie du mont de Vénus. Cette relative mobilité du TPP par rapport aux plans profonds est importante à connaître si l'on veut prévenir son ascencion extrêment disgracieuse, rançon de trop d'abdominoplasties.

Il est curieux de remarquer que la distance entre le milieu de l'ombilic et le bord supérieur horizontal du TPP nous est apparue, sur 100 femmes au ventre normal, *remarquablement fixe : très voisine de 13 cm, et ce, quels que soient leur taille et leur poids* (fig. 5).

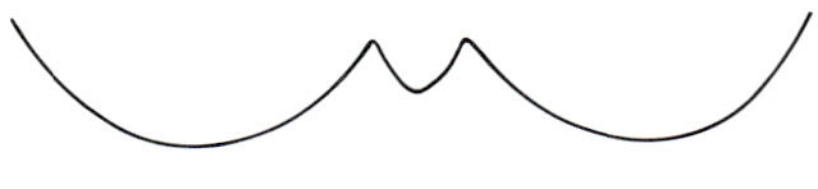

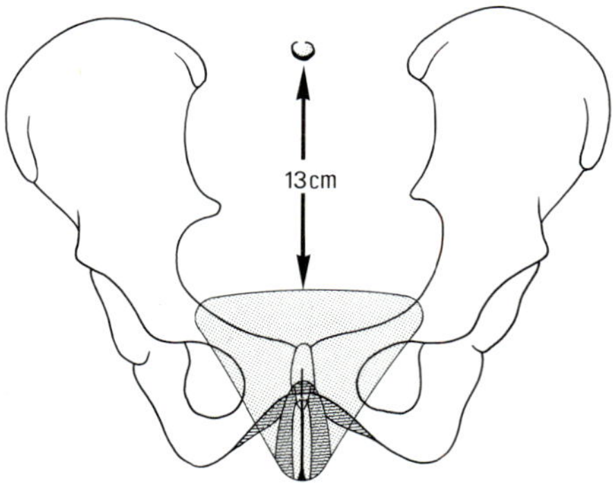

FIG. 5. — *Projection antérieure de la vulve sur le squelette : le triangle pileux pubien apparent* (TPP).

Il s'agit le plus souvent d'un triangle équilatéral de 10 cm de côté environ. L'angle inférieur de ce triangle est amarré par l'intermédiaire des muscles bulbo-caverneux et ischio-caverneux. De ce fait, lors d'une remise en tension de l'étage abdominal inférieur, le TPP subira une distension et une ascension limitée à l'élasticité du système.

L'OMBILIC

Nous lui réservons une étude à part : il est en effet au centre du sujet autant du point de vue de l'anatomie que de celui de la technique chirurgicale. Nous envisagerons successivement la morphologie ombilicale, puis la topographie et la situation de l'ombilic.

LA MORPHOLOGIE OMBILICALE

L'ombilic n'est pas à fleur de peau mais se situe toujours au fond d'un cratère dont la profondeur est fonction de l'abondance de la graisse environnante. Quel que soit le degré d'obésité il ne se déplisse jamais, et son extériorisation au cours des plasties abdominales devra toujours tenir compte de cette configuration anatomique.

Au-delà de cette caractéristique « en creux » unanimement reconnue à l'ombilic, ses autres paramètres morphologiques apparaissent des plus variables. Au côté de l'idéal classique qui le décrivait arrondi, on retrouve des descriptions de nombril à grand axe vertical ou horizontal, de nombril semi-lunaire, de « nombril-bouton », de « nombril-grain de café », de « nombril-œil de chat avec les paupières plus ou moins fermées », voire de nombril asymétrique, dextrogyre ou lévogyre...!

Outre ces curiosités anatomiques, il semble bien que les deux vertus esthétiques les plus habituellement attribuées à l'ombilic concernent **sa rondeur** et **sa profondeur,** rejoignant ainsi les descriptions unanimes et colorées des classiques.

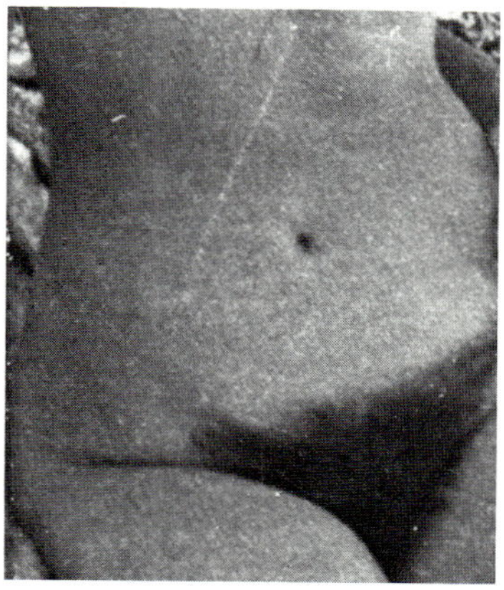

FIG. 7. — *Cas d'ombilic petit et circulaire. Le triangle pileux pubien est extraordinairement important si l'on tient compte du fait que la distance ombilico-pubienne est de 13 cm.*

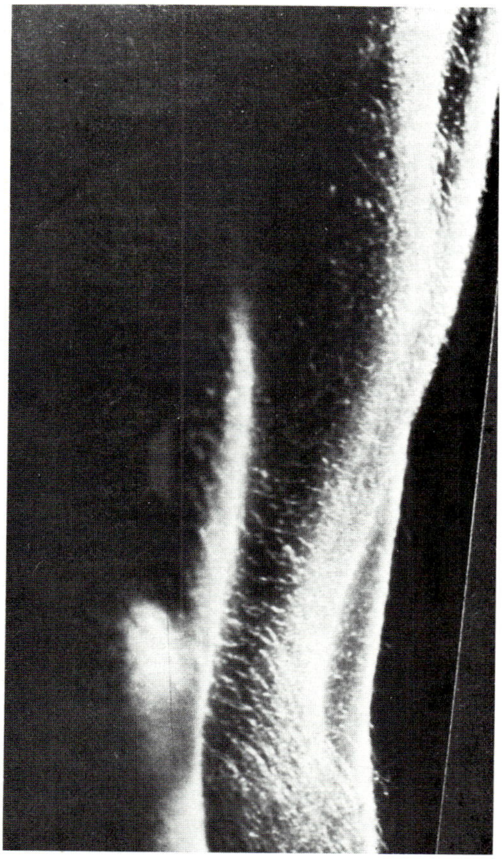

FIG. 6. — *L'ombilic est dans son cratère au centre du relief des grands droits; dans ce cas, son grand axe est manifestement longitudinal.*

TOPOGRAPHIE ET SITUATION DE L'OMBILIC (Fig. 6 et 7)

L'ombilic se projette habituellement à l'intersection d'une verticale médiane et d'une ligne transversale horizontale tangente au point le plus élevé des crêtes iliaques; c'est là une notion classique, qui a été confirmée par le récent travail de R. Dubou et D.K. Ousterhout portant sur 100 patients. Ceci situe l'ombilic à une distance moyenne de 6 cm au-dessus des épines iliaques antéro-supérieures.

Au point de vue rachidien, la projection de l'ombilic correspond au disque intervertébral situé entre les 3e et 4e vertèbres lombaires.

Il faut remarquer enfin que l'ombilic se situe *sensiblement* à mi-distance entre l'appendice xiphoïde et le pubis, ce qui a été confirmé par le travail évoqué ci-dessus.

En **conclusion** si l'on veut intégrer la morphologie d'un ventre dans le cadre de la silhouette de l'individu, il apparaît souhaitable de tenir compte :

— du diamètre bi-iliaque;

— du diamètre bi-acromial;

— des tours de poitrine, de taille et de hanche;

— de la distance sterno-pubienne;

— de la distance ombilico-pubienne, qui est curieusement assez fixe chez la femme (13 cm), nous l'avons vu;

— de l'épaisseur du pli cutané;
— du poids du sujet;
— de sa taille.

Notons que toute la confection du « prêt à porter », fait à l'emporte-pièce sur des normes statistiques, se base sur une correspondance assez fixe entre ces différents paramètres.

D'un point de vue pratique, on peut en fonction du squelette, des muscles et de la graisse, opposer les ventres larges aux ventres longs, compte tenu du rapport entre le diamètre bi-iliaque et la distance ombilic TPP.

Sur le plan de la tactique opératoire, c'est la distance sterno-pubienne qui est la plus importante, puisque le segment sterno-ombilical s'abaissant, dans les lipectomies transversales, jusqu'au pubis, il devra reconstituer des longueurs valables, tant au point de vue xipho-ombilical qu'au point de vue xipho-pubien.

En d'autres termes :

— un *ventre large* est caractérisé par un diamètre bi-iliaque important par rapport à la distance ombilico-TPP; après résection d'un fuseau transversal sous-ombilical, il sera aisé d'abaisser, sans grande traction, la berge supérieure de l'incision au pubis et de corriger latéralement les « oreilles » secondaires à toute résection fusiforme;

— à l'opposé, un *ventre long* se caractérise par un diamètre bi-iliaque peu important comparé à la distance ombilico-pubienne; dans ce cas, l'abaissement du point sus-ombilical au pubis sera beaucoup plus aléatoire, la fermeture de la perte de substance revenant au problème de fermer par suture primitive un rond, ce qui est toujours une gageure en chirurgie plastique;

— entre ces deux extrêmes existent bien sûr toutes les formes de ventres intermédiaires.

Cette distinction, pour schématique qu'elle soit, nous semble capitale pour envisager la tactique chirurgicale, nous y reviendrons.

3

Les différents tableaux cliniques

Pour plus de simplicité, nous distinguerons arbitrairement trois grands groupes de patients, qui correspondent à trois pathogénies différentes, encore que celles-ci puissent être intriquées et associées :

— les obèses;

— les porteurs de cicatrices abdominales, allant jusqu'au ventre « balafré » ou « mutilé »;

— les ventres forcés et les dermodystrophies abdominales, qui constituent le plus souvent le préjudice esthétique d'une ou plusieurs maternités : nous voulons parler des ventres forcés et distendus mais aussi des ventres simplement plissés et fripés réalisant les fréquentes *dermodystrophies post-gravidiques*.

D'emblée, cette distinction permettra d'envisager deux philosophies opératoires différentes :

— en ce qui concerne les obèses, l'indication opératoire, d'ailleurs prise en accord avec le médecin-spécialiste, le chirurgien et le patient, est souvent indiscutable et dictera une technique qui devra être sûre, rapide, véritablement fonctionnelle, même si le résultat esthétique et la rançon cicatricielle sont loin d'être parfaits;

— à l'opposé, dans les ventres cicatriciels, et surtout dans les ventres vergeturés, fripés, distendus, l'indication opératoire sera beaucoup plus relative et devra conduire à un résultat apparent très supérieur à l'état de départ.

LES OBÈSES
(Fig. 8)

Ils ont longtemps fourni le plus fort contingent de patients ou patientes susceptibles de relever d'une dermo-lipectomie abdominale.

La liposuccion a radicalement modifié leur approche chirurgicale. Mais l'obésité étant non une maladie mais un symptôme, il en résulte que cette population est loin d'être homogène et il convient de distinguer le type morphologique de l'obésité, son importance, l'âge du sujet, sa volonté de se plier au traitement médical, son psychisme et sa notion de schéma corporel.

a) Cas de **l'obèse véritable, qui n'a pas pu ou voulu maigrir** et qui réclame d'emblée le bistouri pour régler radicalement et définitivement ses problèmes.

Ces dermo-lipectomies, dites *« premières »*, sont à proscrire dans l'ensemble. Certes, l'intervention diminue le capital adypocytaire et crée une fibrose dans le plan de dissection où les graisses circulantes auront du mal à venir se fixer secondairement. Mais en aucun cas, elle ne pourra se substituer à la volonté du sujet de respecter son régime, à ses habitudes hygiéno-diététiques, à ses facteurs endocriniens ou à son hérédité.

C'est là que la liposuccion peut aider dans certains cas, mais de tels sujets doivent être

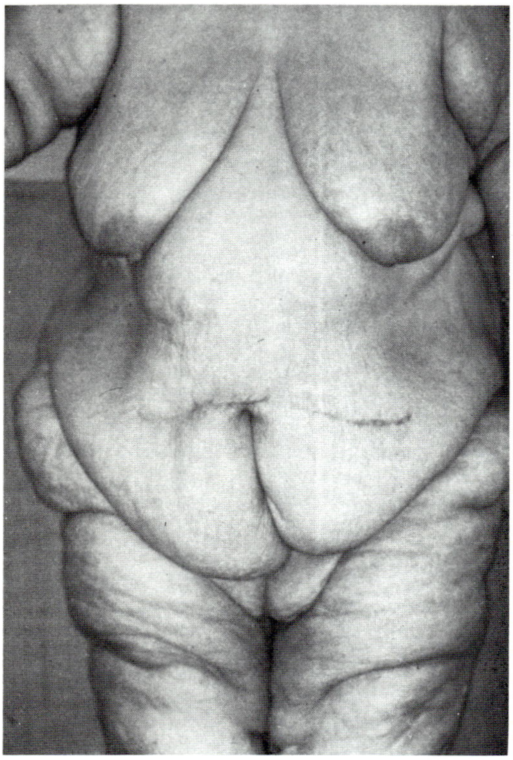

FIG. 8. — *Abdomen pendulum et surcharge graisseuse abdominale dans le cadre d'une obésité générale.*

orientés vers un service médical spécialisé, où les régimes hypocaloriques, en évitant toute drogue dangereuse (extraits thyroïdiens, voire diurétiques), feront perdre, sous un contrôle psychothérapique, tout ou partie de la surcharge pondérale.

b) Cas de **l'obèse ayant maigri sous contrôle psychomédical.** C'est évidemment le cas idéal; en fonction de l'âge du sujet et de l'élasticité de son étui cutané, et lorsque la perte pondérale a été importante (15 à 50 kg ou plus), il est habituel que la fonte graisseuse entraîne une distension cutanée avec ptose (c'est-à-dire un allongement de la distance ombilic-TPP), réalisant un véritable « tablier abdominal » ou abdomen pendulum.

Ce tablier est bien visible en position debout, plus marqué dans l'attitude penchée en avant, son degré est chiffrable par la mesure de la distance ombilico-TPP. La disgrâce physique qu'il entraîne est évidente :

— sur le plan *psychologique,* du fait de la modification de la notion de schéma corporel qu'il engendre;

— sur le plan *fonctionnel,* car il est pénible et gênant;

— sur le plan *pathologique* enfin, du fait des lésions cutanées potentielles ou évidentes qu'il entretient dans les sillons de ces régions.

De surcroît, il représente un danger évident dans l'hypothèse d'un éventuel abord chirurgical d'une lésion intra-abdominale. C'est dans ces cas que la plastie abdominale, dite *« seconde »,* et que l'on peut alors qualifier de « nécessité », est indiscutable.

La plupart des médecins spécialistes sont d'ailleurs d'accord pour opérer en fin de traitement ces obèses qui ont la grande volonté de perdre un poids important, et il n'est pas exclu que la restitution chirurgicale de leur schéma corporel ne les aide considérablement, sur le plan psychologique, à respecter leur régime.

En effet, après une telle intervention, il est rare de voir une récidive chez de tels sujets, et ce d'autant que la chirurgie est venue conclure un régime hypo-calorique, en hospitalisation médicale pendant une période généralement longue.

Si l'on regrossit après liposuccion, on le fait de façon harmonieuse.

c) **Le troisième groupe d'obèses** est celui où malgré le régime en milieu spécialisé et tous les efforts psycho-médicaux, la fonte graisseuse abdominale est véritablement stoppée, rebelle, comme si les graisses concernées n'étaient pas mobilisables. Là encore l'intervention chirurgicale peut réduire l'hypertrophie abdominale résiduelle, à condition que l'indication en soit discutée entre médecin, psychologue, chirurgien et le patient lui-même.

CICATRICES ABDOMINALES UNIQUES OU MULTIPLES (ventres balafrés, voire mutilés chirurgicalement)

a) Chacun d'entre nous voit quotidiennement des patientes porteuses d'une cicatrice de péritonite appendiculaire, d'une médiane sous-ombi-

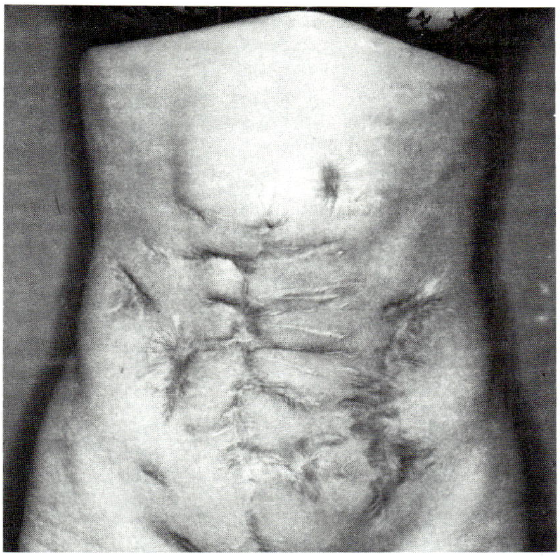

FIG. 9. — *Ventre balafré, séquelle d'une péritonite.*

licale de césarienne, d'une médiane sus-ombilicale de cholécystectomie (fig. 9).

Il n'est pas rare non plus qu'une hernie ombilicale, une éventration, voire exceptionnellement une éviscération épidermisée, soient associées à ces stigmates cutanés de la chirurgie abdominale. Il est dès lors licite, en l'absence de contre-indication particulière, d'envisager la cure de telles lésions, dans le même temps qu'une résection cutanée ou cutanéo-graisseuse emportant les zones défectueuses.

b) Ailleurs, la paroi musculo-aponévrotique n'a pas souffert du traumatisme chirurgical, et les dégâts se limitent à une ou plusieurs cicatrices défectueuses (fig. 10).

Qu'il s'agisse d'une cicatrice déhiscente, d'une cicatrice par deuxième intention, d'une cicatrice médiane, hypertrophique, chéloïde ou adhérente en profondeur directement au plan aponévrotique, refoulant latéralement la doublure graisseuse, ombiliquée au niveau des fils de suture musculaire, bref donnant cet aspect de « ventre en fesse » debout, donnant assis l'aspect de cicatrice en « chapelet », la plastie abdominale visera à l'exérèse de la zone d'attrition, à la réfection du plan graisseux sous-cutané, à la remise en tension correcte des téguments abdominaux.

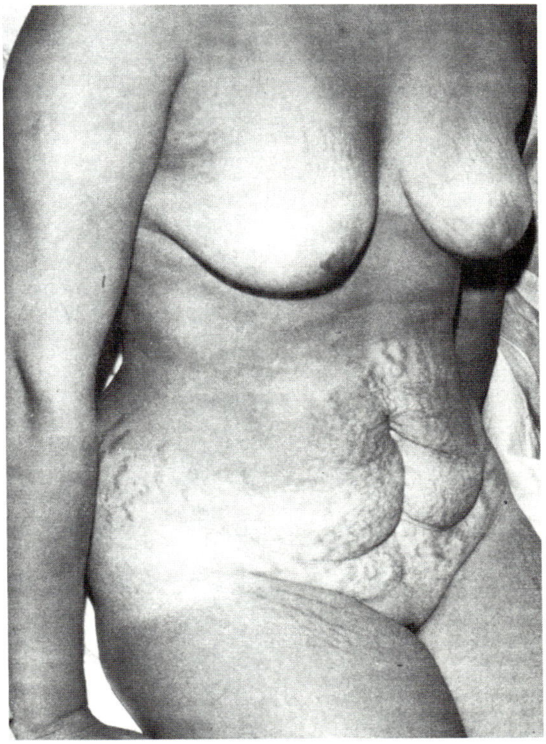

FIG. 10. — *Paroi abdominale cicatricielle, distendue et vergeturée.*

Une telle indication opératoire n'est dès lors posée que dans un but esthétique.

VENTRES FORCÉS ET DERMODYSTROPHIES ABDOMINALES

Il s'agit ici presque exclusivement de patientes souvent jeunes, soucieuses, à tort ou à raison, de satisfaire leur narcissisme personnel :

— la peau abdominale est fripée, ridée, parcourue de nombreux plis transversaux en position assise, cet aspect disgracieux en drapé de rideau étant accentué par la position penchée en avant. Il s'y associe fréquemment des vergetures dont le nombre, la couleur, la direction, la taille, le siège, le mode d'apparition progressif ou au contraire brutal devront être soigneusement notés; la paroi musculaire est fréquemment relâchée, le diastasis des droits souvent important (fig. 11);

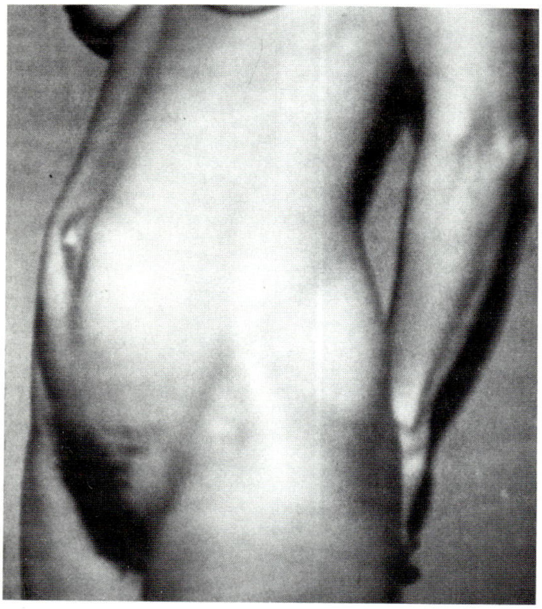

FIG. 11. — *Ventre forcé avec diastasis des droits.*

— les antécédents de grossesses souvent gémellaires sont pratiquement toujours en cause dans la genèse de ces lésions;

— des antécédents d'alternance de périodes d'embonpoint et de cures d'amaigrissement, de variations de poids rapides sont fréquemment retrouvées par l'anamnèse;

— c'est à propos de ces indications à visée purement esthétique que l'interrogatoire doit être soigneusement conduit dans le sens des motivations exactes de la demande chirurgicale.

Le plasticien devra exposer le principe même de l'intervention en insistant sur ses limites, sur l'impossibilité d'une restitution ad integrum, précisant bien la rançon cicatricielle, et en dessinant le trajet et la longueur exacte, en prévenant que de telles cicatrices mettent de nombreux mois avant de devenir « convenables ».

C'est en sélectionnant soigneusement ces patients que l'on obtiendra les meilleurs résultats sur le plan psychologique et physique, de même que l'on évitera au maximum les « patients mécontents ».

Avec *l'obésité* et les cures d'amaigrissement plus ou moins bien conduites, *la maternité* apparaît donc actuellement comme une grande pourvoyeuse de candidates à la plastie abdominale, et si la grossesse est une grâce... elle est aussi de toute évidence à l'origine de disgrâces non négligeables pour le corps de la femme, même si ce terme de disgrâce peut choquer dans un tel contexte.

Aussi accorderons-nous une place à part à la maternité, à l'éventuel retentissement de sa physiologie sur la paroi abdominale et aux altérations qui peuvent en résulter.

Beaucoup de médecins généralistes et de gynécologues pensent que le corps de la femme se modifie peu au cours des différents épisodes de la grossesse. Les chirurgiens plasticiens qui, en revanche, sont surtout amenés à voir celles que la maternité a lésées, ont peut-être tendance à surestimer le préjudice esthétique de cette maternité.

Cette apparente contradiction appelle en fait un mot : celui d'*inégalité*. C'est une évidence clinique quotidienne de constater que :

— certaines femmes mèneront à bien plusieurs grossesses sans que celles-ci n'impriment une quelconque empreinte disgracieuse sur leur corps, qui peut même, dans certains cas, se trouver embelli par la maternité;

— parfois, au contraire, c'est dès les premiers mois de la première grossesse que celle-ci altère et disgracie le corps de la femme et de la future mère.

On considère actuellement que l'incidence de l'ensemble des disgrâces importantes consécutives aux maternités (disgrâces abdominales et mammaires, vergetures, altération de la silhouette) concerne 10 à 15 % des femmes au décours du post-partum.

La paroi abdominale qui va abriter le fruit de la grossesse sera de ce fait précocement concernée par la maternité, toujours menacée et souvent la première lésée.

LES MÉCANISMES PHYSIO-PATHOLOGIQUES EN CAUSE

La grossesse agit en premier lieu en provoquant une importante distension de la paroi abdominale, distension qui va solliciter la peau mais aussi le plan des muscles.

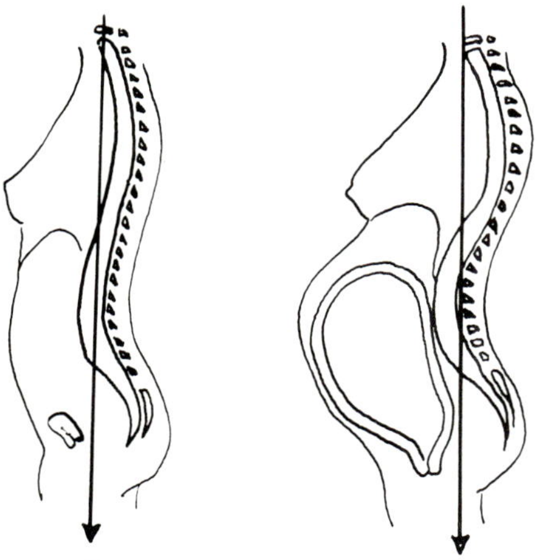

a *b*

FIG. 12. — *Exemple d'accentuation des courbures.*

a) Bonne statique.

b) Femme enceinte non corrigée, sous l'effet de la pesanteur (d'après LOPEZ).

La position statique adoptée par la femme enceinte est caractéristique : le bassin et le ventre sont projetés en avant, tandis que la région lombaire se creuse (hyperlordose lombaire); cette position, devenue habituelle, fausse momentanément le sens kinesthétique et l'habitus se constitue. La position statique adoptée par la femme enceinte est habituellement classée comme une « habitus asthénique » (fig. 12).

Tout se passe comme si le corps se rejetait en arrière de façon à échapper à une chute vers l'avant. Les muscles abdominaux qui jouent alors un rôle essentiel dans le soutènement du poids du corps sont particulièrement sollicités. Ces muscles vont cependant se relâcher considérablement à partir du 6e mois de la grossesse, sous l'influence hormonale; c'est ainsi que les muscles grands droits peuvent « gagner » jusqu'à 15 cm de longueur.

La paroi abdominale est distendue, ses muscles se fatiguent et ses points faibles sont mis en danger. La prise de poids accroît encore cette fatigue.

Enfin, l'inondation hormonale qui caractérise la grossesse agit non seulement au niveau musculaire comme nous venons de l'évoquer, mais aussi au niveau de la peau (fibres élastiques, fibres de collagène) et de la graisse. Il est incontestable que ce facteur intervient aussi dans la genèse des vergetures, notamment au niveau de l'abdomen.

LES ASPECTS OBSERVÉS

Ainsi la grossesse pourra-t-elle laisser des séquelles disgracieuses à différents niveaux de la paroi abdominale.

La peau abdominale peut se trouver distendue, forcée, fripée, ridée, parcourue de nombreux plis transversaux en position assise, cet aspect disgracieux étant encore accentué par la position penchée en avant (fig. 13).

Ces lésions peuvent déterminer un aspect de ventre affaissé. Il s'y associe fréquemment des vergetures, de nombre, d'aspect et de topographie variables, prédominant en règle au niveau des flancs et de la région sous-ombilicale.

Enfin, la grossesse peut laisser derrière elle une cicatrice abdominale en cas de césarienne. Ces

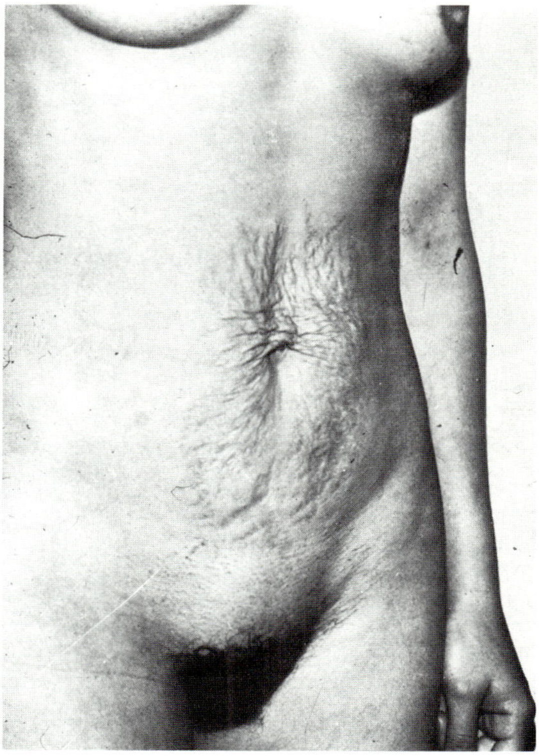

FIG. 13. — *Aspect avant l'intervention.*

— Peau fripée, vergeturée. Les lésions sont centrales, péri-ombilicales (P1).

— Graisse atrophique (G2).

— Paroi musculaire déhiscente [diastasis] (M1).

— Ventre longiligne (F2).

cicatrices, après une phase hypertrophique plus ou moins longue, restent souvent adhérentes ou ombiliquées. Il faut rappeler à ce propos que la qualité des gestes du gynécologue accoucheur entre bien moins en ligne de compte que le pouvoir particulier collagéno-fibroblastique du terrain lui-même soumis ici de surcroît à une influence hormonale défavorable.

La graisse. On sait que, souvent, le poids pris en cours de grossesse ne sera pas perdu dans son intégralité. Ce phénomène, dans lequel interviennent des facteurs endocriniens mais aussi psychologiques, peut être à l'origine d'un excès de graisse résiduelle au niveau de la paroi abdominale au décours de la grossesse, ce qui peut encore contribuer à l'alourdir, à l'affaisser et à la disgracier.

Enfin, **le plan musculaire** peut lui aussi souffrir de sa mise en tension importante et s'en trouver par la suite affaibli. Les lésions intéressent habituellement les points faibles de cette paroi. Il s'agira principalement :

— *d'un diastasis des muscles droits,* qui correspond à un écartement sur la ligne médiane des deux muscles droits de l'abdomen. Ce diastasis peut être gênant fonctionnellement, à l'origine de phénomènes douloureux notamment; il peut aussi être visible et se traduire par la saillie inesthétique, verticale médiane, des viscères abdominaux entre les bords internes des deux muscles disjoints, depuis le sternum jusqu'au pubis;

— *une hernie ombilicale* peut aussi être observée : elle correspond à un affaiblissement plus ou moins important de la paroi musculo-aponévrotique autour de la région ombilicale, qui sera lui aussi, selon son intensité, responsable d'une gêne fonctionnelle ou bien d'une disgrâce inesthétique.

Si telles sont les principales lésions envisagées plan par plan et d'un point de vue analytique, on peut distinguer au point de vue synthétique 3 aspects anatomo-cliniques principaux de ventre après la grossesse :

Les ventres indemnes ou peu lésés : c'est, malgré le caractère impressionnant des descriptions précédentes, le cas le plus fréquent et c'est heureux.

Les ventres forcés et distendus se situent à l'autre extrémité dans l'échelle de l'importance des lésions. Les dégâts sont ici très considérables. Ils ont déjà été décrits : tout se passe comme si l'ensemble de la paroi abdominale avait capitulé.

Les dermodystrophies post-gravidiques se situent entre ces deux cas extrêmes. Ce sont des ventres flétris, plissés, chiffonnés, souvent vergetures et parfois modérément affaissés; la peau ressemble à un tissu gauffré; on parle encore de ventre en « papier froissé » ou de « crêpe de Chine ».

Ce terme de dermodystrophie nous semble devoir être réservé aux disgrâces constatées chez des sujets de silhouette et de poids normaux.

Si les aspects réalisés sont en fait fort variables, fonction notamment de l'étendue, de la localisation et de l'association des différentes lésions, il est utile, d'un point de vue pratique, de distinguer :

a) Les dermodystrophies localisées :
- soit péri-ombilicales, le plus souvent, l'ombilic est déplissé, surmonté d'un pli ou d'une zone déprimée,
- soit sous forme de plis isolés sus-ombilicaux ou sous-ombilicaux, plus rarement sus-pubiens.

b) Les dermodystrophies étendues associant une peau fine, parcheminée, parcourue de nombreux plis qui convergent vers l'ombilic en épargnant habituellement l'épigastre. L'atteinte de la région épigastrique signe en général les stigmates d'une grossesse gémellaire.

L'ensemble de ces lésions dermodystrophiques et notamment l'aspect flétri, souvent peu visible en position debout, apparaissent ou se majorent nettement lorsque la patiente s'assoit ou se penche en avant.

Dans tous les cas, ces aspects interdisent réellement ou gênent considérablement le port d'un maillot de bain deux pièces. Ils constituent des cas « diaboliquement » difficiles sur le plan de l'indication et du choix de la technique mais ont bien bénéficié de la description de plusieurs techniques de plasties abdominales localisées comportant une résection cutanée limitée et adaptée aux lésions.

LES VERGETURES

Les vergetures correspondent à des fractures des fibres élastiques de la peau. Elles sont dans l'état actuel de nos connaissances indélébiles. Elles témoignent de la défaillance du derme et elles ont habituellement dans le cadre de la grossesse une double origine mécanique et hormonale :

— origine *mécanique* par distension. Les vergetures des jeunes seins hypertrophiques et les vergetures de « surmenage » des sportifs attestent bien la réalité de ce mécanisme;

— origine *endocrinienne :* l'inondation hormonale de la grossesse agit, nous l'avons vu, à tous les niveaux, notamment dermique. Le facteur hormonal, s'il n'est pas nécessaire, peut être suffisant pour engendrer des vergetures comme en témoignent les vergetures de certaines maladies endocriniennes, celles des traitements corticoïdes à haute dose, ou leur apparition précoce en tout début de grossesse, parfois, dès le 3e mois au niveau de l'abdomen par exemple, alors qu'il n'y a pas encore de sollicitation mécanique.

Il existe un certain nombre de facteurs de risque qui président à l'apparition des vergetures :

— l'âge, inférieur à 25 ans;
— l'obésité;
— la naissance d'un enfant de plus de 4 kg;
— le fait d'être blonde ou rousse;
— la prise de poids rapide.

Seuls ce dernier facteur et l'obésité peuvent être réellement combattus, en limitant la prise de poids au cours de la grossesse.

Il n'y a pas de traitement des vergetures, véritables cicatrices du derme, donc a priori indélébiles. Elles peuvent être atténuées dans leur aspect et leur étendue par les exérèses et le redrapage de la peau que permet la chirurgie correctrice secondaire.

LES ALTÉRATIONS DE LA LIGNE ET DE LA SILHOUETTE

Outre les évidentes modifications du ventre qui ont été précédemment décrites, la grossesse altère aussi la silhouette; la prise de poids qui l'accompagne est sans doute la principale cause de cette détérioration de la ligne.

Cette prise de poids est en partie physiologique et doit disparaître après l'accouchement dans un délai de 1 à 3 mois. Elle est cependant très souvent majorée par les habitudes alimentaires.

Il faut bien remarquer que l'augmentation de poids qui est le fait de la maternité ne correspond pas à la simple addition : poids du fœtus + placenta + augmentation du poids de l'utérus + liquide amniotique dont la somme est de 6 kg en moyenne. Ainsi, pour une prise de poids idéale de 11 kg, il reste 5 kg qui correspondent bien à une augmentation de poids du corps de la femme, indépendamment de ce qui sera directement perdu au moment de l'accouchement.

Cette prise de poids a une double origine endocrinienne et psychologique. Certes, l'augmentation des œstrogènes en cours de grossesse constitue la principale cause. Mais les paramètres psychologiques jouent sans doute un rôle déterminant.

Or, c'est là un moment crucial pour l'avenir pondéral de la femme. On sait en effet que dans un certain nombre de cas, tout ou partie du poids pris en cours de grossesse ne sera pas perdu ensuite. On sait aussi que fréquemment l'histoire de l'obésité commence lors d'une grossesse et dans ses suites précoces.

Les mécanismes psychiques en cause ne sont qu'imparfaitement connus. On a observé que, dans certains cas, la femme calquait inconsciemment son comportement alimentaire sur celui de l'enfant. Il est évident aussi que les préoccupations narcissiques d'une femme peuvent se trouver en quelques sorte « déplacées » par la maternité.

Ainsi, la paroi abdominale, tout comme d'ailleurs les seins, paie-t-elle son tribut à la maternité et ce du fait de plusieurs mécanismes plus ou moins intriqués :

— une obésité peut survenir au cours d'une grossesse, liée habituellement aux mauvaises habitudes alimentaires;

— après l'accouchement, la patiente peut s'installer dans son obésité si elle ne fait pas rapidement l'effort de revenir à un poids strictement normal;

— de même certaines cicatrices disgracieuses

de césarienne peuvent « marquer » un abdomen au décours de la grossesse;

— enfin, plus directement, la maternité lèsera souvent la paroi en laissant un ventre fripé, vergeturé, « en papier froissé », caractéristique des dermodystrophies post-gravidiques.

Mais ces lésions pour fréquentes qu'elles soient ne constituent pourtant pas une fatalité; elles peuvent souvent être prévenues ou tout au moins minimisées par quelques précautions simples que nous allons maintenant brièvement envisager.

LA PRÉVENTION

Il faut **limiter la prise de poids** au cours de la grossesse. C'est là un point essentiel, qui est d'ailleurs aussi favorable à l'esthétique de la mère qu'au plan de la sécurité obstétricale.

Des règles hygiéno-diététiques simples doivent limiter la prise de poids à une moyenne de 1 kg par mois. Ainsi, la prise de poids totale, raisonnable, sera-t-elle de 9 à 10 kg en moyenne, avec une limite supérieure de 12 à 13 kg à ne pas dépasser.

Il faut maintenir une **bonne musculature abdominale.** Pour cela, il convient d'encourager les femmes à conserver une activité physique et musculaire régulière pendant la grossesse en l'absence de contre-indication obstétricale. La natation, la musculation ou une gymnastique appropriée seront habituellement bénéfiques.

En cas d'anomalies de la statique vertébrale susceptible d'aggraver les lésions abdominales en accroissant le travail des muscles pariétaux, une kinésithérapie adaptée sera la bienvenue.

Il faut, par contre, être très prudent en ce qui concerne la gymnastique abdominale dans les suites précoces de l'accouchement. Celle-ci risque d'être plus préjudiciable que judicieuse par la menace qu'elle peut faire peser sur les muscles du périnée qui ont été souvent très sollicités par l'accouchement. Le risque serait ici de provoquer ou d'aggraver des lésions périnéales, source de séquelles redoutables (incontinence urinaire).

De même, le port d'une gaine ou d'une ceinture de grossesse n'apparaît pas indiqué car il substitue au soutien musculaire physiologique une contension transitoire et passive qui laissera la femme démunie et affaiblie dès sa disparition.

C'est lorsque ces mesures de prévention auront été prises en défaut ou n'auront pas été observées que se constituent les lésions abdominales et les séquelles post-gravidiques précédemment décrites : le traitement en sera alors essentiellement chirurgical.

4

Classification des lésions de la paroi abdominale

Les patientes susceptibles de bénéficier d'une plastie abdominale présentent des lésions fort diverses. Les interventions tendant à les corriger sont aussi variées.

On regroupe en effet, pêle-mêle, sous le même vocable de plastie abdominale, la correction d'un abdomen pendulum ou celle de vergetures périombilicales, la cure chirurgicale d'une surcharge graisseuse localisée et rebelle au traitement médical ou à l'opposé, celle des séquelles d'une fonte graisseuse du pannicule.

Il nous semble donc fondamental de proposer une classification des lésions de la paroi abdominale, suivant leur siège, plan par plan.

Certes, toute classification est limitée et arbitraire, et nous prions le lecteur de nous en excuser. Mais elle peut être pratique, aider à une meilleure compréhension clinique de chaque cas d'abdomen susceptible d'être opéré et guider d'autant mieux la tactique opératoire et le choix de la technique chirurgicale.

Nous avons choisi, pour déterminer le « portrait-robot » de nos abdomens, quatre paramètres, correspondant aux quatre éléments déterminants de la morphologie abdominale.

L'étude clinique d'une paroi abdominale à opérer doit donc comporter l'appréciation de *la peau*, de *la graisse sous-cutanée*, *du plan musculaire* et de *la forme globale du ventre*.

Chacun de ces quatre paramètres sera dénommé par sa première lettre majuscule à savoir P, G, M, F. Il lui sera attribué un coefficient 0, + ou − selon son état ce qui permettra de résumer et de systématiser rapidement l'état de n'importe quel ventre à l'aide de 8 signes : 4 pour dénommer le plan concerné, 4 pour l'apprécier et le quantifier.

Nous proposons donc la méthodologie suivante d'appréciation et de classification des lésions de la paroi abdominale.

L'état de la peau (P) :

— La peau peut être normale ou sub-normale, c'est-à-dire ne présentant que peu ou pas de lésions (0).

— Elle peut être de très bonne qualité, particulièrement tonique, élastique et saine ⊕.

— Elle peut être lésée, fripée, distendue, vergeturée ⊖.

L'état de la graisse sous-cutanée (G) :

— La graisse sous-cutanée peut être normale, intacte, homogène (0).

— Elle peut être augmentée au compas d'épaisseur, dans un tableau d'obésité généralisée ou locale ⊕.

— Elle peut avoir fondu pour devenir atrophique, soit de manière généralisée, soit de manière localisée notamment dans la région sous-ombilicale, donnant dans ce dernier cas, en position assise, cet aspect « froncé » à plis horizontaux multiples, extrêmement disgracieux ⊖.

L'état musculaire (M) :

— Le plan musculo-aponévrotique peut être normal ou sub-normal c'est-à-dire de tonicité moyenne (0).

— Il peut être très tonique avec une paroi bien musclée ⊕.

— Il peut être effondré avec la présence de diastasis, de hernie, d'éventration ou d'éviscération ⊖.

La forme globale du ventre (F) :

— Le ventre peut être bréviligne ⊕, à rapport diamètre bi-iliaque, distance ombilico-TPP important.

— Il peut être longiligne ⊖; dans ce cas ce même rapport est faible.

— Il peut être de forme moyenne intermédiaire avec un rapport harmonieux (0).

Ainsi a-t-on pu concevoir à l'aide de 4 lettres et de 3 signes arithmétiques, une classification permettant de schématiser en 8 paramètres l'état de n'importe quelle paroi abdominale.

Encore une fois, une telle classification a sûrement ses limites, mais sa simplicité, sa maniabilité, peuvent rendre bien des services, à l'heure, délicate, du choix des indications de la technique.

TABLEAU RÉCAPITULATIF DE LA CLASSIFICATION DES LÉSIONS GLOBALES

	0	⊕	⊖
P peau	normale ou sub-normale, c'est-à-dire peu ou pas de lésions	très bonne qualité, élastique, saine	lésée, fripée, distendue, vergeturée
G graisse sous-cutanée	normale, homogène	augmentée : obésité générale, locale	atrophique
M muscles	normaux, c'est-à-dire de tonicité moyenne	paroi tonique, bien musclée	effondrés, hernie, éventration, éviscération, diastiasis
F forme globale du ventre	ventre moyen	ventre bréviligne	ventre longiligne

5

Vascularisation et innervation de la paroi abdominale (1)

Les artères

RAPPEL ANATOMIQUE

Classiquement, la paroi abdominale est irriguée par :

La branche abdominale de l'artère mammaire interne, qui chemine initialement dans la gaine du muscle grand droit avant de s'enfoncer dans la masse musculaire, à mi-distance environ entre l'appendice xiphoïde et l'ombilic;

L'artère épigastrique, qui naît sur le côté interne de l'iliaque externe, quelques millimètres en arrière et au-dessus de l'arcade crurale. Elle se porte initialement en dedans, puis s'infléchit en haut et en dedans, décrivant ainsi une crosse à concavité supérieure. Elle affecte ensuite une direction verticale ascendante, légèrement oblique vers l'ombilic, se rapprochant ainsi peu à peu du grand droit dont elle va croiser le bord externe avant de s'engager sous l'arcade de Douglas; c'est à ce niveau que l'artère qui cheminait en avant du fascia transversalis, pénètre dans la gaine du muscle grand droit;

L'artère circonflexe iliaque profonde, qui se détache du côté externe de l'artère iliaque externe, sensiblement au même niveau que l'épigastrique. Elle longe l'arcade crurale, oblique en haut, en arrière et en dehors vers l'épine iliaque antéro-supérieure. Elle se termine au voisinage de l'épine iliaque antéro-supérieure, en donnant le plus souvent deux branches terminales, dont les rameaux vont s'anastomoser avec ceux de la sous-cutanée abdominale, des dernières intercostales et des artères lombaires;

L'artère sous-cutanée abdominale, qui naît de la face antérieure de la fémorale, juste au-dessous de l'arcade crurale, perfore aussitôt le fascia cribriformis pour devenir superficielle, puis monte obliquement en haut et en dedans et se ramifie dans le tissu cellulaire sous-cutané jusqu'au voisinage de l'ombilic;

L'artère circonflexe iliaque superficielle, qui naît, elle aussi, de la fémorale, soit isolément, soit par un tronc commun avec la sous-cutanée abdominale. Comme cette dernière, elle traverse le fascia cribriformis pour se ramifier dans le tissu

---

(1) NOTE DES AUTEURS : nous les avons moins détaillées que dans l'édition de 1977. C'est cependant une question-clef, non seulement dans la chirurgie plastique abdominale, mais aussi dans la conception des lambeaux musculo-cutanés abdominaux.

cellulaire sous-cutané, mais elle se dirige en haut et en dehors, passe en dehors de l'épine iliaque antéro-supérieure, pour vasculariser les téguments de la paroi antéro-latérale de l'abdomen, en dehors du territoire de la sous-cutanée abdominale. Les rameaux terminaux de ces artères sont anastomosés;

Les dernières artères intercostales en haut, quelques ramifications des **artères lombaires** en arrière, qui viennent participer à l'irrigation de la paroi abdominale;

L'artère honteuse externe supérieure, enfin, qui peut vasculariser un petit territoire inférieur et médian, sus-pubien.

LE SYSTÈME ARTÉRIEL

Le système artériel de la paroi abdominale se dispose en fait selon deux plans : superficiel et profond.

La vascularisation des couches profondes musculo-aponévrotiques est assurée par les artères épigastrique, mammaire interne, circonflexe iliaque profonde, intercostales et lombaires.

Quant *aux couches superficielles,* elles doivent leur irrigation aux artères sous-cutanée abdominale, circonflexe iliaque superficielle et honteuse externe supérieure, qui cheminent dans le tissu cellulaire sous-cutané, ainsi qu'à un certain nombre d'artères perforantes issues des plans profonds.

Cette qualité de la vascularisation apparaît bien dans les travaux que nous avions réalisés.

MÉTHODE D'ÉTUDE

Les *injections* de paroi totale ont permis de retrouver les vaisseaux sus-décrits, et d'objectiver leur topographie et leurs anastomoses (fig. 14).

Il apparaît, schématiquement, que ces vaisseaux s'ordonnent selon trois axes :

— un axe vertical médian, mammaire interne-épigastrique;

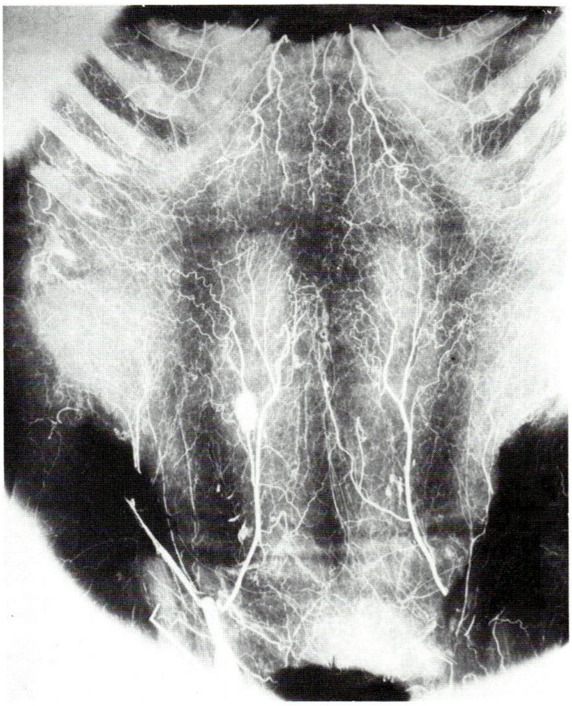

FIG. 14. — *Injection de paroi totale.*

Les vaisseaux sont agencés selon 3 axes :

— un axe vertical médian mammaire interne-épigastrique;

— un axe supéro-externe représenté par les intercostales;

— un axe inféro-interne circonflexe iliaque.

— un axe supéro-externe, représenté par les intercostales;

— un axe inféro-externe, circonflexe iliaque.

Ces injections, de plus, confirment l'extrême richesse de la vascularisation, principalement dans les zones supérieures et inférieures.

Surtout, la *dissection plan par plan* permet de retrouver la séparation qui existe entre les vascularisations superficielle et profonde de la paroi abdominale. En effet, l'ablation des plans profonds musculo-aponévrotiques laissant en place la peau et la graisse ne laisse subsister que deux gros troncs artériels inférieurs : la sous-cutanée abdominale et la circonflexe iliaque superficielle. En dehors de ces deux vaisseaux, toute l'irrigation artérielle du pannicule cutanéo-graisseux n'est assurée que par le réseau des artères perforantes.

Il apparaît donc essentiel de distinguer nettement :

— la vascularisation *profonde* ou *musculo-aponévrotique;*

— la vascularisation *superficielle* ou *cutanéo-graisseuse*.

LA VASCULARISATION PROFONDE

Elle est due aux artères épigastrique, mammaire interne, circonflexe iliaque profonde, intercostales et lombaires.

Elle a été fort bien décrite par les classiques, et présente une disposition pratiquement constante (fig. 15).

Au point de vue analytique, deux notions sont à souligner :

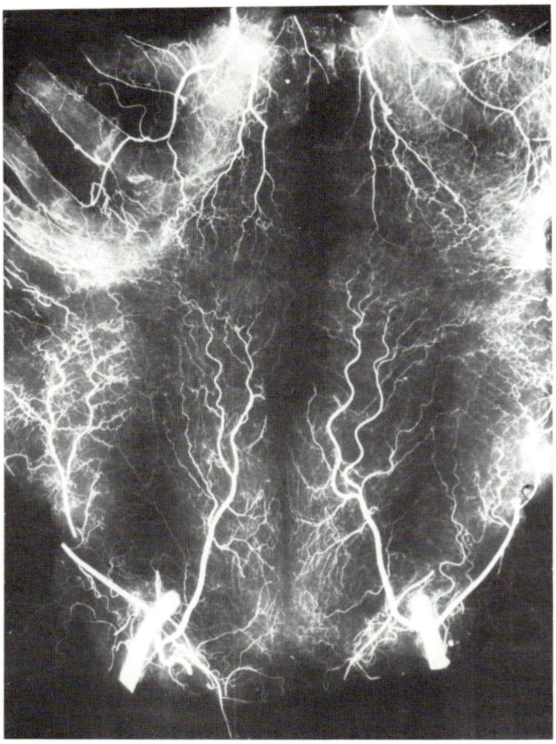

FIG. 15. — *Vascularisation artérielle des plans profonds.*
On retrouve aisément :
— l'artère épigastrique;
— l'artère circonflexe iliaque profonde;
— les artères intercostales;
— l'artère mammaire interne.

1) L'anastomose entre la branche abdominale de l'artère mammaire interne et l'épigastrique apparaît inconstante mais fréquemment réelle. Il s'agit le plus souvent d'anastomoses capillaires dans l'épaisseur du muscle grand droit de l'abdomen.

2) Le rôle joué par les artères intercostales dans la vascularisation de la paroi abdominale semble plus important qu'il n'est classique de le dire.

Au point de vue synthétique, un fait essentiel et constant est à dégager : le caractère *centripète* de cette vascularisation, ce qui explique que toutes les incisions de laparotomies, même si elles sont combinées entre elles, à condition d'être effectuées sans décollement, ne font courir aucun risque de nécrose de la paroi abdominale.

LA VASCULARISATION SUPERFICIELLE

Elle nous retiendra tout particulièrement, car la vitalité des lambeaux abdominaux en dépend.

Elle est assurée, nous l'avons vu, par deux gros troncs artériels superficiels, les artères sous-cutanée abdominale et circonflexe iliaque superficielle, qui vascularisent la région inguino-crurale, et par un réseau d'artères perforantes issues des plans profonds.

La région inguino-crurale

Elle est le siège des gros troncs superficiels qui ont déjà été décrits.

Les dissections de parois grasses ont permis de constater que ces artères cheminent à la face profonde du pannicule adipeux; lorsque l'on décolle celui-ci au ras de l'aponévrose, on peut suivre l'artère sur tout son trajet sans aucun autre artifice de dissection (fig. 16).

Ces deux artères sont anastomosées entre elles, avec les dernières intercostales et avec les terminaisons des perforantes voisines, mais l'importance de ces anastomoses apparaît limitée au point de vue physiologique.

Ainsi, hormis l'existence de deux gros troncs artériels, cette zone inguino-crurale semble désertique comparée au riche réseau des perforantes.

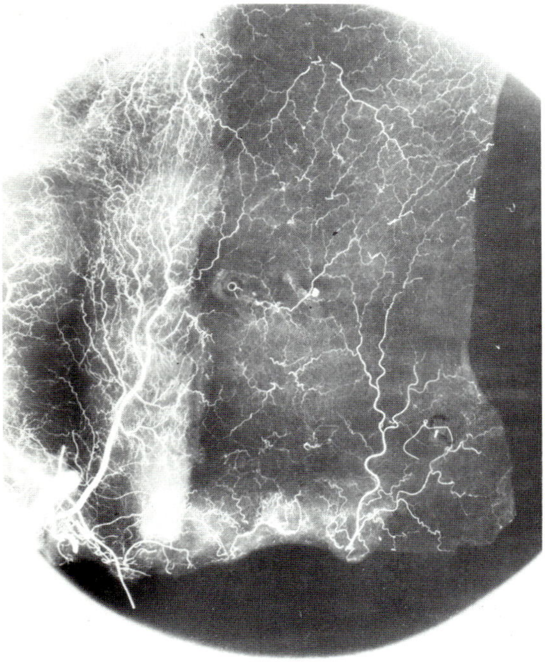

FIG. 16. — *Vascularisation artérielle des plans superficiels.*

Après ablation des plans profonds musculo-aponévrotiques, la peau et la graisse laissées en place, il ne subsiste que :

— deux gros troncs artériels inférieurs : la circonflexe iliaque superficielle et la sous-cutanée abdominale;

— en dehors de ces deux vaisseaux, la vascularisation du pannicule cutanéo-graisseux n'est assurée que par les perforantes.

Noter les repères de l'ombilic et de l'épine iliaque antéro-supérieure gauche.

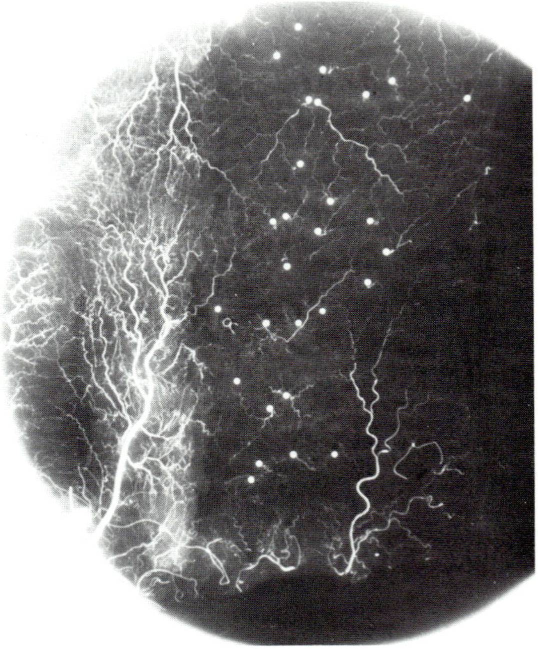

FIG. 17. — *Les artères perforantes.*

Radiographie d'une hémi-paroi abdominale après marquage de l'emplacement de chaque perforante par un grain de plomb.

Les artères perforantes

Ce sont elles qui assurent l'essentiel de la vascularisation superficielle ou cutanéo-graisseuse de la paroi abdominale. Leur réseau est donc directement concerné par les plasties abdominales, aussi retiendra-t-il tout particulièrement notre attention.

Il est assez difficile, par la simple dissection, d'avoir une vue synthétique du nombre et de la disposition des perforantes; c'est sans doute la raison pour laquelle ce chapitre est resté assez imprécis dans la plupart des traités classiques d'anatomie.

Nous avons pour les étudier, utilisé la technique suivante : la paroi abdominale ayant été prélevée dans sa totalité 24 heures après injections au radiocorrodan, on réalise l'ablation soigneuse des muscles et de l'aponévrose superficielle en repérant au fur et à mesure les perforantes, qui sont alors bien visibles (J.S. Elbaz, J.C. Dardour, B. Ricbourg).

L'emplacement de chaque perforante est marqué par un grain de plomb, et une simple radiographie de la paroi montre ainsi le nombre et la répartition de ces artères (fig. 17).

Les principaux résultats de ce travail sont les suivants :

— Les artères perforantes sont au nombre d'une trentaine de chaque côté, soit environ soixante pour une paroi abdominale complète, depuis la ligne axillaire moyenne gauche jusqu'à la ligne axillaire moyenne droite.

— Elles sont à peu près régulièrement réparties sur toute la paroi. Une analyse plus attentive montre cependant qu'il existe un territoire dépourvu de perforante sur le trajet des deux gros troncs superficiels inférieurs, qui semblent traverser un désert ou presque.

— La longueur de ces artères perforantes est très variable : de 2 à 6 cm. Leur calibre est de 1 mm environ.

— L'étude effectuée dans un plan parallèle au plan cutané montre que toutes les perforantes sont anastomosées entre elles et forment, à la limite profonde du derme, un réseau hypodermique en arcades, dont les arcades affectent parfois une direction radiée vers l'ombilic.

Deux remarques s'imposent à propos de ce réseau artériel :

1) Si les perforantes sont assez régulièrement réparties, la densité des « mailles » formées par leurs anastomoses est différente selon les régions : riche dans les régions sus-ombilicales, en particulier sous-costales, le réseau est au contraire très pauvre, presque désertique dans la région sous-ombilicale.

2) Très souvent, enfin, la sous-cutanée abdominale et la circonflexe iliaque superficielle s'intègrent par des anastomoses à plein canal avec le réseau des perforantes, mais ces anastomoses ne sont pas constantes.

Le mode de terminaison des artères perforantes est intéressant à étudier sur des coupes de parois totales radiographiées (fig. 18).

On découvre ainsi les artères perforantes, qui montent verticalement, traversent tous les plans, donnent des troncs très sinueux aux lobules adipeux à la manière d'un filet, pour s'épanouir dans un premier plexus sous-dermique, riche, à la face profonde du chorion, puis dans un second plexus sus-dermique ou sous-capillaire, plus superficiel, plus pauvre.

Cette disposition explique le qualificatif d'artères *en chandelier* habituellement appliqué aux artères perforantes; elle est homogène sur toute la paroi abdominale (fig. 19).

Des anastomoses arciformes, parallèles à la surface des téguments, unissent les bouquets terminaux de perforantes voisines, contribuant à enrichir les plexus sous- et sus-dermiques.

Ainsi, **la vascularisation cutanée** peut être schématisée comme suit, au point de vue artériel :

— *réseau perpendiculaire* à la surface tégumentaire, perforant de la profondeur vers la superficie les couches hypodermique et dermique;

— *réseaux superficiels parallèles* au plan tégumentaire : les plexus sous- et sus-dermiques.

CONSÉQUENCES CHIRURGICALES

La connaissance de cette disposition anatomique appelle plusieurs conclusions chirurgicales, à notre avis.

1) Si le dégraissage d'une tranche de section est théoriquement dangereux, le caractère anastomotique du réseau sous-papillaire explique qu'une peau dégraissée puisse, dans certaines conditions, survivre : c'est *le lambeau dégraissé de Colson.*

2) Le plan de décollement doit être profond, pour préserver le réseau hypodermique; mais, en pratique, il est préférable de laisser une mince couche de graisse sur l'aponévrose, qui permettra d'éviter la rétraction des perforantes derrière l'aponévrose, lors de leur section, et facilitera d'autant l'hémostase (fig. 20 et 21).

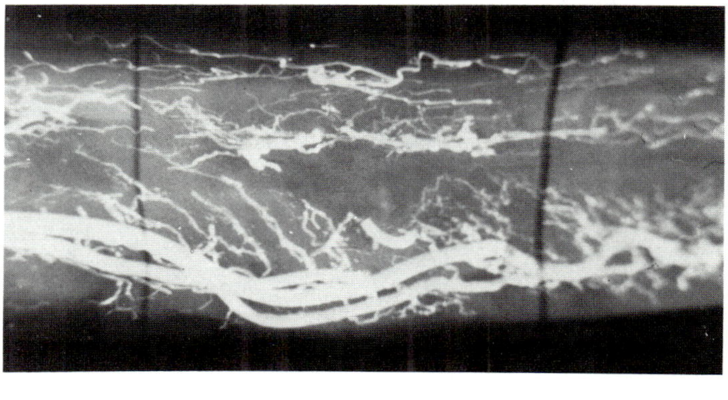

FIG. 18. — *Etudes des artères perforantes sur des coupes de paroi totale.*

L'étude de coupe de paroi totale radiographiée montre le mode de terminaison de ces artères en chandelier qui montent verticales, traversant tous les plans, donnant des troncs très sinueux, aux lobules adipeux, à la manière d'un filet, pour s'épanouir dans un plexus sous-dermique riche à la face profonde du chorion, puis dans un deuxième plexus sus-dermique ou sous-papillaire, plus superficiel, plus pauvre.

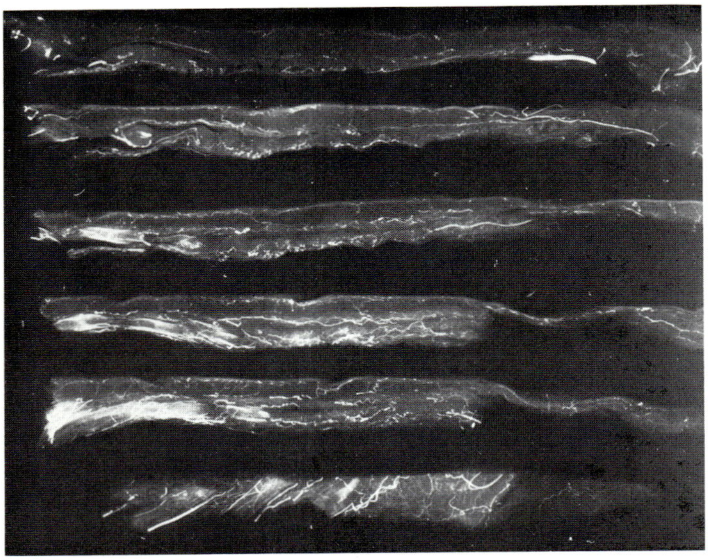

FIG. 19. — *La disposition des artères perforantes, ainsi que des plexus sus- et sous-dermiques, est homogène sur toute la paroi abdominale.*

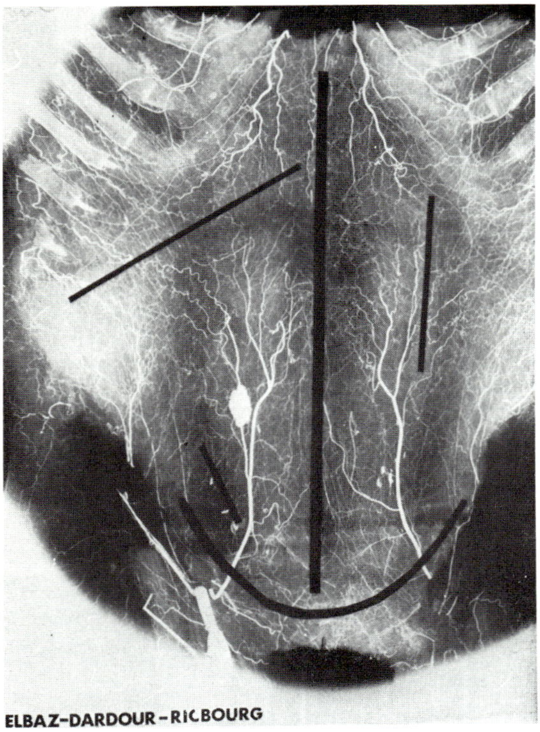

FIG. 20. — *Projection des voies d'abord les plus fréquentes de l'abdomen.*

On conçoit aisément que la médiane stricte soit très peu hémorragique; qu'en revanche la sous-costale droite, une voie latérale ou un Pfannenstiel nécessitent une hémostase bien plus rigoureuse.

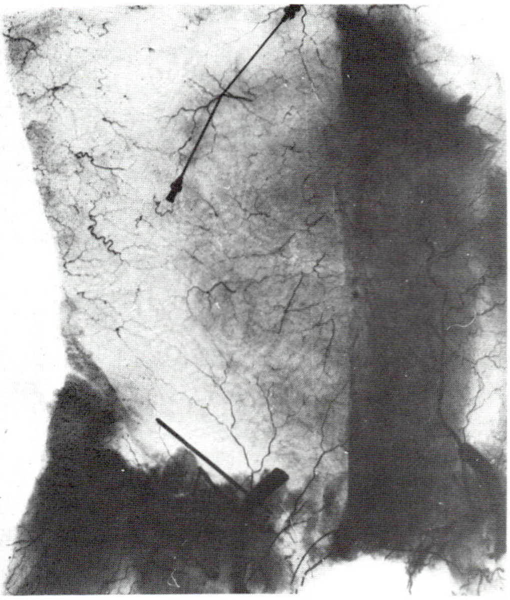

FIG. 21. — *Radiographie d'une paroi injectée qui présentait deux cicatrices anciennes : l'une sous-costale, l'autre d'appendicectomie* (repérée ici par du matériel radio-opaque). Ces deux cicatrices sont invisibles sur les radiographies même à la loupe : elles ont été reperméabilisées par le réseau capillaire sous-dermique.

HÉMODYNAMIQUE ARTÉRIELLE DU PANNICULE CUTANÉO-GRAISSEUX

Il convient d'opposer à cet égard, deux cas selon que le pannicule superficiel est décollé ou non du plan profond musculo-aponévrotique.

1) Quand la paroi est en place, l'apport sanguin est assuré par les perforantes, qui amènent le sang du réseau profond. Chaque perforante a, en quelque sorte, son territoire propre, plus ou moins étendu : c'est une vascularisation *multicentrique*.

La richesse de ce réseau profond et sa disposition centripète par rapport à l'ombilic impliquent que des lésions à son niveau ne retentissent pas sur la vascularisation cutanée.

2) Quand un segment du plan cutanéo-graisseux est décollé, l'apport sanguin de cette zone n'est plus assuré que par les perforantes périphériques. Le sens de la circulation, de multicentrique, devient *« à sens unique »* c'est-à-dire *terminal*, et c'est là que prennent toute leur importance :

— le réseau hypodermique en arcades;

— les plexus capillaires sous-dermique et sus-dermique (fig. 22).

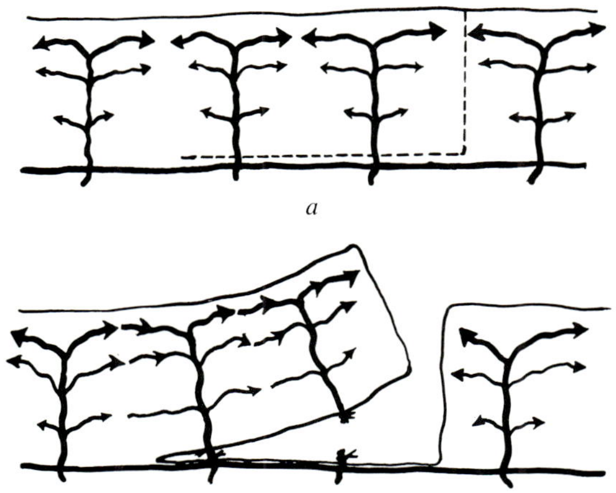

a

b

FIG. 22. — *Schématisation de l'hémodynamique artérielle du pannicule cutanéo-graisseux de la paroi abdominale.*

a) La paroi abdominale est en place : vascularisation multicentrique due aux artères perforantes « en chandelier ». En pointillés, le tracé du décollement que l'on va pratiquer.

b) Un segment du plan cutanéo-graisseux est décollé : remarquez les perforantes ligaturées. La vascularisation devient « à sens unique » : le réseau hypodermique en arcade ainsi que les plexus capillaires sous-dermiques et sus-dermiques prennent toute leur importance.

Les veines de la paroi abdominale

On sait leur importance, un retour veineux appréciable étant indispensable à la survie d'un lambeau.

Pourtant l'étude du système veineux nous a montré que c'était un système complexe, non pas tant par son anatomie, extrêmement variable, que par sa physiologie.

En effet, toutes nos tentatives pour injecter le réseau veineux superficiel se sont soldées par des échecs, même l'injection directe sous pression des veines sous-cutanées abdominales et circonflexes iliaques superficielles.

Comme les artères, les veines s'ordonnent en deux plans :

— superficiel cutanéo-graisseux;

— profond musculo-aponévrotique.

LE PLAN PROFOND

Comme son homologue artériel, ce plan veineux profond a une disposition remarquablement constante. Il est par ailleurs, bien injectable à contre-courant, ce qui simplifie son étude.

Le réseau veineux est exactement calqué sur le réseau artériel : il existe deux veines par artère.

— Le drainage inférieur s'effectue par les veines épigastriques et circonflexes iliaques profondes vers l'iliaque externe.

— Les veines épigastriques peuvent recevoir une collatérale drainant directement l'ombilic.

— Toutes ces veines sont réunies par de très nombreuses anastomoses, micro- et macroscopiques, qui apparaissent très nettement lors de la dissection dans l'épaisseur des muscles larges.

— Ces anastomoses inter-caves (supérieure et inférieure) sont complétées par une anastomose porto-cave au niveau de l'ombilic.

LE PLAN SUPERFICIEL OU CUTANÉO-GRAISSEUX

Ce réseau n'est pas strictement superposable à celui des artères.

L'impossibilité d'injecter ce réseau à contre-courant explique sans doute qu'il existe très peu de descriptions détaillées dans la littérature. La meilleure est celle de Poirier, qui l'emprunte à Braune : réseau à mailles allongées, qui unit les veines de l'aisselle et du cou aux veines de la cuisse, pourvu de nombreuses valvules, principalement ostiales.

RAPPELS ANATOMIQUES

Selon Poirier, on distingue :

— *les veines sous-cutanées abdominales,* ou tégumenteuses abdominales;

— *les veines iliaques sous-cutanées,* parfois doubles qui se jettent dans la veine fémorale;

— *la veine thoraco-épigastrique sous-cutanée,* qui unit la fémorale à l'axillaire sur le côté externe de l'abdomen;

— *la veine médiane xiphoïdienne sous-cutanée,* née autour de l'ombilic, où elle s'anastomose avec la veine para-ombilicale.

NOS RÉSULTATS

A partir de ces données classiques, nos résultats de dissections divergent sur certains points :

Les variations anatomiques sont très nombreuses : les veines peuvent être très grosses, comparées aux artères; au contraire elles peuvent être très grêles, voire inexistantes macroscopiquement. Le retour veineux est, dans ce cas, assuré par le seul réseau sous-dermique.

La veine sous-cutanée abdominale ou tégumenteuse peut être simple, ou au contraire formée de 2 ou 3 branches d'origine qui convergent vers un gros tronc (3 à 4 mm de diamètre), qui aboutit à la crosse de la saphène. Elle est constante mais, même unique, son trajet est rarement superposable à celui de l'artère.

La veine circonflexe iliaque superficielle peut être simple, ou dédoublée, très volumineuse ou très grêle, voire absente.

La veine thoraco-épigastrique ne nous est pas apparue constante.

La situation des veines pariétales, par rapport aux artères, a pu être précisée par la dissection de parois grasses : les artères étaient nées à la face profonde du pannicule cutanéo-graisseux, les veines sont superficielles, immédiatement sous-cutanées.

Ces deux plans se retrouvent confondus dans les parois maigres.

Au total, c'est donc l'extrême variabilité qui caractérise la vascularisation du plan cutanéo-graisseux superficiel, et bien des lambeaux, que l'on croit centrés sur un axe vasculaire, dépendent en fait du réseau sous-dermique.

LES VOIES DE DRAINAGE

Il existe 4 voies de drainage :

1) de la superficie vers la profondeur, quand le plan cutanéo-graisseux n'est pas décollé du plan profond;

2) vers le réseau mammaire interne et le réseau des intercostales, pour l'abdomen sus-ombilical;

3) vers la crosse de la saphène interne pour la région sous-ombilicale;

4) vers l'ombilic pour atteindre les veines épigastriques et la veine para-ombilicale quand elle est perméable.

Lorsque cette dernière voie est forcée à contre-courant, on obtient une stase avec circulation collatérale, le plus bel exemple étant la « tête de méduse » de la cirrhose de Cruveillier-Baumgarten.

Ce retour veineux à sens unique explique pourquoi, dans la dermolipectomie antérieure, le point sus-ombilical abaissé au pubis est celui qui souffre le plus, d'autant que le mauvais retour veineux est aggravé par l'étirement qui comprime et écrase les veines.

Au terme de ce rappel anatomique, il convient à notre avis, d'accorder toute son importance au réseau sous-dermique, tant artériel que veineux. Ce réseau à double sens est capable de se reperméabiliser dans la plupart des cas : ainsi, une cicatrice sous-costale n'est pas une contre-indication à une lipectomie, à condition qu'elle ait, au moins, un an d'âge.

Les nerfs de la paroi antéro-latérale de l'abdomen

La paroi antéro-latérale de l'abdomen est principalement innervée par les 6 derniers nerfs intercostaux (7 à 12) et les nerfs abdomino-génitaux.

ANATOMIE DESCRIPTIVE

LES 6 DERNIERS NERFS INTERCOSTAUX
(Fig. 23)

Les 6 derniers nerfs intercostaux cheminent dans la paroi abdominale entre les plans du transverse en profondeur et du petit oblique en superficie et atteignent ainsi le bord externe de la gaine du droit.

Leur direction est variable : le 7ᵉ est ascendant en dedans, les 8ᵉ et 9ᵉ sont pratiquement horizontaux, tandis que les 4 derniers sont descendants. Leur trajet général peut être figuré par des repères classiques : sur une ligne partant 1 cm au-dessous de l'extrémité antérieure de la côte correspondante jusqu'à un point fixe qui est :

— l'épine iliaque antéro-supérieure contro-latérale pour le 10ᵉ nerf intercostal;

— le milieu de l'arcade crurale contro-latérale pour le 11ᵉ;

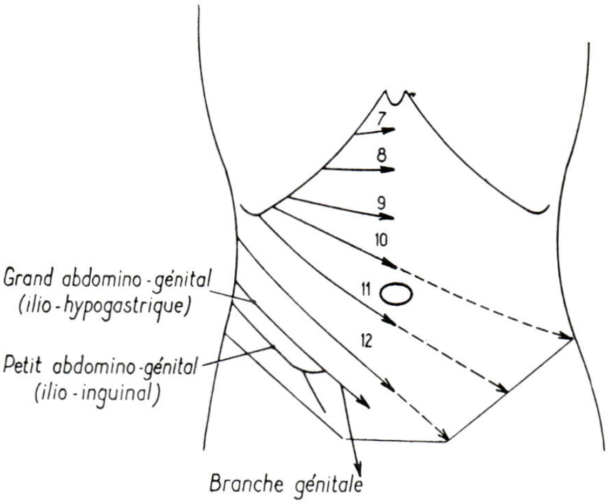

FIG. 23. — *Nerfs de la paroi antéro-latérale de l'abdomen.* La paroi est essentiellement innervée par les 6 derniers nerfs intercostaux et les abdomino-génitaux, qui sont leurs homologues. Les nerfs s'arrêtent sur la ligne médiane antérieure; les flèches en pointillés poursuivent la direction des troncs jusqu'à leur point de repère (d'après C. COUINAUD, *Anatomie de l'abdomen*, Doin, Paris).

— et l'épine du pubis contro-latérale pour le 12ᵉ.

Peu avant d'atteindre le bord externe de la gaine du droit, chaque nerf se divise en une quinzaine de filets qui s'anastomosent richement entre eux, formant un important plexus entre les muscles larges.

Dans la gaine du droit, ils cheminent à la face profonde du muscle, puis s'engagent entre les fibres charnues de la moitié externe (d'autant plus près du bord externe de celui-ci qu'elles sont plus basses).

La distribution nerveuse reste métamérique, les divers segments musculaires déterminés par les intersections fibreuses recevant des nerfs déterminés :

— le 7ᵉ nerf intercostal se distribue au segment supérieur,

— le 8ᵉ au 2ᵉ segment,

— les 9ᵉ et 10ᵉ au 3ᵉ segment,

— enfin les 11ᵉ et 12ᵉ intercostaux au 4ᵉ segment.

Les branches terminales assurent l'innervation sensitive de la paroi et de la peau et forment les perforantes antérieures.

Les nerfs intercostaux avaient aussi donné dans

leur trajet thoracique une perforante latérale dont le rameau ventral (à l'exception de celui du 12e) innerve les téguments de la paroi antéro-latérale de l'abdomen en allant s'anastomoser avec les perforantes antérieures.

LE NERF GRAND ABDOMINO-GÉNITAL

Né à hauteur du disque L1-L2, il atteint la paroi abdominale à la face superficielle du transverse et va donner une branche collatérale perforante (destinée à la fesse) et deux branches terminales, abdominale et génitale.

La branche abdominale chemine comme les nerfs intercostaux entre petite oblique et transverse; elle passe 1 ou 2 cm au-dessus de la crête iliaque et adopte alors une direction générale parallèle à l'arcade crurale. Elle va former un riche plexus avec les derniers nerfs intercostaux avant de pénétrer dans la gaine du droit.

La branche génitale perfore le petit oblique au-dessous de l'arcade crurale et rejoint le cordon dans le canal inguinal à la sortie duquel certains rameaux assurent l'innervation sensitive de la région inguino-pubienne.

LE NERF PETIT ABDOMINO-GÉNITAL

Inconstant, il a un trajet parallèle à celui du grand abdomino-génital et il innerve les régions précitées.

INNERVATION *MOTRICE* DES MUSCLES DE LA PAROI ANTÉRO-LATÉRALE DE L'ABDOMEN

Le grand droit. — Il est innervé par les branches terminales des 6 derniers nerfs intercostaux et des abdomino-génitaux.

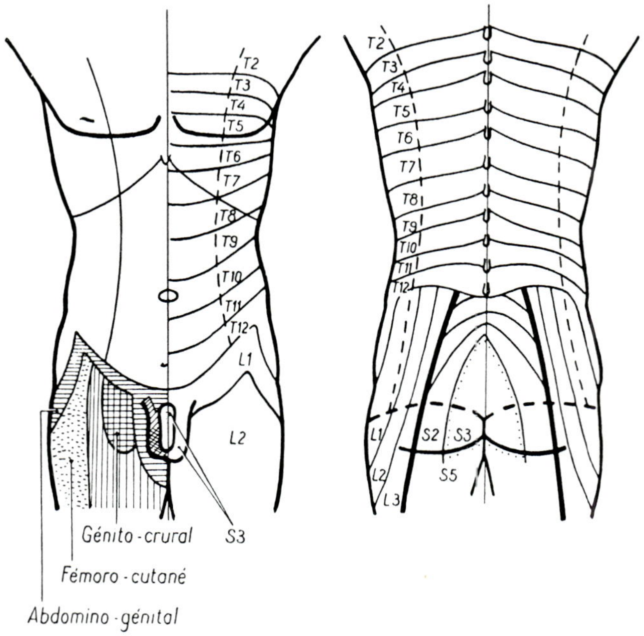

FIG. 24. — *Métamérie radiculaire sensitive de la paroi abdominale* (d'après M. et Mme DÉJÉRINE, *in* C. COUINAUD, *Anatomie de l'abdomen*, Doin, Paris).

Le pyramidal. — Il est innervé par le 12e nerf intercostal et par le nerf grand abdomino-génital.

Le grand oblique. — Il reçoit des rameaux perforants des 6 derniers nerfs intercostaux et des nerfs abdomino-génitaux.

Le petit oblique et le transverse. — Ils sont innervés par les 4 derniers nerfs intercostaux et les 2 abdomino-génitaux.

Tous ces nerfs sont anastomosés entre eux dans la paroi abdominale en un riche plexus qui supplée largement en cas de section nerveuse unique. Il faudrait sectionner plus de 2 nerfs consécutifs pour que survienne une paralysie définitive.

INNERVATION *SENSITIVE* ET MÉTAMÉRIE NERVEUSE DE LA PAROI ANTÉRO-LATÉRALE DE L'ABDOMEN

(Fig. 24)

On y observe une métamérie radiculaire avec cependant de nombreuses anastomoses plexiformes, ce qui explique les importantes variations dans la distribution périphérique des fibres.

Ainsi, les incisions chirurgicales qui sectionnent les troncs nerveux au niveau de la paroi abdominale ne peuvent provoquer que des anesthésies transitoires (6 mois, parfois bien plus).

6

Les lymphatiques de la paroi abdominale

In the present age of high technology one of the primary challenges in studying lymphatics is to find them.

in KANTER, *PRS, 79,* 131-139, 1987.

La connaissance anatomique et physiologique des lymphatiques de la paroi abdominale est essentielle à une meilleure compréhension de la technique chirurgicale actuelle des plasties abdominales et de leurs suites opératoires.

En effet, le décollement du lambeau abdominal supérieur comporte nécessairement une altération des trajets lymphatiques superficiels.

Par ailleurs une *« responsabilité lymphatique »* peut être invoquée dans le genèse de certaines suites compliquées d'abdominoplasties : d'une part, la possible survenue de *« seroma »* qui sont des épanchements liquidiens pariétaux à composante probablement lymphatique, d'autre part, la persistance prolongée d'une œdème du lambeau abdominal supérieur.

Après un bref rappel des données anatomiques classiques, nous résumerons les conclusions d'une étude personnelle ayant comporté une série de dissections lymphatiques in vivo; puis l'exposé des mécanismes de la cicatrisation lymphatique nous permettra d'aborder l'étude des seroma.

Rappels anatomiques

On distingue les lymphatiques superficiels naissant des téguments et les lymphatiques profonds ayant leur origine dans les plans musculo-aponévrotiques.

Nous décrirons successivement pour chacun de ces territoires les vaisseaux collecteurs lymphatiques (dont le trajet peut être émaillé de ganglions interrupteurs), puis les ganglions lymphatiques terminaux.

LES LYMPHATIQUES SUPERFICIELS

TRAJETS LYMPHATIQUES

Il faut distinguer deux territoires : sus- et sous-ombilical.

Le territoire **supérieur sus-ombilical** a un drainage ascendant vers les ganglions axillaires.

La région épigastrique est particulièrement riche en lymphatiques; ce fait est bien corroboré par les données cliniques : épanchements lymphatiques plus fréquents après les grandes abdominoplasties.

Les collecteurs lymphatiques sus-ombilicaux se rassemblent en deux gros troncs qui convergent vers l'aisselle pour se terminer dans les ganglions de la chaîne mammaire externe.

Le territoire **inférieur sous-ombilical** a un drainage descendant vers les ganglions inguinaux superficiels.

Le territoire sous-ombilical a un réseau lymphatique moins dense.

Les troncs collecteurs lymphatiques sous-ombilicaux convergent vers le pli de l'aine pour se drainer dans les groupes supéro-interne et supéro-externe des ganglions inguinaux superficiels.

L'ombilic se draine vers les ganglions inguinaux superficiels.

La limite entre les deux territoires sus- et sous-ombilical est, selon Rouvière, une ligne ascendante menée depuis l'ombilic jusqu'au disque L2-L3 en arrière. Mais la hauteur de cette limite a toujours été controversée : pour Poirier, Cunéo et Marcille elle serait plus haut située, réduisant ainsi considérablement la participation axillaire au drainage lymphatique du lambeau supérieur d'une plastie abdominale.

Le report supérieur de cette limite a le mérite de mieux expliquer les troubles lymphatiques post-opératoires des abdominoplasties avec incision tranversale basse interrompant donc le drainage descendant aux creux inguinaux.

Classiquement, il n'est pas décrit d'anastomoses entre les territoires supérieur et inférieur. Il n'y a pas non plus d'anastomoses lymphatiques de part et d'autre de la ligne médiane.

LES GANGLIONS TERMINAUX

Les ganglions terminaux collecteurs de la lymphe superficielle de la paroi abdominale appartiennent aux groupes axillaire et inguinal superficiel.

La chaîne mammaire externe draine les téguments sus-ombilicaux.

Les ganglions inguinaux superficiels drainent les téguments sous-ombilicaux. Situés sous l'arcade crurale, dans le triangle de Scarpa, ces ganglions occupent le tissu cellulaire sous-cutané entre fascia superficialis et aponévrose.

Les groupes supérieurs, qui seuls ici nous intéressent, siègent au-dessus de la crosse de la saphène interne; on distingue classiquement un groupe externe et un groupe interne.

— Les ganglions supéro-externes sont regroupés le long de la naissance des vaisseaux circonflexes iliaques superficiels.

— Les ganglions supéro-internes sont en rapport avec les vaisseaux sous-cutanés abdominaux et honteux externes supérieurs.

A partir des ganglions inguinaux émergent des efférences qui gagnent soit les ganglions inguinaux profonds, soit directement les ganglions iliaques externes et plus spécialement les ganglions rétro-cruraux par l'anneau crural.

LES LYMPHATIQUES PROFONDS

Ils assurent le drainage des muscles pariétaux et de leurs aponévroses. Nous les décrirons succinctement, car en dehors de la cure associée d'une éventration, ils ne sont pas lésés lors de la réalisation d'une plastie abdominale.

TRAJETS LYMPHATIQUES

Description. — Les trajets des lymphatiques profonds sont satellites des vaisseaux sanguins. On distingue ainsi trois principaux groupes de troncs :

— les troncs épigastriques et

— les troncs circonflexes iliaques profonds;

tous deux aboutissant aux ganglions iliaques rétro-cruraux;

— les troncs satellites de la branche abdominale des vaisseaux mammaires internes se terminant dans les ganglions mammaires internes.

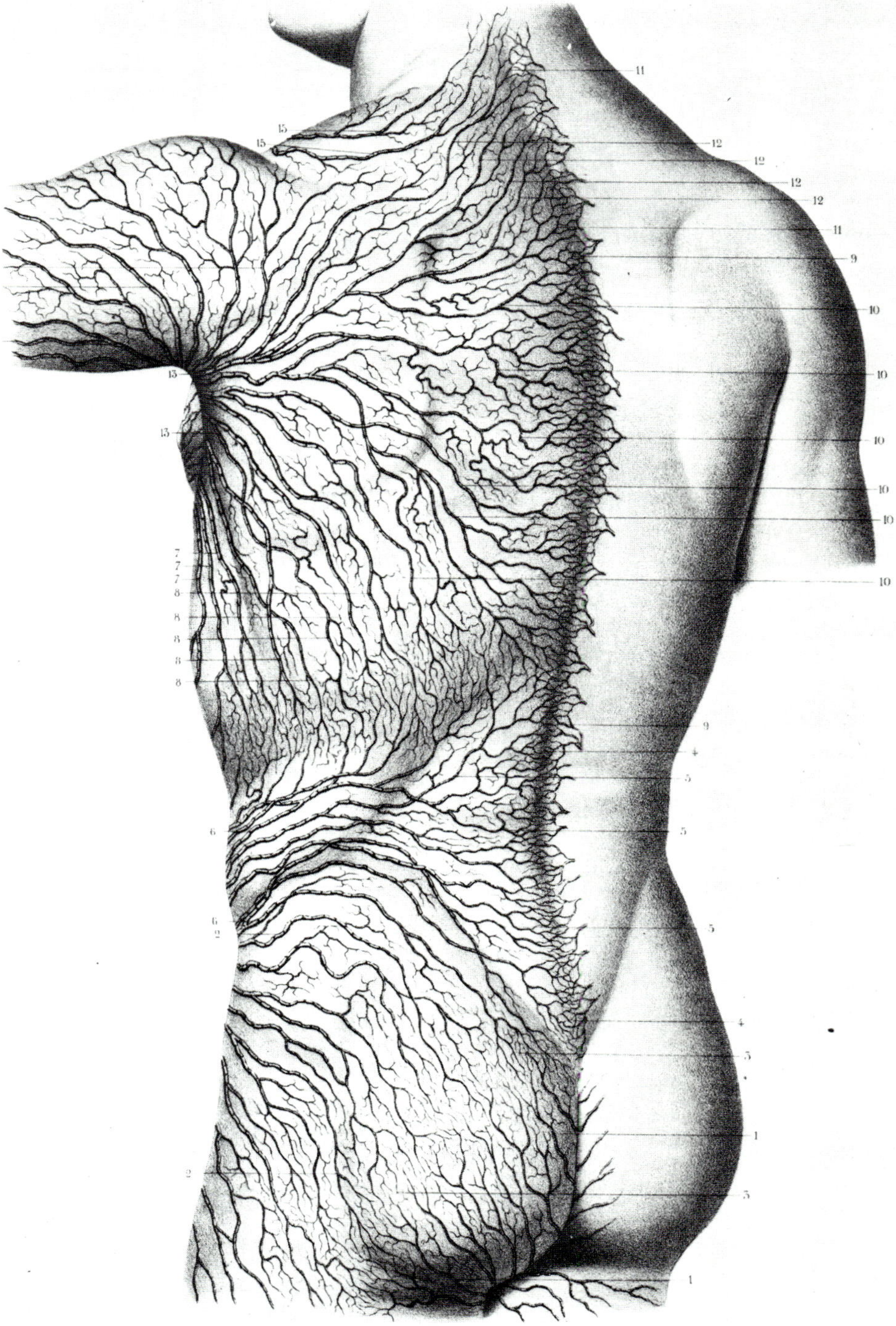

FIG. 25. — *Vaisseaux lymphatiques du tronc* (d'après SAPPEY).
a) Vaisseaux de la paroi postérieure.

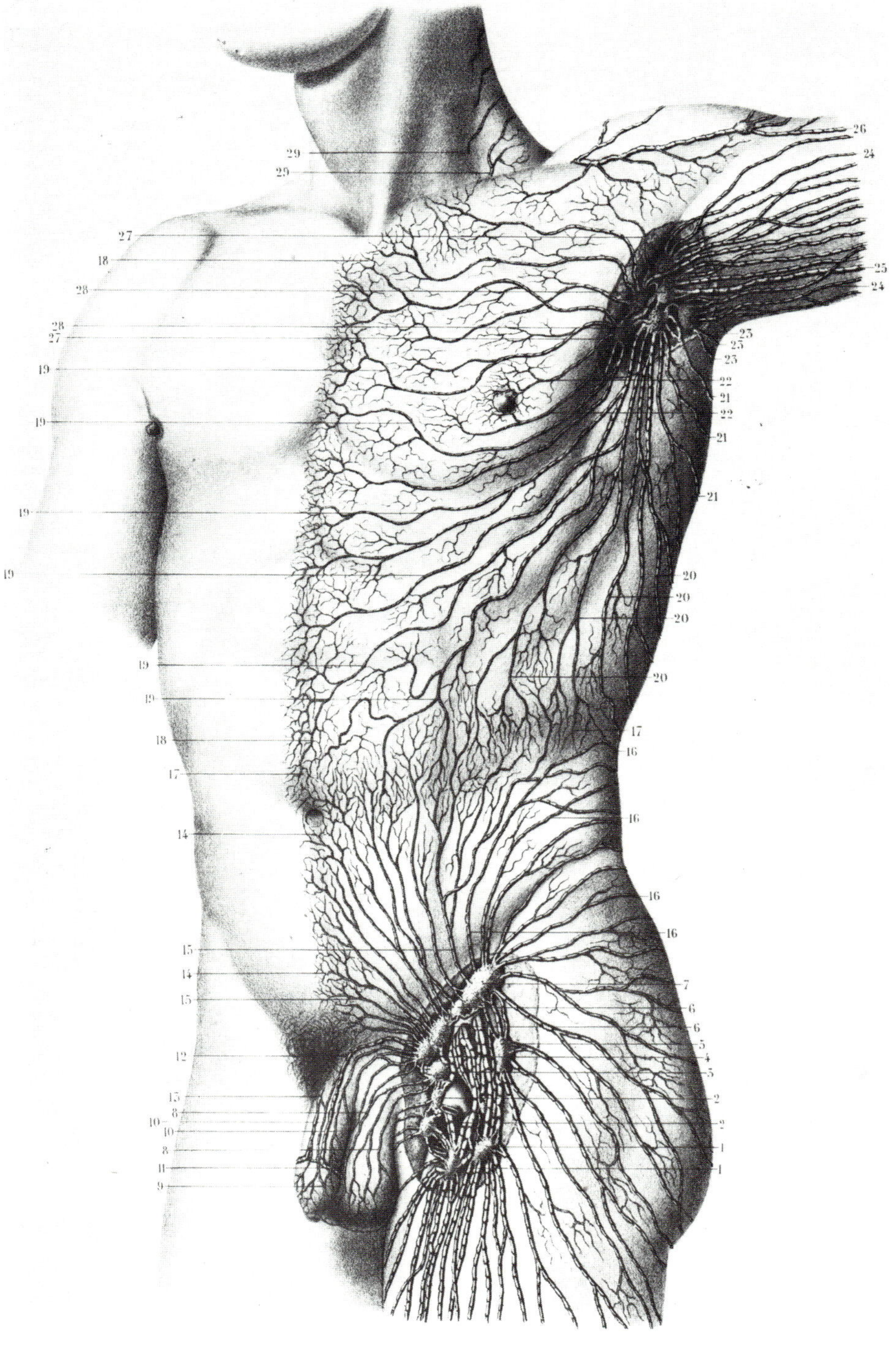

FIG. 25 *(suite)*.

b) Vaisseaux des parois antérieure et latérale; ganglions du pli de l'aine et du creux de l'aisselle dans lesquels se rendent ces vaisseaux.

Systématisation. — On peut ébaucher une systématisation du drainage lymphatique profond des muscles abdominaux :

— les muscles grands droits et leur gaine dépendent des chaînes mammaires internes en sus-ombilical et des chaînes épigastriques en sous-ombilical;

— les muscles grand oblique, petit oblique et transverse dépendent également des chaînes épigastriques;

— enfin la région ombilicale a un drainage lymphatique complexe : vers les chaînes épigastriques, mais aussi en arrière vers les troncs lombaires et enfin le long du ligament rond et de l'ouraque vers les ganglions viscéraux intra-péritonéaux.

LES GANGLIONS TERMINAUX

Il s'agit :

— des ganglions mammaires internes échelonnés en rétro-sternal;

— et surtout des ganglions rétro-cruraux qui appartiennent aux chaînes iliaques externes.

COMMUNICATIONS ENTRE LES RÉSEAUX SUPERFICIEL ET PROFOND

Elles sont quasi inexistantes. Seule a été décrite une communication entre ces 2 réseaux, siégeant sur la ligne médiane à 2 cm au-dessus de l'ombilic (Mascagni) (fig. 25 *a* et *b*).

Travail expérimental

MATÉRIEL ET MÉTHODES

Nous avons entrepris une étude du réseau lymphatique superficiel chez les opérés de plastie abdominale.

La circulation lymphatique dermique peut être mise en évidence par la méthode de Hudack : injection intra-dermique in vivo de blue-patent violet; ce colorant à la propriété remarquable d'être sélectivement réabsorbé par les lymphatiques à partir du milieu extra-cellulaire interstitiel.

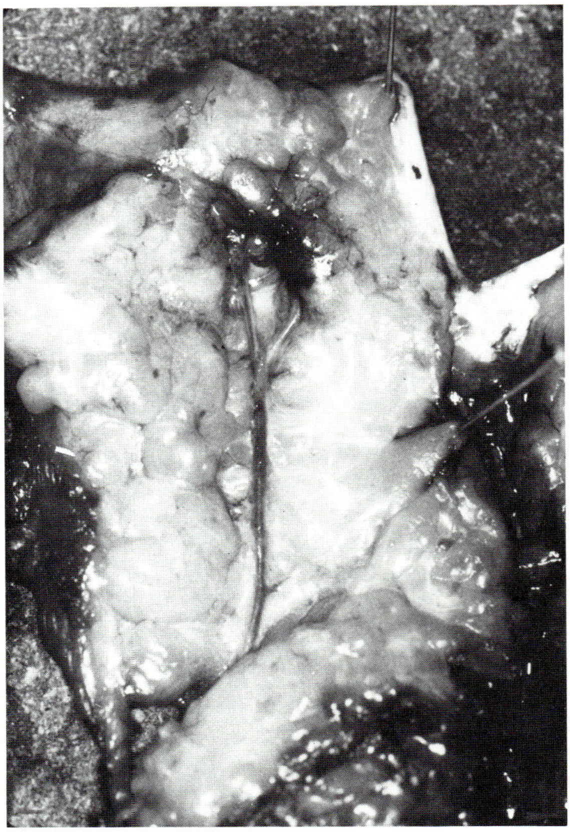

FIG. 26. — *Injection « in vivo » des lymphatiques de la paroi abdominale par du blue-patent :* visualisation d'un vaisseau lymphatique cheminant dans la graisse profonde.

Ainsi, nous avons pu identifier les lymphatiques et suivre leur trajet par une dissection minutieuse. Nous n'avons pas effectué de lymphographie en raison des risques exceptionnels mais gravissimes d'embolie que comporte cette méthode (fig. 26 et 27).

RÉSULTATS

Nos conclusions font apparaître certaines divergences avec les données classiques.

1) La limite entre les 2 territoires lymphatiques supérieur et inférieur, déjà débattue par les auteurs

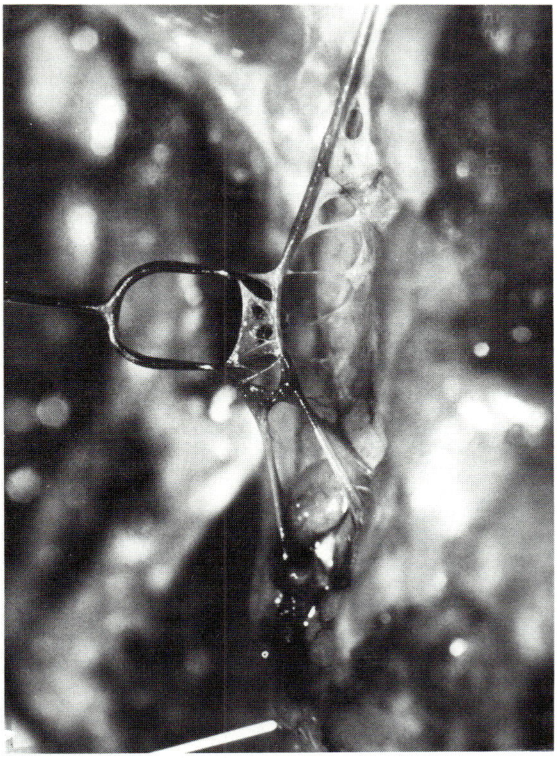

FIG. 27. — *Injection d'un assez volumineux tronc lymphatique.*

classiques, nous apparaît plus bas située. Elle peut être figurée par une horizontale passant par un point situé à mi-distance entre l'ombilic et le pubis sur la ligne médiane.

2) Nous avons pu préciser les rapports des trajets lymphatiques superficiels avec le fascia superficialis. C'est dans la graisse profonde (reticular or lamellar layer), située au-dessous du fascia superficialis, que cheminent, nous l'avons vu, les vaisseaux lymphatiques principaux.

3) Les troncs lymphatiques superficiels que nous avons visualisés sont souvent satellites des trajets vasculaires. Leur taille est variable, jusqu'à 4 mm de diamètre; leur trajet est rectiligne, plus tortueux chez les obèses.

4) La vitesse de la circulation lymphatique est rapide. Les seuls éléments de ralentissement circulatoire sont les ganglions interrupteurs situés sur les trajets lymphatiques, mais ils sont très rares dans la couche graisseuse superficielle. En quelques instants, le colorant est retrouvé dans des vaisseaux lymphatiques situés à plus de 10 cm du point d'injection.

5) Nous n'avons pas identifié de lymphatiques dits perforants soit de part et d'autre du fascia, soit de part et d'autre de l'aponévrose entre réseaux superficiel et profond; mais il peut s'agir ici d'un défaut de notre préparation.

6) Par contre, nous avons mis en évidence des communications lymphatiques importantes de part et d'autre de la ligne médiane (les auteurs classiques les avaient considérées comme minimes).

7) La richesse lymphatique n'est pas proportionnelle à l'importance de la vascularisation sanguine. Il y a des vascularisations lymphatiques riches, moyennes et pauvres.

ANALYSE CRITIQUE

Toutes ces données nouvelles doivent être avancées avec prudence. En effet :

1) On connaît les très grandes variations individuelles de l'anatomie lymphatique.

2) La méthode d'injection sous-dermique ne peut prétendre opacifier les seuls réseaux superficiels et pas les réseaux profonds.

3) La circulation fonctionnelle ne se superpose pas à la description anatomique des trajets lymphatiques. C'est d'ailleurs pourquoi les travaux anatomiques classiques effectués par injection sur cadavres frais (méthode de Gerota) ne donnent pas la même étude dynamique que par notre protocole expérimental.

4) Il nous faut enfin évoquer un possible artefact de préparation : malgré l'existence de valvules qui s'opposent théoriquement à tout reflux, tout obstacle (compression, ligature...) placé sur le courant lymphatique peut en inverser le flux habituel.

La cicatrisation lymphatique

La mise en évidence histologique d'une cicatrisation d'un *canal* lymphatique sectionné n'a jamais été possible. Mais la pratique de lymphographies établit formellement la notion de rétablissement fonctionnel d'un flux. L'hypothèse d'une néogenèse ou d'une régénération a seulement été soulevée.

RAPPEL PHYSIOLOGIQUE

La lymphostase. — Après section d'un canal lymphatique, le premier temps de la cicatrisation est la lymphostase. La lymphe est susceptible de coaguler spontanément; sa coagulation est plus lente que celle du sang car les concentrations en fibrinogène et en prothrombine y sont plus faibles. La composition chimique de la lymphe varie d'ailleurs considérablement en fonction du site considéré. Ainsi, in vitro, la lymphe coagule en 20 à 40 min.

L'utilisation des colles biologiques (fibrinogène + thrombine) permet d'obtenir un coagulum de fibrine polymérisée entre 30 s et 3 min selon les concentrations.

La cicatrisation tissulaire. — La cicatrisation lymphatique nécessite une correcte immobilisation des berges. Le réaccollement du lambeau abdominal supérieur à la face superficielle de l'aponévrose est essentiel. Nous pensions que garder une fine couche graisseuse devant l'aponévrose lors de la levée du lambeau facilitait la lymphostase. Nous avons changé radicalement d'avis. En revanche, il s'agit plutôt de faciliter la cicatrisation qui dans ce cas s'effectue par un réaccollement graisso-graisseux plutôt que graisso-aponévrotique.

Restitutio ad integrum. — La cicatrisation lymphatique n'aboutit pas à une restitutio ad integrum. Il n'y a pas de restauration des fibres musculaires lisses contenues dans la paroi des lymphatiques; une éventuelle régénération des valvules lymphatiques reste hypothétique.

LES MOYENS MÉDICO-CHIRURGICAUX

1) La ligature chirurgicale voire l'électrocoagulation peuvent assurer la lymphostase des gros troncs lymphatiques.

2) Les pansements post-opératoires compressifs ou les gaines de contention élastique visent à immobiliser les berges tissulaires.

3) Les colles biologiques constituent une arme puissante. Elles agissent en effet à plusieurs niveaux :

— *biologique,* en renforçant la coagulation lymphatique et sanguine

— et *mécanique*, en facilitant le réaccollement du lambeau par la suppression de l'espace mort. Ainsi son utilisation paraît très prometteuse car elle diminue les risques d'épanchement de toute nature. Encore faut-il que les inconvénients ne l'emportent pas sur les avantages.

4) On préconise actuellement *le drainage lymphatique* dans les suites secondaires, afin de combattre l'œdème de la berge supérieure de la cicatrice qui est rattaché à une stase lymphatique.

7

Propriétés mécaniques et vieillissement de la paroi abdominale

Hormis le cas des gros délabrements pariétaux musculo-aponévrotiques, les altérations de la paroi abominale, qu'elles soient en rapport avec l'obésité, les maternités ou bien la sénescence, peuvent intéresser, d'un point de vue analytique, la peau et le tissu conjonctif sous-cutané, riche en adipocytes.

L'avènement de la biologie moléculaire et les progrès de biochimie ont bouleversé les notions classiques de la médecine, concernant les tissus conjonctifs.

Des acquisitions récentes, et vraisemblablement décisives, permettent une meilleure compréhension des processus pathologiques et dégénératifs qui siègent au niveau du tissu conjonctif et qui sont responsables de plus de 70 % de la mortalité et de la morbidité dans les pays occidentaux.

L'introduction des techniques de liposuccion et l'obligation qu'elles impliquent d'apprécier en pré-opératoire les qualités mécaniques des téguments, donnent encore plus d'importance à ce chapitre.

Nous voudrions, avec prudence et modestie, rappeler ici les principales caractéristiques du tissu conjonctif, de son métabolisme, normal et pathologique.

Le tissu conjonctif

Quelle que soit la différenciation qu'ait subi le conjonctif au cours de l'histogenèse, qu'il s'agisse de la média aortique, de cartilage ou du tissu adipeux de la paroi abdominale, les éléments qui le constituent sont identiques. Il s'agit :

— d'éléments cellulaires : fibrocytes, fibroblastes, cellules adipeuses, histiocytes, macrophages...;

— d'une matrice inter-cellulaire, composée de 4 types de macro-molécules qui confèrent au tissu conjonctif ses propriétés mécaniques :

- le (ou les) collagène(s);
- l'élastine;
- les protéoglycanes : complexes protéines mucopolysaccharides acides, qui correspondent à la trame fibreuse réticulée des traités classiques;
- les glyco-protéines de structure, ou substance fondamentale dans laquelle baignent les cellules et les fibres.

La régulation des vitesses relatives de synthèse de ces quatre matériaux conditionne leur densité respective, elle-même à l'origine de la différenciation des divers tissus conjonctifs : ainsi, les tendons sont riches en collagène, l'aorte en élastine, le cartilage en protéoglycanes.

Le collagène et l'élastine jouent un rôle mécanique fondamental et sont directement concernés par la pathologie de la paroi abdominale.

Le vieillissement cutané se caractérise par des lésions dermiques qui intéressent principalement les fibres collagènes et le tissu élastique. C'est pourquoi nous voudrions nous attarder quelque peu sur ces deux éléments conjonctifs, en précisant les acquisitions récentes les concernant.

LE COLLAGÈNE

C'est aujourd'hui l'une des molécules les mieux connues. On le rencontre dans presque toutes les variétés de tissu conjonctif, et la substance collagène constitue à elle seule le tiers des protéines de l'organisme.

Les fibres, qui ne s'anastomosent jamais, sont disposées dans le sens des tractions les plus fortes qui s'exercent sur les tissus.

Structure des collagènes. — Chaque fibre est formée d'un faisceau de fibrilles élémentaires qui sont parallèles les unes aux autres.

Au microscope ordinaire, en lumière polarisée, ces fibrilles présentent une bi-réfringence positive, donc une orientation.

Examinées au microscope électronique, elles semblent être formées d'une juxtaposition de filaments qui présentent une striation transversale périodique de 64 nm : cette périodicité est caractéristique du collagène.

A leur tour, les filaments sont constitués par une juxtaposition de protofibrilles, formées de 3 chaînes polypeptidiques, enroulées en hélice (structure hélicoïdale triple).

Constitution chimique des collagènes. — Parmi les acides aminés dont est constituée la molécule de collagène, on retrouve environ 1/3 de glycocolle, 1/3 de proline et d'hydroxyproline. Cette richesse en hydroxyproline est spécifiquement du collagène.

Biosynthèse des collagènes. — Les acides aminés se renouvellent lentement : ainsi en étudiant le devenir de glycocolle radio-actif injecté et sa vitesse de fixation dans le collagène nouvellement formé, on a pu évaluer à 0,5-3 % le taux de renouvellement quotidien.

On distingue actuellement 5 collagènes génétiquement différents, dont la synthèse séquentielle dans certains tissus est attribuée à « l'activation » et à la « répression » des gènes de structure codant pour ces collagènes.

Une des particularités les plus importantes de la biosynthèse de cette protéine semble être l'existence et l'importance de *réactions* dites *post-transcriptionnelles,* intervenant dans sa synthèse et dans sa sécrétion : ces réactions sont l'hydroxylation de la lysine et de la proline, suivie du pontage du collagène, indispensable pour la formation d'un réseau fibreux tri-dimensionnel, doué d'une résistance mécanique suffisante.

Des travaux récents ont permis de préciser que le collagène inflammatoire produit dans les cicatrices et le tissu de granulation possède un type de pontage différent du collagène normal, et semblable à celui du collagène embryonnaire. En cas de normalisation du processus cicatriciel, ce type de pontage évolue vers les ponts type adulte, tandis que dans les cicatrices hypertrophiques, par exemple, le pontage de type embryonnaire persiste.

L'ÉLASTINE

Après être demeurée longtemps mystérieuse et inerte en apparence, elle suscite actuellement un très vif intérêt. Il est en effet prouvé aujourd'hui de manière formelle que la lyse progressive des fibres élastiques joue un rôle déterminant dans les processus du vieillissement du tissu conjonctif tant au niveau de la paroi artérielle qu'au niveau du derme.

L'élastine est la protéine élastique de l'organisme : ses fibres peuvent en effet s'étendre pour atteindre 120 % de leur longueur initiale puis revenir sur elles-mêmes.

Les fibres s'anastomosent en un réseau à larges mailles, voire en véritables lames continues ou fenêtrées (média aortique).

Structure de l'élastine. — Au microscope ordinaire, en lumière polarisée, les fibres élastiques sont bi-réfringentes lorsqu'elles sont étirées : elles présentent donc une orientation.

Au microscope électronique, elles ne présentent pas de striation transversale périodique.

Le précurseur de l'élastine, la pro-élastine récemment isolée, subit une série de réactions conduisant à son pontage, à la suite duquel « il devient comme un caoutchouc » (L. Robert) : c'est l'élastine.

Constitution physico-chimique de l'élastine. — L'élastine est une protéine résistante, insoluble dans l'eau; ainsi que dans les solutions salines, acides ou basiques.

Elle est attaquée spécifiquement par l'élastase, extraite du pancréas et récemment mise en évidence dans les plaquettes sanguines, les polynucléaires et dans la paroi artérielle elle-même.

Elle contient la même quantité (1/3) de glycocolle que le collagène, mais elle est exempte d'hydroxyproline qui est spécifique du collagène.

Biosynthèse de l'élastine. — Nous avons vu comment la pro-élastine subit une série de réactions conduisant à son pontage, qui fait d'elle la protéine élastique de l'organisme. Cette « vulcanisation » de l'élastine est sous la dépendance d'une enzyme, la lysine oxydase, qui a été isolée et purifiée.

L'équipe de L. Robert (Laboratoire de biochimie du tissu conjonctif de Créteil) a prouvé, en utilisant des cultures tissulaires d'aorte, qu'il existait une régulation de la vitesse relative de biosynthèse des constituants macromoléculaires de la paroi artérielle en fonction de l'âge.

De plus, ces études ont mis en évidence une biosynthèse active d'élastine à l'âge adulte, contrairement à ce qui fut longtemps affirmé.

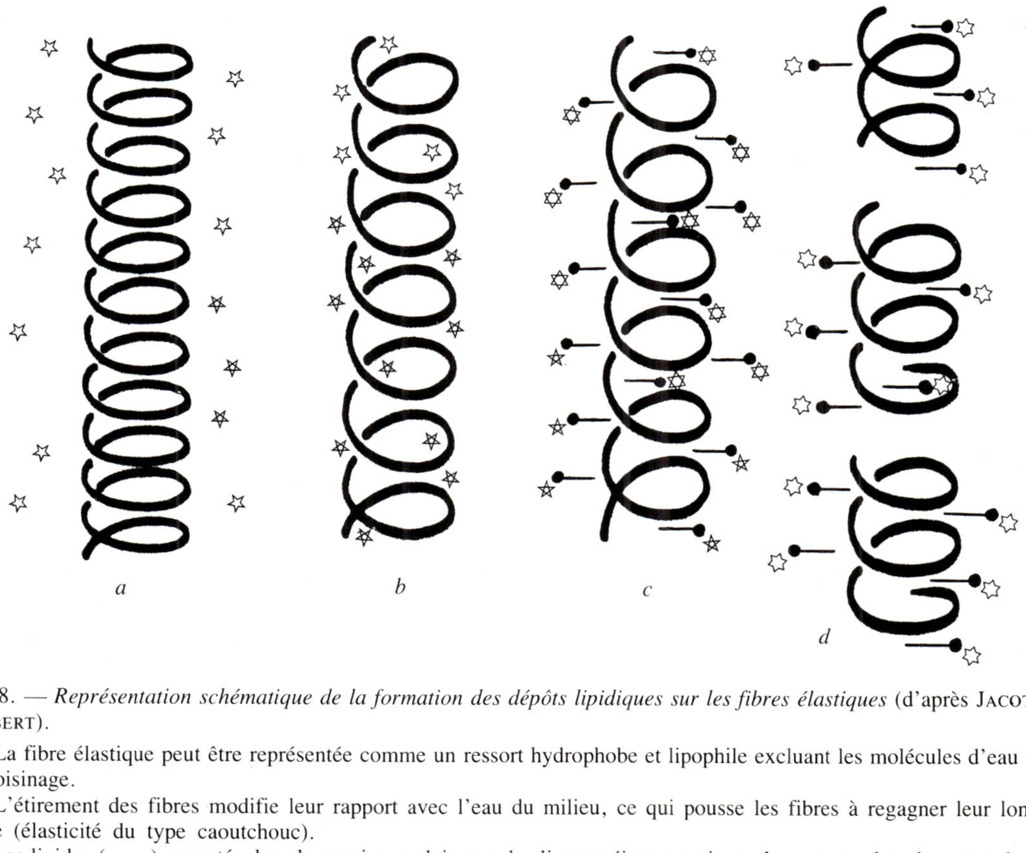

FIG. 28. — *Représentation schématique de la formation des dépôts lipidiques sur les fibres élastiques* (d'après JACOTOT et ROBERT).

a) La fibre élastique peut être représentée comme un ressort hydrophobe et lipophile excluant les molécules d'eau (*) de son voisinage.

b) L'étirement des fibres modifie leur rapport avec l'eau du milieu, ce qui pousse les fibres à regagner leur longueur initiale (élasticité du type caoutchouc).

c) Les lipides (•—) apportés dans la paroi vasculaire par les lipoprotéines transitant s'encastrent dans les tours de spires des ressorts élastiques grâce à leur affinité pour ces peptides hydrophobes.

d) Il en résulte une perte de l'élasticité et une dégradation accélérée.

Elastine et élastase. Réactions avec le calcium et les lipides. — On sait depuis longtemps que le vieillissement artériel se caractérise par une calcification progressive de la paroi, avec infiltration lipidique et perte de l'élasticité. Des phénomènes de thrombose viennent bientôt compliquer ces altérations pariétales.

Ce processus paraît inéluctable, touchant précocement la quasi-totalité des êtres humains. Il n'est pas limité aux parois vasculaires : Bouissou et coll. ont démontré que cette lyse progressive des fibres élastiques intéressait primitivement les coronaires, puis dans une seconde phase un peu retardée, la paroi des gros vaisseaux et le tissu élastique dermique.

Les récents progrès de la biochimie du tissu conjonctif permettent aujourd'hui une meilleure analyse du *vieillissement du tissu conjonctif*, de la pathologie et de la dégénérescence des fibres élastiques.

— L'élastase libérée à partir des plaquettes sanguines, des leucocytes et des cellules de la paroi artérielle, amorce la fragmentation des fibres élastiques.

— Un peptide de l'élastine, grâce à sa structure tri-dimensionnelle, fixe très fortement le calcium.

— Les lipo-protéines traversent la paroi vasculaire, apportant des lipides, qui se fixent électivement dans les fibres élastiques, grâce à leur affinité pour ces chaînes hydrophobes, lipophiles.

— Ces phénomènes semblent encore accrus et accélérés par un mécanisme auto-immunitaire de l'athérogenèse.

— On conçoit dès lors que ces fibres élastiques, chargées de complexes lipido-calciques, perdent leur propriété essentielle et subissent de ce fait une dégradation accélérée avec fragmentation puis lyse (fig. 28).

Le vieillissement du derme

PROTOCOLES D'ÉTUDE

a) Bouissou dans ses travaux concernant le derme deltoïdien, l'aorte et les artères coronaires, s'est plus particulièrement intéressé à la sénescence du derme et à ses rapports avec les altérations concomitantes des parois vasculaires.

Son protocole d'étude était le suivant :

— Prélèvements d'échantillons de peau de 1 × 1,5 cm dans la région deltoïdienne au rasoir de Lagrot, au cours de l'autopsie de 241 sujets de 20 à 85 ans, puis préparation pour visualiser plus particulièrement les fibres collagènes et élastiques.

— Prélèvements chez les mêmes sujets de 2 échantillons artériels au niveau de l'aorte et de l'artère coronaire droite.

— Les auteurs se proposaient d'étudier :

- le derme normal,
- le derme vieilli,
- les rapports qui existent entre sénescence cutanée, sénescence artérielle et artériosclérose.

b) Nous avons, dans un travail réalisé avec V. Mitz et F. Vilde, voulu préciser l'état du réseau classique dermique dans le cadre des lipodystrophies cutanées et des disgrâces de la silhouette.

Notre protocole d'étude portant sur 21 sujets était le suivant :

— L'échantillon choisi se décompose ainsi :

- 12 plasties mammaires,
- 7 plasties abdominales,
- 2 lipectomies trochantériennes.

— Moyenne d'âge : 31,8 ans.

— Prélèvement comportant : épiderme, derme et hypoderme, en évitant de prendre comme échantillon la peau tractée par le chirurgien.

— Des préparations histologiques de 5 µm d'épaisseur sont réalisées après inclusion dans la paraffine.

Nous envisageons les fruits de ces travaux selon trois chapitres :

— l'aspect normal du tissu élastique dermique;

— la biomécanique du derme normal et du derme pathologique;

— la classification des lésions.

LE DERME NORMAL

L'aspect normal du tissu élastique dermique peut être schématisé en 5 secteurs topographiques, soit de la superficie à la profondeur (fig. 29).

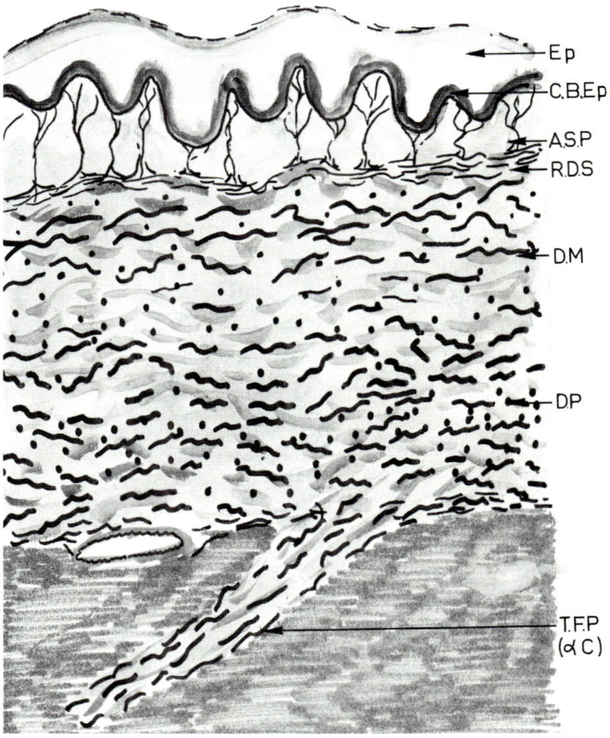

FIG. 29. — *Schéma du tissu élastique d'une peau normale*. Les fibres élastiques sont figurées en sombre.

Ep : épiderme; CB Ep : couche basale de l'épiderme; ASP : arborescence élastique sous-papillaire; RDS : réseau élastique dermique superficiel; DM : derme moyen; DP : derme profond; TFP : travées fibreuses profondes.

Les arborescences sous-papillaires (ASP). — Ce réseau de fibres élastiques, longues, très ténues, se termine à la face profonde des papilles épidermiques et des annexes cutanées. Ces fibres divergent en arborisations élégantes depuis le réseau dermique superficiel, en se dirigeant perpendiculairement au plan des téguments.

Le réseau dermique superficiel (RDS) constitue la seconde couche. Il est formé de plusieurs réseaux très ténus qui échangent leurs fibres : celles-ci sont longues, fines et parallèles au plan des téguments.

Les fibres les plus superficielles émettent les arborescences sous-papillaires, sous forme de fibres étroites qui s'échappent perpendiculairement au plan des téguments pour se terminer à la face profonde de la membrane basale épidermique, comme nous l'avons vu.

Ces couches 1 et 2 constituent *le derme superficiel*.

La troisième couche est le derme papillaire de **Bouissou ou derme moyen (DM).** C'est une couche épaisse et dense.

Il existe en effet à ce niveau une matrice collagène très importante, dans laquelle les fibres élastiques forment plusieurs réseaux en filets, armant ainsi le collagène de leur structure spécifique.

Les coupes montrent qu'il existe plusieurs étages de réseau élastique, constitués de fibres plus trapues que dans les couches 1 et 2. L'ensemble des réseaux se tisse en plusieurs épaisseurs, conférant à ce tissu dermique une structure « en sandwich », extensible dans toutes les directions, mais avec une force de rappel importante, compte tenu de l'épaisseur de derme moyen.

La quatrième couche est **le derme sous-papillaire de Bouissou ou derme profond (DP).** C'est une couche aussi épaisse et aussi dense que le derme moyen.

Sa géostructure peut en être rapprochée, faisant alterner de la superficie vers la profondeur, des strates réticulaires de fibres élastiques dont les directions principales changent d'une strate à l'autre, le tout armant une matrice collagène où pénètrent de nombreuses anses capillaires.

La face profonde du derme profond se différencie, au niveau du sein et de l'abdomen, en émettant des fibres « en cordage » qui plongent en profondeur, se dirigeant perpendiculairement ou obliquement par rapport au plan cutané. Ces fibres forment l'armature des travées fibreuses profondes de l'hypoderme.

La couche n° 5 est formée par **les travées fibreuses profondes (TFP).** Nous avons vu comment ces structures naissaient du derme profond pour traverser l'hypoderme, qu'elles scindent en autant de compartiments cellulo-graisseux.

Ainsi, le derme profond est-il arrimé en profondeur au fascia superficialis et au plan aponévrotique par ces véritables « ligaments du derme » que sont les travées fibreuses profondes.

La structure histologique de ces attaches est particulière, comportant une matrice de fibres collagènes parcourue de faisceaux élastiques parallèles à la direction de la travée.

Au centre de la travée se trouve un axe artério-veineux et un nerf sensitif, qui composent un pédicule perforant superficiel pour la peau.

Telle est la description schématique des couches du derme et de l'hypoderme. Arborescences sous-capillaires, réseau dermique superficiel, derme moyen, derme profond et travées fibreuses profondes, sont les constituants du système biomécanique de la fixité de la paroi abdominale.

D'un point de vue synthétique, retenons que :

— les fibres des couches superficielle (1) et profonde (5) dirigées perpendiculairement au plan des téguments, encadrent les fibres des trois couches intermédiaires dont la direction générale est parallèle au plan tégumentaire;

— les couches 3 et 4, faites d'une matrice collagène armée de fibres élastiques, sont les plus trapues, les plus denses et mécaniquement les plus résistantes.

BIOMÉCANIQUE DU DERME NORMAL ET PATHOLOGIQUE

L'analyse de la morphologie des différentes strates élastiques du derme conduit à l'interprétation biomécanique suivante :

— La couche 1 faite d'arborescences sous-papillaires perpendiculaires au plan cutané, rattache l'épiderme au derme. Elle contribue aux possibilités de glissement de l'épiderme sur son socle dermique en assurant un retour élastique, tout en limitant des décollements trop importants.

— La couche 2, en donnant naissance aux fibres élastiques qui vont former les ASP, constitue la racine de la couche 1. De plus, elle s'arrime, par sa face profonde, à la couche 3 ou derme moyen.

Les couches 1 et 2 représentent donc une aire spécialisée du derme, assurant l'arrimage de l'épiderme sur le derme.

— La couche 3, ou derme moyen, est spécifique du derme. Elle en est l'armature la plus solide, la plus représentative de ses qualités propres. Là, se rencontrent les altérations les plus nettes en rapport avec des lésions mécaniques. Ainsi les vergetures correspondent en règle à de véritables « pseudarthroses » intéressant cette strate avec prédilection.

— La couche 4, ou derme profond, est composée de fibres élastiques et d'une matrice collagène dont la disposition et la direction sont comparables à celle de la couche 3. Aussi son atteinte est-elle, en général, associée aux lésions de cette couche sus-jacente; elle signe cependant l'intensité des lésions, la diversité de l'orientation des fibres qui composent chacune des strates de cette couche semblant la préserver au cours d'un étirement monodirectionnel.

Cette couche émet, par sa face profonde, les travées fibreuses profondes.

— La couche 5 est formée par les travées fibreuses profondes de l'abdomen qui arriment le derme au plan profond aponévrotique. Le pannicule adipeux est compartimenté par ces attaches fibreuses, en coussins adipeux, sur lesquels « roule » le derme profond.

Une distension mécanique importante peut provoquer des lésions de ces travées fibreuses, détachant ainsi le derme de ses attaches profondes.

La biomécanique du derme normal est donc singulière. Le derme est un tissu hétérogène où chacune des 5 strates joue son rôle propre : arrimage à l'épiderme, arrimage en profondeur, rôle de filet élastique, protecteur muldirectionnel; ce sont autant de fonctions spécifiques.

CLASSIFICATION DES LÉSIONS

Bouissou et coll. dans leurs travaux concernant le derme deltoïdien, ont étudié les altérations du réseau élastique dermique en fonction de l'âge.

Les lésions décrites, couche par couche, ont permis à ces auteurs de schématiser les différents stades de vieillissement du tissu élastique et d'établir une classification, fort claire et utile, des lésions, en quatre stades de gravité croissante (0, I, II, III).

Nous avons, dans notre étude, utilisé cette classification; toutefois, l'importance de la destruction des fibres élastiques, dans notre échantillon de population, nous a conduit à ajouter un stade IV :

Stade 0 : tout est normal.

Stade I :

— arborisations sous-papillaires : peu ou à peine altérées;

— réseau dermique superficiel : peu ou à peine altéré;

— dermes moyen et profond : quelques fractures au sein de strates normales;

— travées fibreuses profondes : quelques fractures mais nombre homogène de fibres élastiques.

Stade II :

— ASP : invisibles;

— RDS : ténu mais visible et peu fracturé;

— DM : très altéré (fractures +++);

— DP : peu altéré (quelques fractures);

— TFP : nombreuses fractures, mais direction visible et bonne densité des fibres.

Stade III :

— ASP : invisibles;

— RDS : quelques fibres élastiques encore visibles;

— DM et DP : nombreuses fractures mais densité encore nette des fibres élastiques;

— TFP : très nombreuses fractures mais nombre de fibres encore important.

Stade IV :

— ASP : invisibles;

— RDS : invisibles;

— DM et DP : caractère micro-ponctué, peu dense;

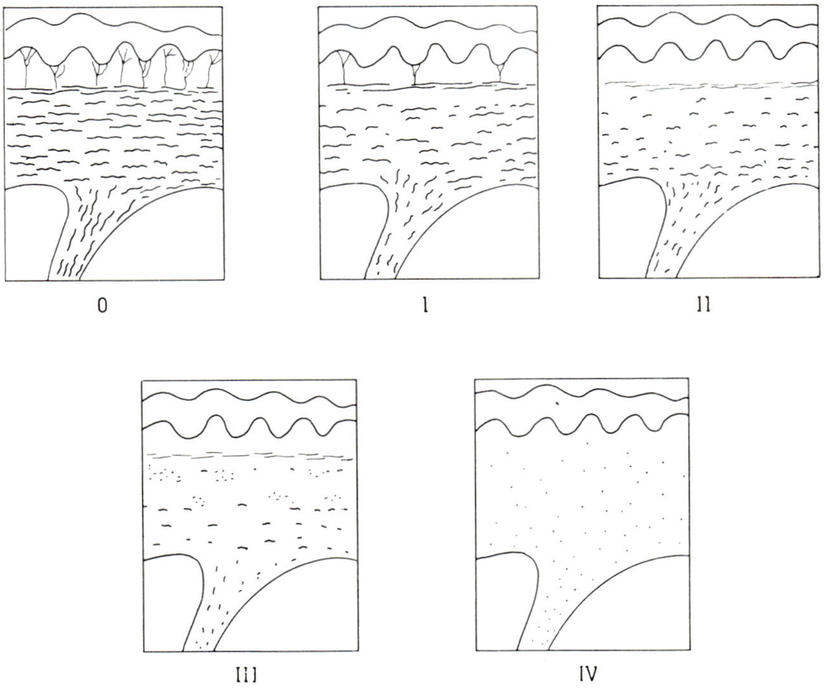

FIG. 30. — *Représentation schématique des quatre stades d'altération des fibres élastiques dermiques.*

— TFP : rares fibres élastiques, très courtes (fracture +++).

Tels sont les différents stades du vieillissement du tissu élastique (fig. 30).

REMARQUE : deux notions importantes nous semblent devoir être dégagées des travaux de Bouissou et coll.

1) La 45ᵉ année apparaît comme un âge « charnière », sinon « critique », les lésions dermiques des stades II et III apparaissant avec une grande fréquence après cet âge.

2) Il existe un parallélisme chronologique indéniable entre le vieillissement du derme élastique et celui des parois artérielles : les lésions du tissu élastique dermique sont identiques à celles siégeant chez un même sujet au niveau de la paroi aortique; quant aux lésions coronariennes, elles surviennent toujours un peu plus précocement (fig. 31).

Le réseau de fibres élastiques apparaît donc bien jouer un rôle fondamental, tant au point de vue des propriétés mécaniques du conjonctif que des processus de dégénérescence et de vieillissement dont il est le siège.

Application à l'examen clinique de la paroi abdominale

Au vu de ces travaux, un certain nombre de questions concernant la paroi abdominale se posent tout naturellement au plasticien.

PREMIÈRE QUESTION : *Quel est l'état du réseau élastique chez les patients présentant un abdomen fripé ou vergeturé par exemple ?*

Certes, on peut sans prendre trop de risques s'attendre à rencontrer une charpente dermique très altérée, mais les lésions anatomo-pathologiques vraisemblablement en cause sont-elles superposables à celles qu'occasionne la sénescence ? Autrement dit, peut-on parler, chez ces patients, de *sénescence précoce* des téguments ?

Rappelons que la moyenne d'âge de l'échan-

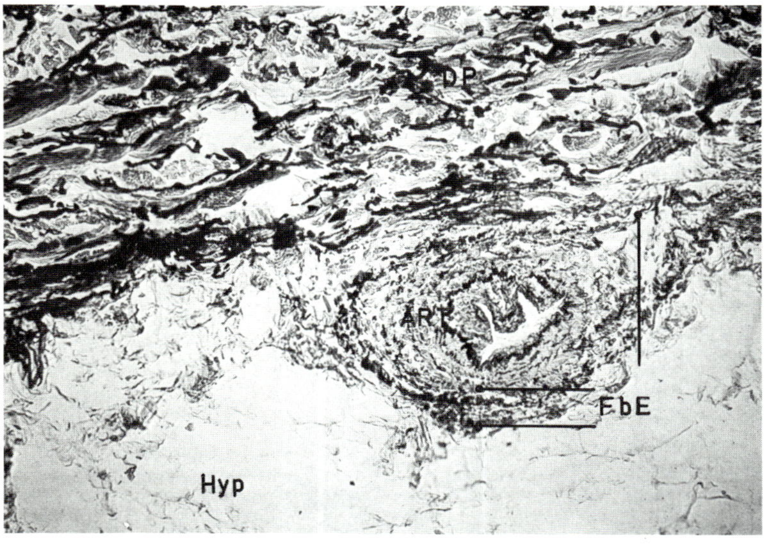

FIG. 31. — *Cette figure illustre le parallélisme entre l'atteinte des fibres élastiques du derme et du réseau élastique d'une artériole sous-dermique.*

DP : derme profond; ART : coupe d'une artériole sous-dermique; HYP : hypoderme; FbE : fibres élastiques fracturées.

tillon que nous avons choisi était de 31,8 ans. Nous avons observé, au sein de cette population, les stades lésionnels suivants : 6 cas de stade I ou II et 13 cas de stade III ou IV.

La première constatation faite devant ces résultats est le contraste entre une moyenne d'âge jeune (31,8 ans) et des lésions dystrophiques dermiques constantes, souvent importantes.

La deuxième constatation est que dans cette population d'âge moyen nettement inférieur à l'âge charnière de 45 ans, les lésions appartiennent en majorité aux types II, III, IV, ce qui traduit, en se référant notamment aux résultats de Bouissou, une altération précoce du tissu élastique dermique.

Notre échantillon de patients concerne, comme prévu, une population au *derme pathologique*. L'aspect des lésions est identique à celui qu'occasionne la sénescence, dont le processus semble ici avoir été accéléré. Il est donc licite de parler de sénescense précoce des téguments chez ce groupe de patients (fig. 32, 33).

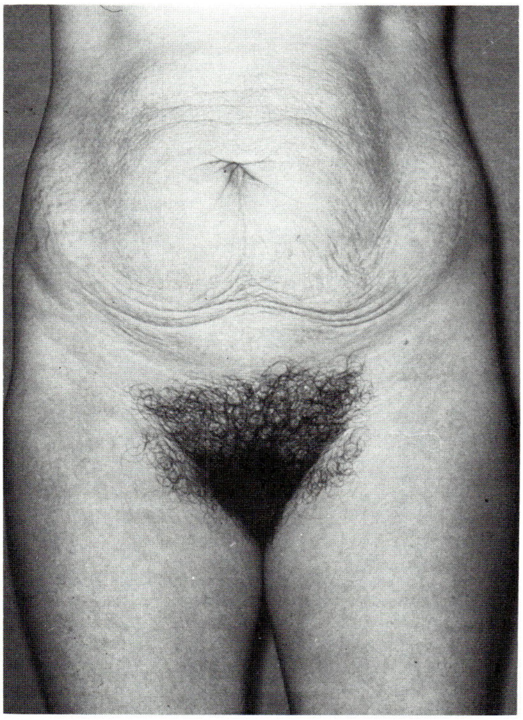

FIG. 32. — *Observation 2 : aspect clinique de la patiente de face.*

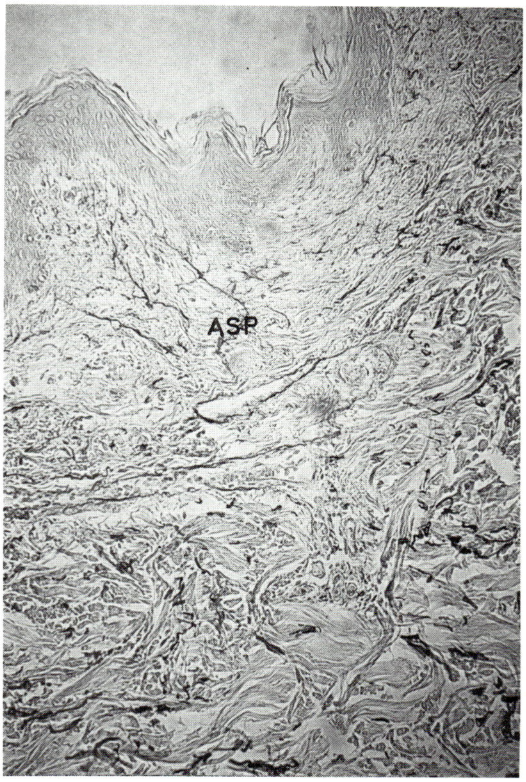

FIG. 33. — *Coupe horizontal du derme abdominal de la patiente de l'observation 2, après coloration à l'orcéine.*

DEUXIÈME QUESTION : *De quels moyens disposons-nous, en pré-opératoire, pour apprécier les capacités élastiques d'une paroi abdominale ?*

C'est bien sûr une question essentielle pour la stratégie thérapeutique, le choix du type d'intervention, la pose de l'indication opératoire.

L'introduction, dans notre arsenal thérapeutique, des techniques de liposuccion vient encore renforcer l'importance de cette appréciation : en effet, la liposuccion doit s'accompagner d'un redrapage cutané sur les nouveaux volumes sous-jacents. Que ce redrapage cutané soit insuffisant et se forment des vagues ou un aspect de « tôle ondulée » trop connus, très disgracieux et inacceptables.

Plutôt que de se trouver confronté à une telle éventualité, mieux vaudrait alors soit renoncer à l'intervention, soit prévoir d'associer à la liposuccion une plastie de réduction cutanée comportant l'exérèse de la peau excédentaire et le redrapage, la remise en tension de la peau résiduelle, la plus saine possible.

Cette question commune à toute indication de liposuccion prend plus d'importance au niveau de la paroi abdominale pour plusieurs raisons :

— la peau abdominale, épaisse, ne constitue pas le siège de prédilection de la liposuccion;

— cette peau a souvent été distendue et lésée par des maternités antérieures, voire une surcharge adipeuse ou une laparotomie;

— les femmes voient parfaitement bien leur ventre d'en haut et sont particulièrement critiques et exigeantes à l'égard des résultats, ne tolérant pas bien les irrégularités ou une asymétrie même minime;

— la technique de liposuccion abdominale est délicate, car il est difficile d'avoir un geste régulier et parfaitement symétrique sur l'ensemble de la paroi abdominale.

Il est donc très important de pouvoir juger en pré-opératoire des capacités de la peau de se rétracter, de se redraper spontanément et harmonieusement sur les nouvelles structures sous-jacentes. Un certain nombre d'éléments, que nous avons déjà abordés au chapitre 2, sont à prendre en considération. Ce sont :

1) Le rapport entre le **volume de graisse excédentaire,** qui devra être aspiré, et la *surface cutanée concernée.* — On sait que les cas les plus favorables sont ceux où la surcharge graisseuse est quantitativement modérée et d'une topographie bien limitée. A l'opposé, les patientes présentant des stéatoméries très importantes et diffuses risquent de poser plus de problème quant aux capacités de rétraction cutanée.

2) **La date de naissance.** — Nous avons vue que la 45e année apparaissait comme un âge « charnière » du point de vue des altérations dermiques, du tissu élastique notamment.

En pratique, il faut surtout tenir compte de l'âge physiologique de la peau sus-jacente à la zone qui bénéficiera de l'aspiration.

3) **L'âge physiologique cutané.** — Il sera d'autant plus important de le prendre en considération qu'il existe au niveau de la paroi abdominale de possibles facteurs de vieillissement prématuré. Ainsi faudra-t-il bien apprécier :

— l'épaisseur de la peau;
— sa tonicité;
— son extensibilité;
— son élasticité;

et rechercher des signes de vieillissement local :

— vergetures;
— plis;
— atrophie dermique.

4) **Les tests.** — Un certain nombre de tests ont été décrits à propos de la liposuccion, afin de préjuger des capacités de redrapage spontané de la peau.

L'un deux est spécifique à l'abdomen, c'est *le test d'inspection musculaire* d'Illouz (fig. 34). Il se rapproche dans son principe du test du plasticité décrit par R. Vilain pour les hanches, mais ici le relâchement cutané est obtenu par contraction des muscles antéro-latéraux de l'abdomen.

Il consiste en une inspection de la paroi abdominale en position assise ou debout : d'abord en position de repos, puis, en demandant à la patiente de « rentrer son ventre » ce qui entraîne une élévation du diaphragme, une contraction du grand oblique, du petit oblique et du transverse tirant sur le bord externe du grand droit.

Lorsque la paroi est intacte : elle suit parfaitement, et il n'y aura aucun excédent.

Lorqu'elle a perdu son pouvoir de plasticité, il se forme une série de plis traduisant l'effet que donnerait la liposuccion isolée, pure. La main du chirurgien, tendant vers le pubis l'étui cutané abdominal, peut alors chiffrer exactement la hauteur d'exérèse de peau nécessaire pour remettre en normotension le plan sur les volumes sous-jacents.

TROISIÈME QUESTION : *Est-il possible de dégager une ou plusieurs hypothèses pathogéniques raisonnables ?*

Au point de vue de la pathogénie de cette sénescence précoce, plusieurs mécanismes peuvent être invoqués.

Nous proposerons une étude analytique de ces divers mécanismes, sans qu'il soit possible, lors de la synthèse, de dégager un grand processus étio-pathogénique, la sénescence tissulaire étant

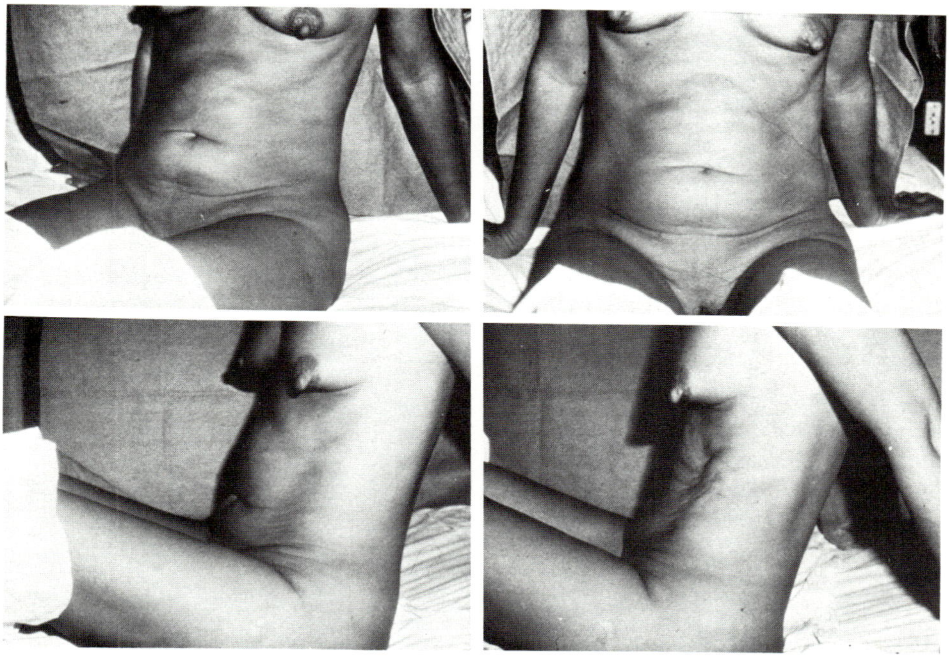

FIG. 34. — *Test d'inspection musculaire d'Illouz* permettant d'apprécier la capacité de rétraction et donc l'élasticité de la peau abdominale lors de la contraction musculaire.

un phénomène complexe, incomplètement élucidé et vraisemblablement non univoque.

Facteur congénital : le patrimoine génétique

Le caractère familial de certaines disgrâces et la distribution volontiers globale de la difformité de la silhouette, constituent une évidence clinique qui permet d'évoquer une atteinte ou une dystrophie congénitale du tissu élastique et du collagène.

Facteurs métaboliques et endocriniens

La maternité : les grossesses, surtout si elles sont multiples et répétées, altèrent l'abdomen commes les seins de beaucoup de femmes. Le phénomène mécanique, souvent invoqué, n'est pas seul en cause, nous l'avons vu. L'inondation hormonale, contemporaine de la gestation agit à tous les niveaux : derme, collagène, fibres élastiques, tissu adipeux. Comme le dit H.G. Robert « c'est un lieu commun d'affirmer... que dans les mêmes conditions physiques, à dermes équivalents, des climats hormonaux différents mènent à des lésions différentes. »

Le métabolisme des lipides : ici aussi il y a intrication entre les facteurs métaboliques et mécaniques et leur action au niveau des fibres d'élastine.

Nous avons vu comment cette protéine lipophile fixait électivement les lipides, ainsi d'ailleurs que le calcium. Cette double fixation et la complexation qu'elle appelle à l'intérieur des fibres entraînent une perte de l'élasticité et donc une fragilisation de la molécule.

On conçoit dès lors aisément, et le schéma de Jacotot et Robert l'explicite fort bien, que cette fibre qui a perdu son elasticité mais qui demeure soumise aux mêmes sollicitations mécaniques s'achemine vers la rupture.

Facteurs mécaniques

Ils sont intimement liés aux facteurs métaboliques et hormonaux.

La maternité et l'obésité sont les deux principaux coupables.

La surcharge pondérale, à l'échelle microscopique, entraîne en effet une dilatation des logettes graisseuses hypodermiques, pleines d'adipocytes « comblés ». Les travées fibreuses pronfondes, qui cloisonnent le pannicule adipeux, sont, dès lors, étirées. De plus, leur armature élastique se fragilise progressivement par fixation lipidique et calcique.

Si la prise de poids se poursuit, les travées fibreuses ayant perdu toute élasticité, vont se rompre sous la poussée des lobules adipeux.

Si un amaigrissement franc et massif survient brutalement, la chute du ventre, mais aussi des seins, des fesses, de la peau brachiale interne, est inéluctable. La peau a perdu son élasticité et sa tonicité, des vergetures signent les fractures élastiques dermiques.

Ce « massacre » dermique, d'origine biomécanique, n'est pas rare au niveau de la paroi abdominale. Les véritables « coups de boutoir » que réalisent les séquences prises de poids/cure d'amaigrissement s'avèrent particulièrement néfastes à cet égard.

QUATRIÈME QUESTION : *Est-il possible d'attribuer une valeur pronostique aux types d'altérations rencontrées, et d'en dégager des conséquences préventives et thérapeutiques ?*

Au point de vue *préventif,* les modalités de la prévention ont été détaillées au chapitre 3.

Au point de vue *thérapeutique,* les possibilités chirurgicales dépendent bien évidemment de la qualité du derme résiduel, ainsi que des « efforts » qui lui seront demandés.

A cet égard, il est intéressant de constater que, dans le cadre de la pathologie de la paroi abdominale, les lésions respectent souvent le derme moyen et profond. Cet élément est de bon augure quant aux perspectives chirurgicales théoriquement meilleures que pour les grands affaissements mammaires.

Il semble licite, en effet, de compter sur ce derme résiduel d'assez bonne qualité, lors de la réfection pariétale, à condition toutefois d'avoir pratiqué une exérèse pondéralement importante visant à diminuer au maximum les sollicitations mécaniques du derme résiduel.

8

Les techniques opératoires

Elles se sont très largement enrichies depuis une dizaine d'années, c'est-à-dire depuis notre ouvrage de 1977. Ce chapitre qui leur est consacré va permettre de mesurer à l'évidence le chemin parcouru en quelques années.

Schématiquement, on peut considérer que les progrès se sont faits selon deux modalités principales :

— l'apparition de *techniques véritablement nouvelles,* comme la liposuccion qui constitue bien une méthode thérapeutique à elle seule, même si elle peut, notamment dans ce domaine de la chirurgie plastique de l'abdomen, constituer un geste d'appoint venant compléter des schémas opératoires classiques;

— l'introduction *de modifications techniques,* consistant en des améliorations, des « raffinements chirurgicaux », visant à modifier les stratégies opératoires classiques afin d'augmenter leur rendement et d'affiner leurs résultats. C'est le cas, par exemple, des gestes visant à minimiser la cicatrice résiduelle, à améliorer l'esthétique de la région ombilicale ou bien des perfectionnements concernant la remise en tension du plan musculo-aponévrotique.

Dans un souci de clarté, qui aura de plus l'avantage de respecter la chronologie, nous envisagerons donc les deux volets suivants :

— les techniques désormais classiques, celles de *l'épopée;*

— les techniques et modifications plus récentes, celles de *l'approche de la conquête.*

Nous consacrerons ensuite quelques lignes à l'association d'une plastie abdominale à une autre intervention chirurgicale.

Les techniques classiques

Elles sont fort nombreuses et déjà anciennes, leur nombre signant la difficulté et la quête très problématique d'un idéal nécessaire.

On regroupe, en fait, sous l'appellation de « plasties abdominales » des interventions qui s'adressent à des lésions et à des indications très différentes.

Après l'ère des pionniers de la fin du siècle dernier, vinrent périodiquement « les descriptions princeps », jusqu'en 1960, puis, au cours des deux dernières décennies, les publications se sont multipliées.

Les techniques classiques ont été logiquement ordonnées par Corréa Iturraspe en 1952, dans une classification s'appuyant sur le type d'incisions. Il individualise trois groupes :

— *les incisions transversales,* en général basses parmi lesquelles on distingue :

- les plasties antérieures, les plus fréquentes,
- les plasties des trois quarts,
- les plasties circulaires;

— *les incisions verticales,* ou *longitudinales,* généralement médianes, beaucoup plus exceptionnellement latérales;

— *les incisions mixtes,* associant les deux types d'incisions précédents.

Cette classification dictera notre exposé. En guise d'historique, nous indiquerons, avant chaque grand type d'intervention, le nom de l'auteur et l'année de sa publication. Puis nous détaillerons les techniques les plus utilisées; nous reproduirons chaque fois que cela est possible, les propres schémas de l'auteur, animés par un souci d'exactitude, de fidélité, espérant ainsi rafraîchir au mieux la mémoire du lecteur.

LES PLASTIES ABDOMINALES HORIZONTALES OU TRANSVERSALES

On regroupe ici tous les tracés horizontaux, perpendiculaires à la ligne xipho-pubienne, sans préjuger de leur situation par rapport à l'ombilic, quel que soit leur niveau (à cheval sur l'ombilic, sous-ombilical, inguino-sus-pubien). Ces incisions ont tendance à déborder latéralement plus ou moins loin, pour réaliser au maximum la lipectomie circulaire.

D'emblée, soulignons que ces interventions, dont le but est de tirer de haut en bas (véritable « lowering » du ventre), peuvent en fait tirer :

— soit strictement de haut en bas, entraînant obligatoirement deux oreilles latérales, qui demandent une correction terminale;

— soit en bas et en dedans, type « soleil couchant », de R. Vilain, avec comme rançon un excédent cutané transversal créant des plis qui mettront plus ou moins longtemps à s'effacer;

— soit en bas et en dehors, type Pitanguy, ce qui drape beaucoup mieux l'étui cutané, mais prolonge évidemment latéralement la longueur des cicatrices.

Demars et Marx réalisèrent, dès 1890, la première résection d'un tablier abdominal par une incision en « quartier d'orange » sous-ombilical.

Kelly (fig. 35), en 1899, est le premier à parler de « lipectomie » et résèque un croissant tranversal, à cheval sur l'ombilic, qu'il sacrifie.

Schultz, Schallenberg et Jolly, en 1911, utilisent la technique de Kelly qu'ils adaptent au traitement de la hernie ombilicale.

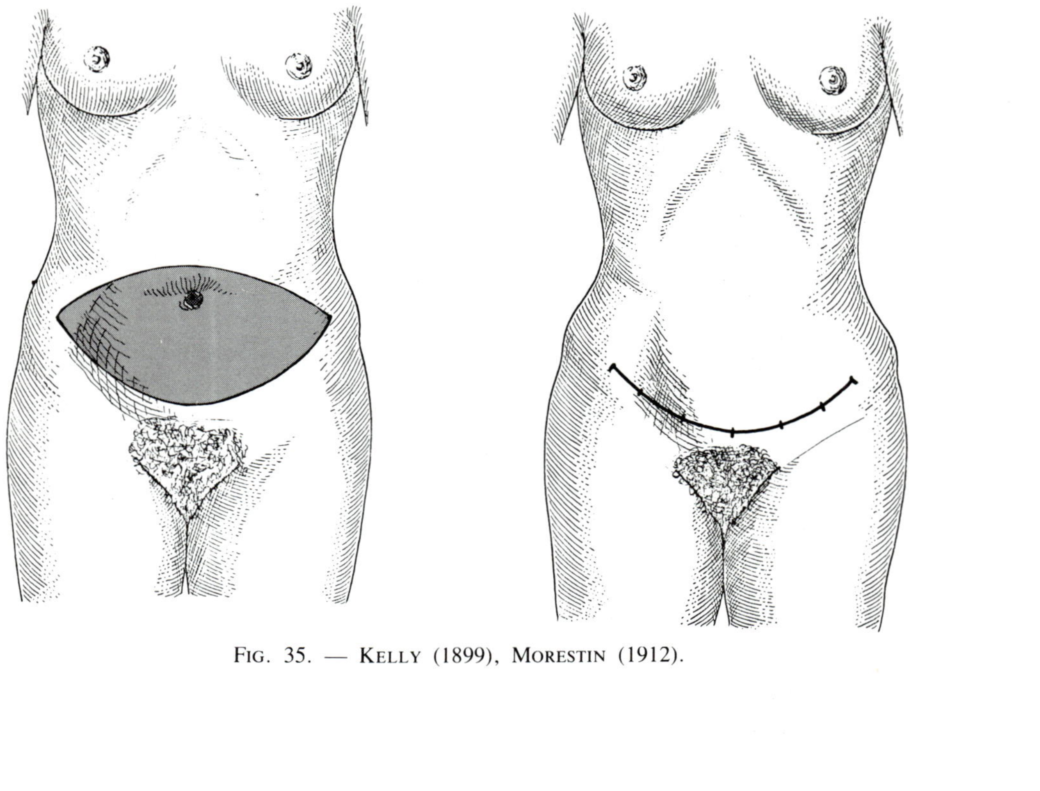

FIG. 35. — KELLY (1899), MORESTIN (1912).

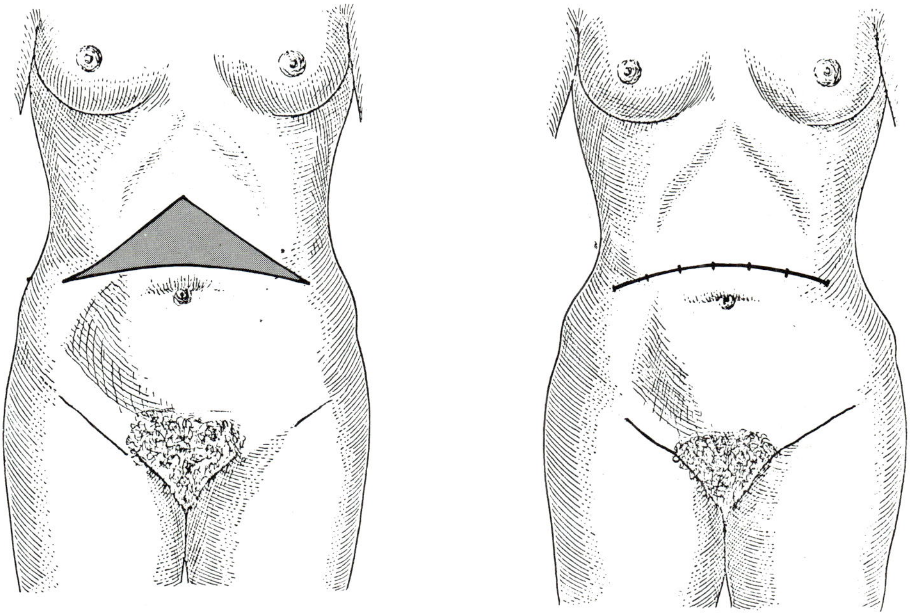

FIG. 36. — THOREK (1923).

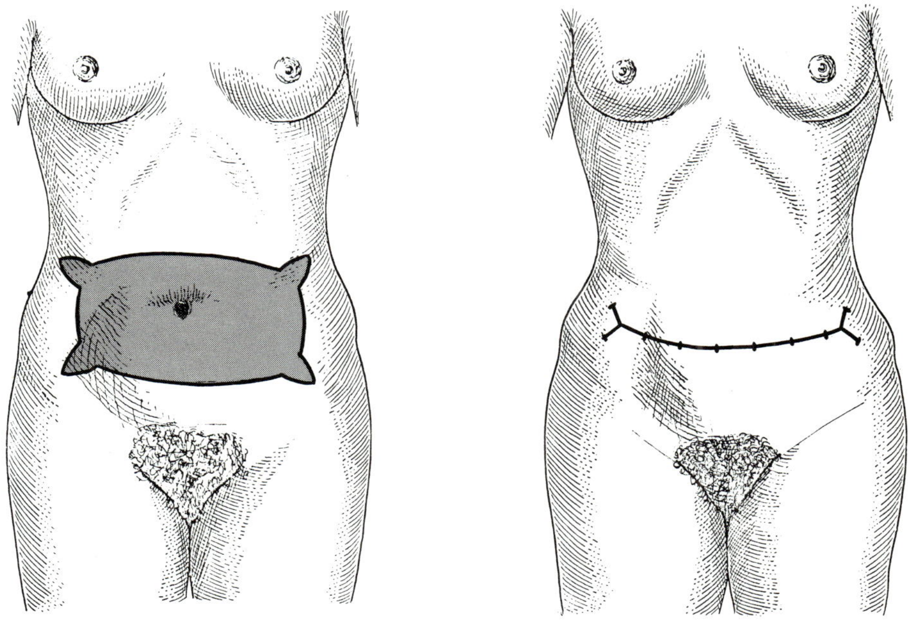

FIG. 37. — DELBET (1928).

Morestin, dans sa thèse en 1912, consacre le procédé de Kelly.

Thorek (fig. 36), en 1923, décrit en même temps que sa technique de résection modelante du sein, celle de plastie abdominale ; résection et traction sur l'étage sus-ombilical, par une incision sous-costale en aile de chauve-souris.

Delbet, en 1928, résèque un rectangle horizontal, centré sur l'ombilic, et corrige les oreilles latérales par une suture en Y (fig. 37).

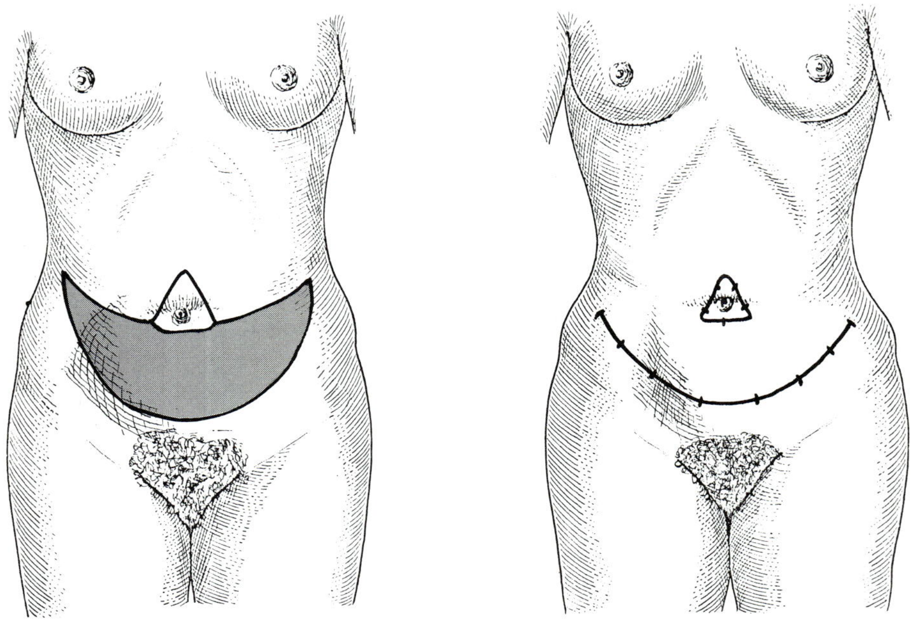

FIG. 38. — FLESH THEBESIUS (1931).

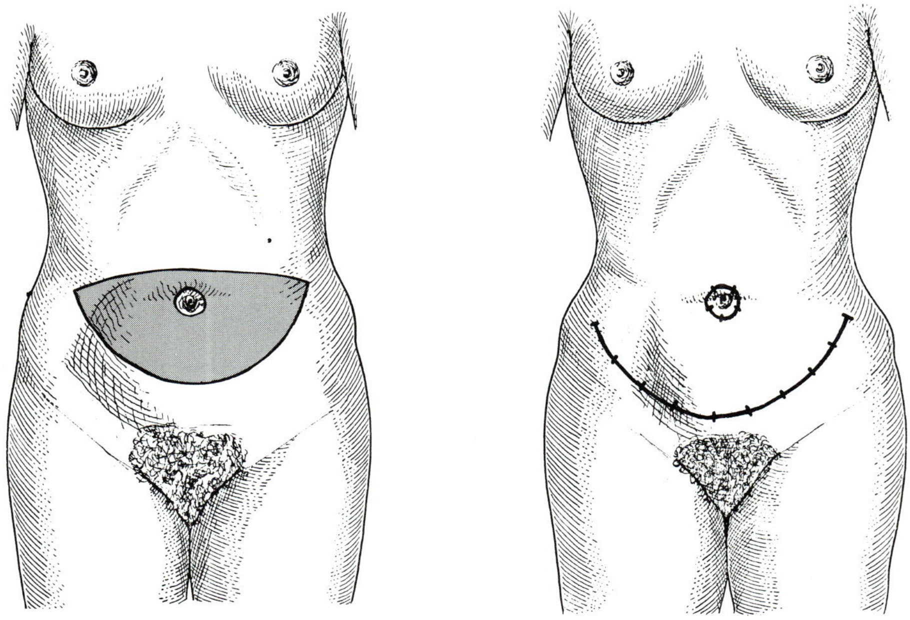

FIG. 39. — MORNARD (1938).

Flesh, Thebesius et Wheishemer (fig. 38), en 1931, réalisent la première transposition ombilicale, mais ils transposent en fait un triangle cutané équilatéral, centré sur l'ombilic.

Mornard (fig. 39), en 1938, réalise la première transposition de l'ombilic isolé.

Vernon (fig. 40), en 1957, décrit aux USA une technique parfaitement réglée de plastie sous-ombilicale avec transposition ombilicale; les oreilles latérales sont corrigées par deux résections triangulaires aboutissant à deux petites cicatrices verticales descendantes, aux extrémités de la transversale.

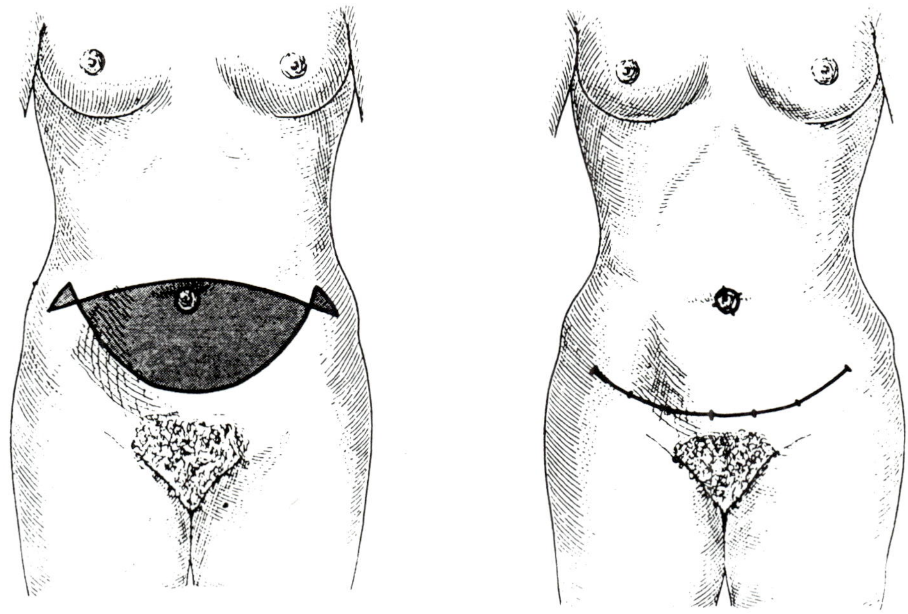

FIG. 40. — VERNON (1957).

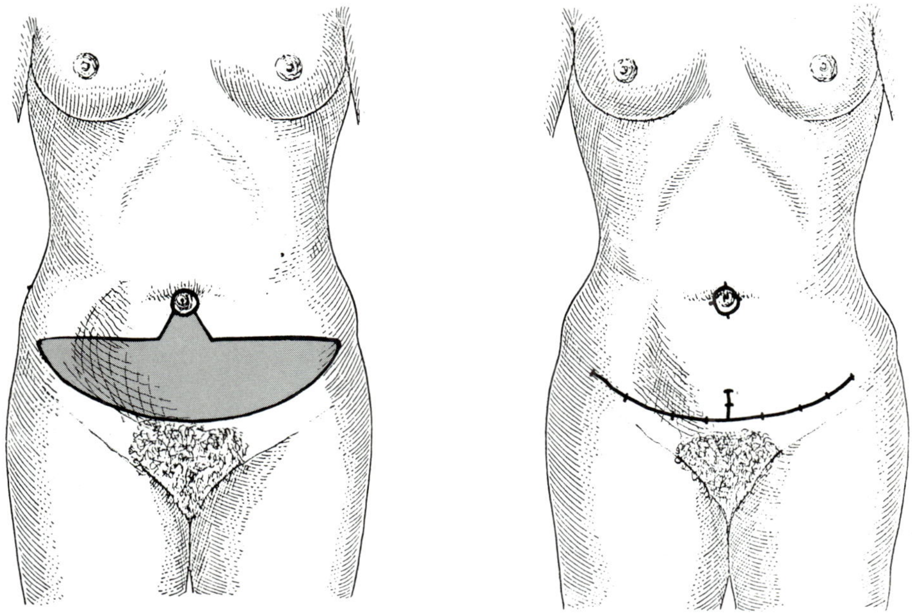

FIG. 41. — DUFOURMENTEL, MOULY (1959).

Dufourmentel et Mouly (fig. 41), en 1959, dans leur traité de chirurgie plastique, ainsi que **Morel-Fatio** dans la thèse de Voloir, en 1960, exposent la technique de lipectomie antérieure transversale basse, désormais classique, et que beaucoup utilisent encore :

— la ligne inférieure, tracée sur la patiente debout, suit le bord supérieur des poils pubiens, s'incline latéralement dans les plis inguinaux en direction des épines iliaques antéro-supérieures;

— la ligne supérieure, tracée en empaumant à deux mains l'excédent cutanéo-graisseux sous-

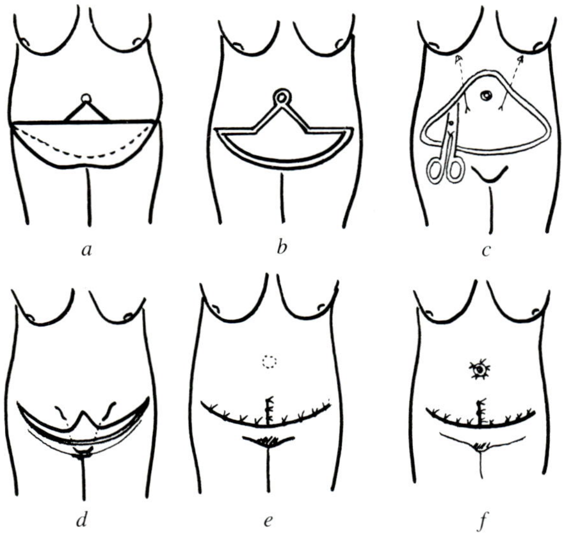

FIG. 42. — *Technique de plastie abdominale avec transposition de l'ombilic* (d'après C. DUFOURMENTEL et R. MOULY).

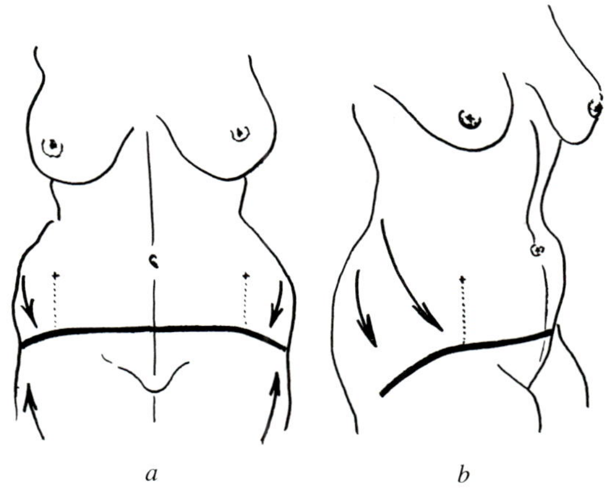

FIG. 43. — *Plastie abdominale transversale : intervention proposée par Pitanguy* (d'après PITANGUY).

Vues frontale (a) *et latérale* (b), montrant l'incision horizontale qui s'incurve vers le bas lorsqu'elle atteint un point correspondant à la projection verticale de l'épine iliaque antéro-supérieure.

ombilical, unit les deux extrémités du tracé précédent, mais elle est provisoire;

— l'ombilic est circonscrit en passant à quelques millimètres de ses berges;

— le lambeau supérieur est décollé en direction de la xiphoïde et du rebord costal. La résection cutanéo-graisseuse n'est faite qu'au tout dernier moment, à la demande, en fonction des possibilités d'abaissement (fig. 42).

De nombreuses variantes de cette intervention de lipectomie abdominale antérieure sous-ombilicale avec transposition de l'ombilic, méritent certaines d'être citées, d'autres décrites.

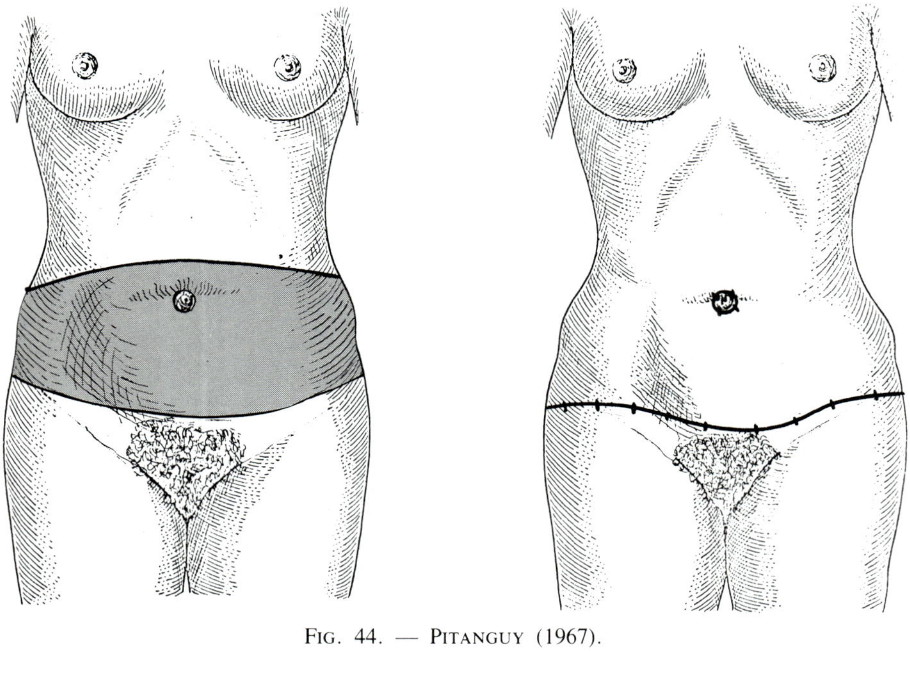

FIG. 44. — PITANGUY (1967).

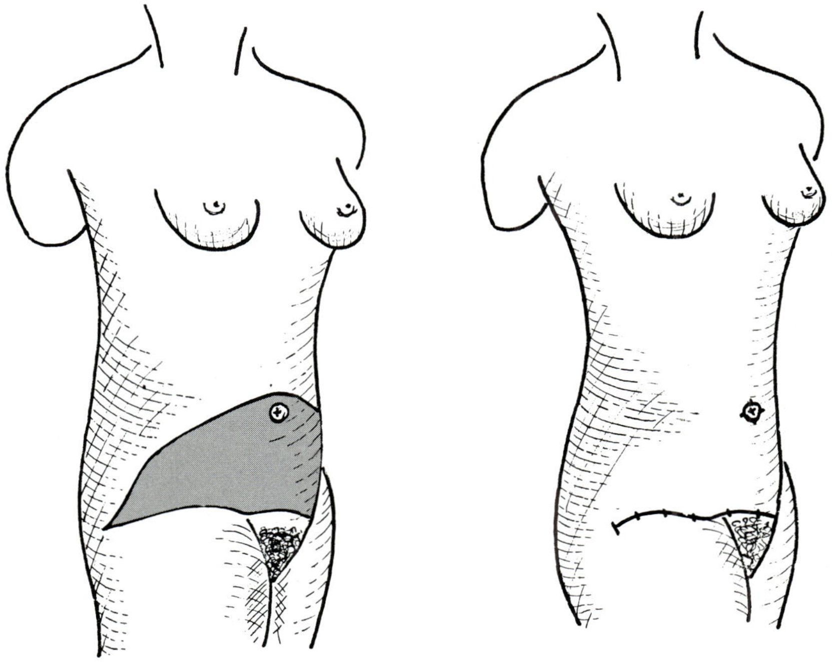

FIG. 45. — PITANGUY (1967).

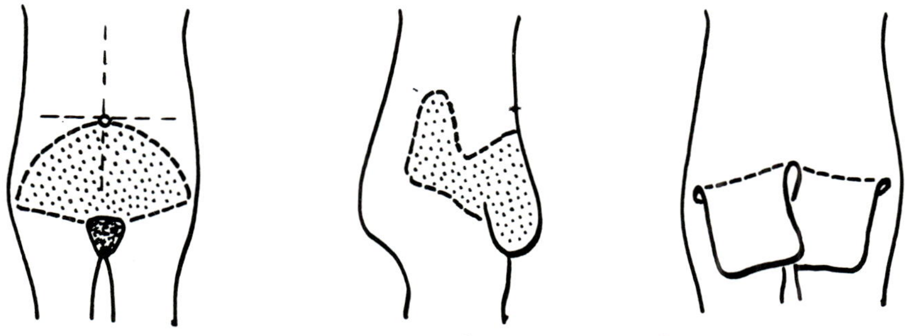

a *b* *c*

FIG. 46. — *Technique de Callia modifiée par Lagache et Van den Busche.*

a) Tracé des incisions, de face.

b) Ce schéma caractérise la modification technique latérale apportée par les auteurs au Callia original.

c) Détail technique soulignant l'importance du rapprochement axial convergent des pans abdominaux abaissés lors de la résection, pour éviter la persistance de bajoues sus-cicatricielles latérales.

Pitanguy (fig. 43, 44 et 45), en 1967, publie une autre méthode réalisée chez 300 patientes. Il s'agit d'une transversale basse, sans résection verticale médiane. La ligne inférieure se prolonge horizontalement de part et d'autre du bord supérieur du triangle pubien, elle s'incurve de chaque côté en bas et en dehors, à l'intersection du pli inguinal, croise celui-ci, et se poursuit horizontalement jusqu'à l'aplomb de l'épine iliaque antéro-supérieure, pour s'incurver enfin très légèrement vers le bas.

La technique de **Callia** (fig. 46, 47 et 48) (1965), dessine les parties latérales de l'incision plus bas que celle de Pitanguy, très exactement 2 cm au-dessus des plis inguinaux. Pour faciliter

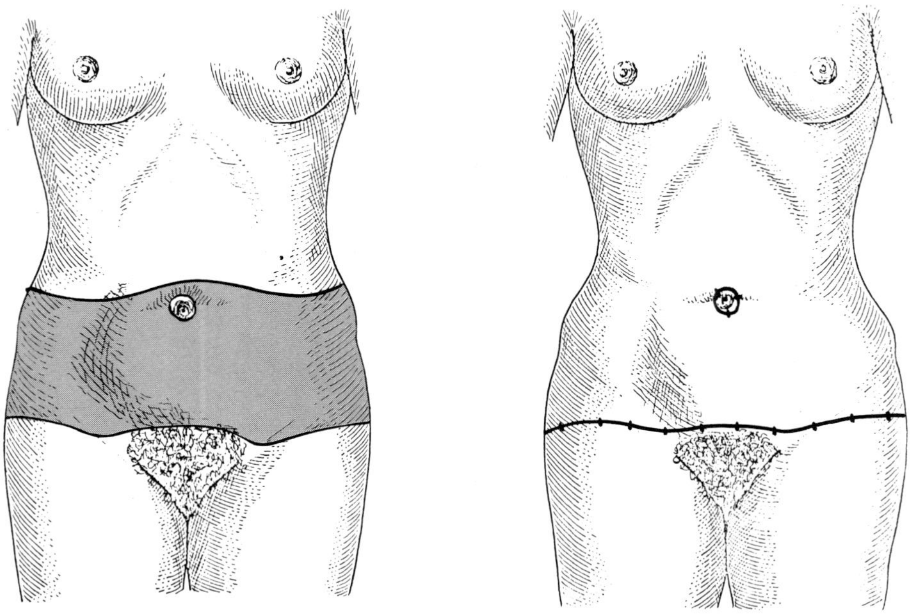

FIG. 47. — CALLIA (1967).

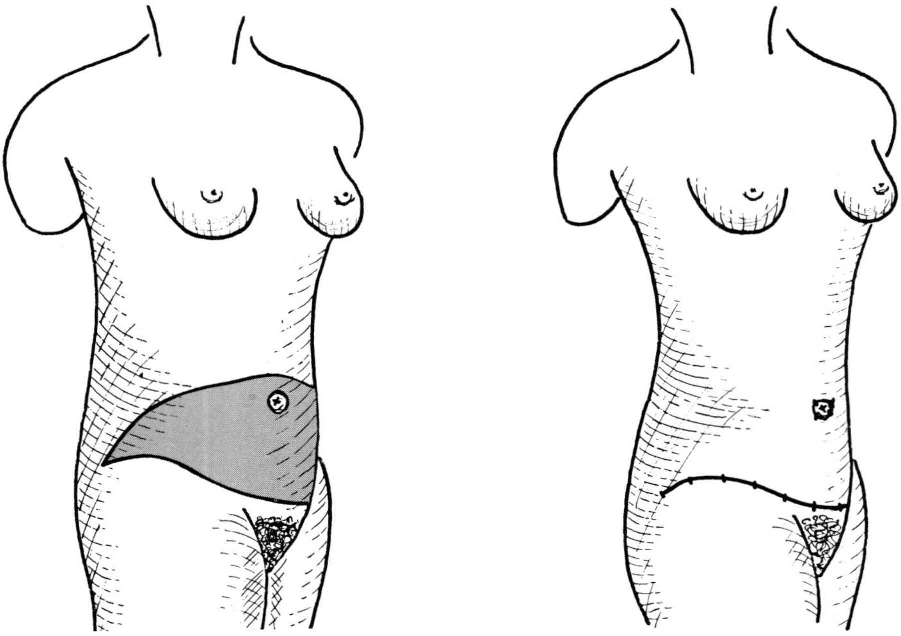

FIG. 48. — CALLIA (1967).

la dissection, il fend en deux, longitudinalement sur la ligne médiane, le lambeau abdominal supérieur, de façon à avoir deux lambeaux secondaires, bifides.

C'est l'abaissement sus-pubien du point le plus haut de cette section longitudinale, abaissement fait à la demande sans traction exagérée, qui permettra la résection excédentaire des deux lambeaux bifides, grossièrement quadrangulaires.

Vandenbusche (fig. 49 et 50), en 1971, a modifié le procédé de Callia, en lui adjoignant, de chaque côté, une résection foliée qui se traduit par un prolongement latéral et ascendant de la cica-

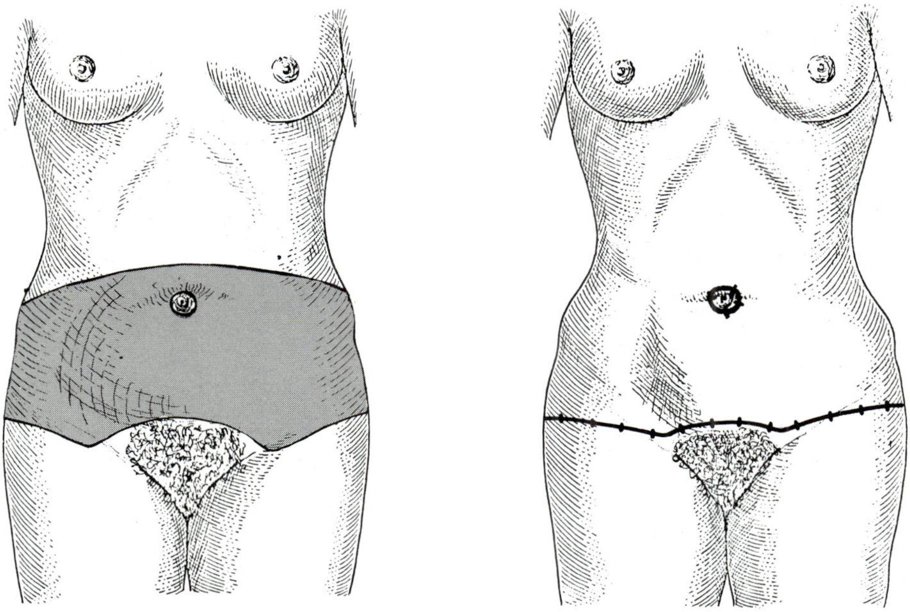

FIG. 49. — CALLIA *modifié par* LAGACHE *et* VAN DEN BUSCHE (1971).

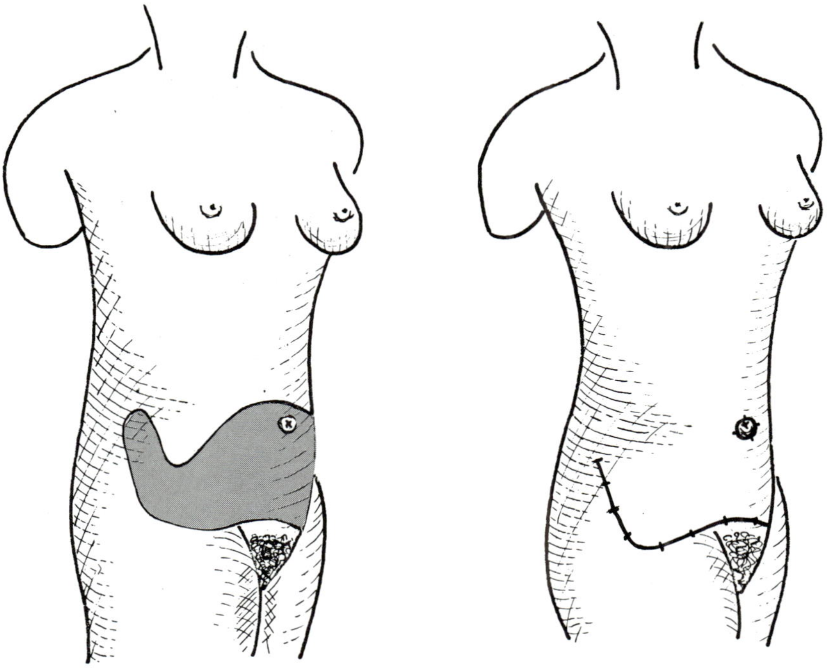

FIG. 50. — CALLIA *modifié par* LAGACHE *et* VAN DEN BUSCHE (1971).

trice transversale, ascension qui permettrait un meilleur drapé dans le sens transversal.

Grazer, enfin, en 1973, apporte une modification à la technique de Pitanguy.

D. Serson Neto (fig. 51) propose, dès 1969, une approche très géométrique de la plastie abdominale basse avec sa technique du « décagone ». Le tracé de l'exérèse en est bien codifié, laissant peu de place à l'estimation subjective; il permet

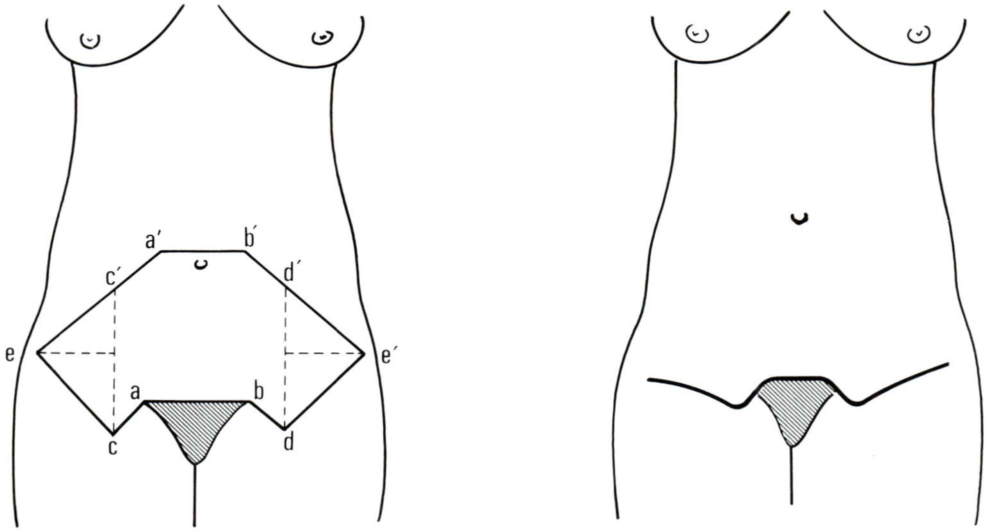

a *b*

FIG. 51. — *Technique du « décagone »* (D. SERSON NETO, 1969). *a)* Incisions, *b)* Tracé de la cicatrice.

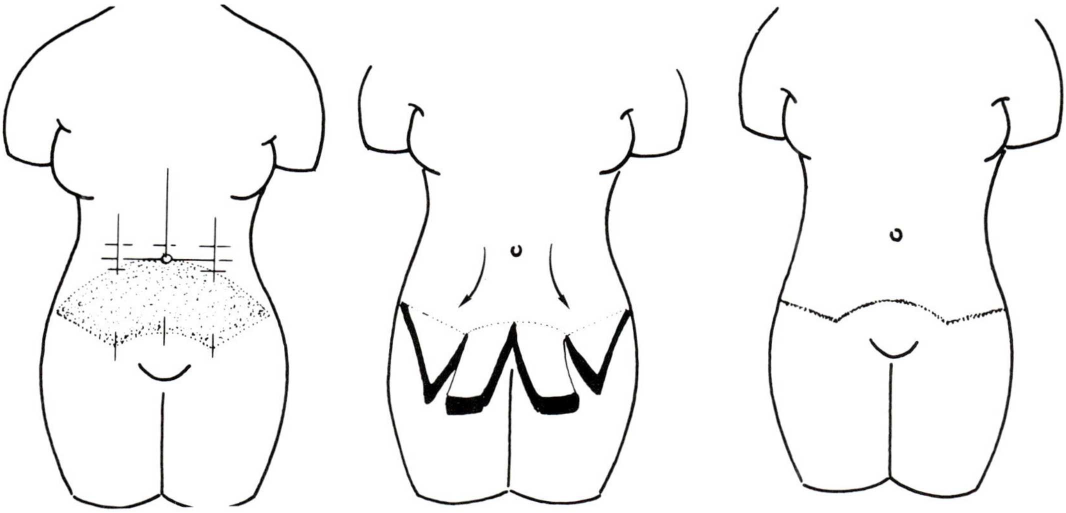

FIG. 52. — *Technique utilisée pour déterminer la portion cutanée qui doit être réséquée en évitant toute asymétrie de la future cicatrice, notamment* (d'après R. BAROUDI, *PRS*, 1974, *54*, Williams et Wilkins Co, Baltimore).

de raccourcir la durée de l'intervention en limitant le décollement; surtout, l'incongruence de longueur des berges est diminuée, le schéma des incisions permettant d'affronter selon 5 segments des berges de longueur sensiblement égales.

R. Baroudi (fig. 52, 53 et 54), en 1974, décrit dans le PRS sa propre technique. La ligne d'incision inférieure affecte la forme d'un W largement ouvert, comportant une partie médiane, mordant sur le triangle pileux pubien, et dont les extrémités latérales s'incurvent vers les plis inguinaux, 1 à 3 cm au-dessus d'eux.

La zone décollée a la forme d'un triangle dont l'angle supérieur est en regard de la xiphoïde et la base correspond à la ligne d'incision inférieure qui vient d'être décrite. La limite supérieure de la résection est déterminée, comme dans la technique de Callia, par abaissement des lambeaux décollés.

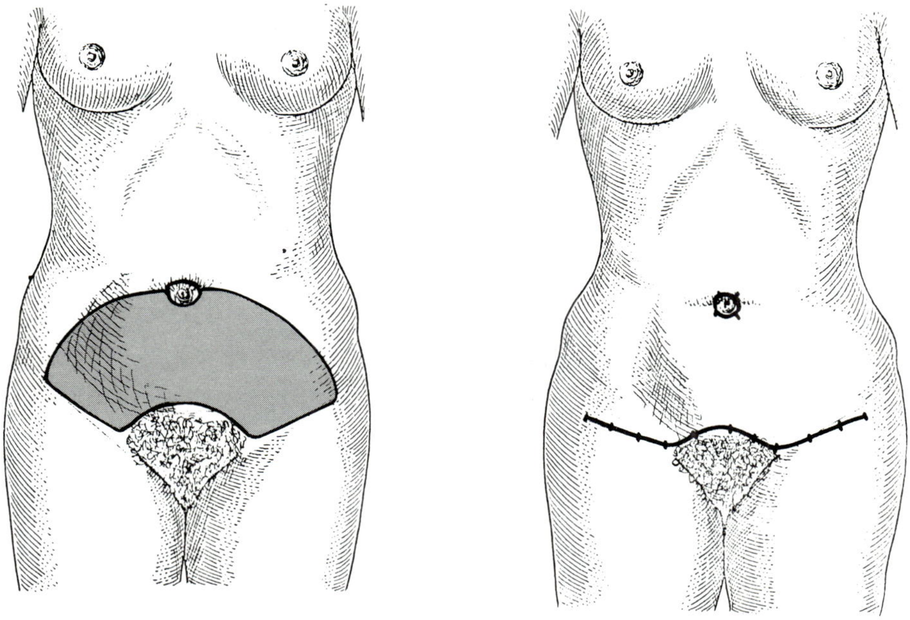

FIG. 53. — BAROUDI (1974).

L'auteur insiste tout particulièrement sur les soins qui doivent entourer la région ombilicale, afin d'obtenir un ombilic naturel, « de forme circulaire » au fond d'un cratère. Pour ce faire, après avoir pratiqué une courte incision cutanée horizontale sur le lambeau supérieur, en regard de la projection de l'ombilic :

— on réalise un dégraissage circulaire autour de l'incision, à la face profonde du lambeau supérieur;

— 4 points de nylon sont passés à travers la peau de la paroi abdominale, la gaine des muscles droits et les bords cutanés de la collerette ombilicale, comme l'indique la figure 54. Lorsque ces nœuds sont serrés, les berges de l'incision faite sur la peau de l'abdomen s'invaginent naturellement vers la collerette cutanée ombilicale;

— enfin, dans le cas particulier où il existe une faiblesse ou un diastasis de la ligne blanche, l'auteur conseille un chevauchement des deux berges aponévrotiques, tout en pratiquant une courte incision transversale dans chacune d'elles pour permettre une suture de l'ombilic en position correcte.

Paule Regnault (fig. 55 et 56), en 1975, propose, elle aussi, une incision inférieure en W, avec un

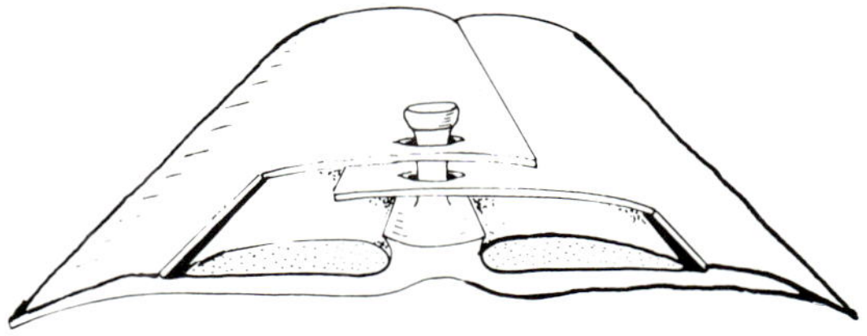

FIG. 54. — *Suture de l'ombilic.*

Ce schéma montre les muscles droits et la ligne blanche sous-ombilicale recouverts par le lambeau abdominal supérieur. Chaque suture arrime à la fois la peau abdominale, l'aponévrose et la peau de la collerette ombilicale (d'après R. BAROUDI, *PRS*, 1974, *54*, Williams et Wilkins Co, Baltimore).

triangle médian à sommet supérieur dans les poils pubiens, et les deux branches latérales dans les plis inguinaux (fig. 56).

R. Vilain (fig. 57) en 1975, publie une technique dite « en soleil couchant ».

LES LIPECTOMIES CIRCULAIRES

Décrite par **M. Gonzalès Ulloa,** en 1960, (fig. 58 et 59), introduite en France et modifiée par **R. Vilain** en 1964 (fig. 60 et 61), cette

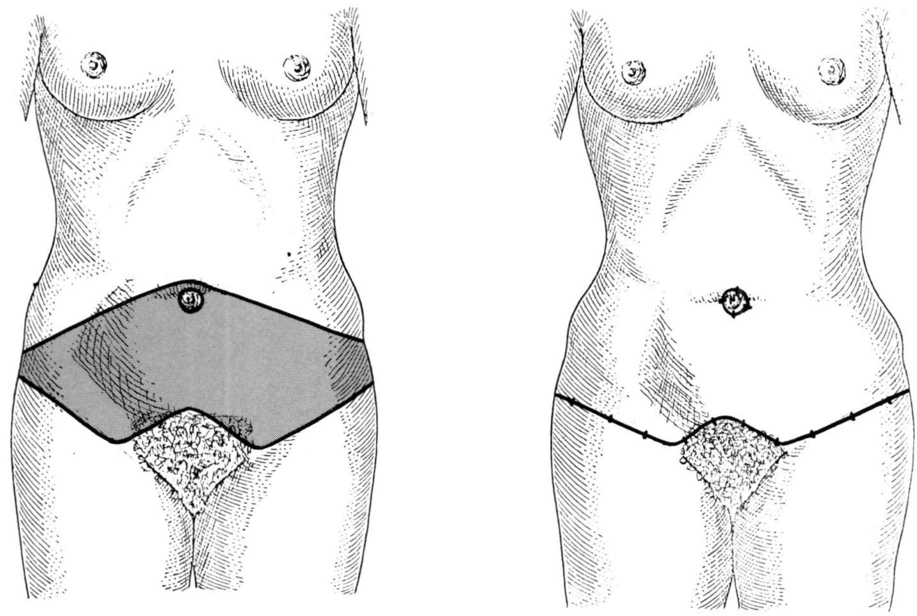

FIG. 55. — P. REGNAULT (1975).

technique consistait à réséquer un vaste cylindre creux cutanéo-graisseux circonscrivant l'abdomen (fig. 62).

Il s'agissait d'une chirurgie lourde, qui ne pouvait être qualifiée d'esthétique au sens propre du terme, compte tenu de la grande rançon cicatricielle, encore que certains résultats revus à

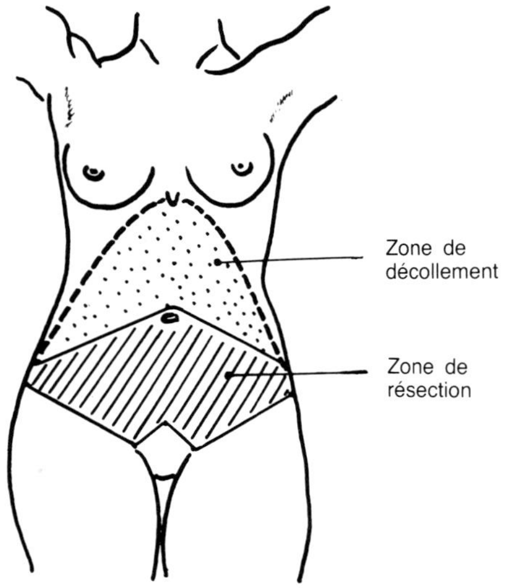

FIG. 56. — *Schéma des incisions de la résection et du décollement de la technique en W* (d'après P. REGNAULT).

15 et 20 ans, soient remarquables. Mais elle ne pouvait s'adresser, à notre point de vue, généralement qu'aux abdomens difformes des obésités importantes, irréductibes, qui, reconnaissons-le, sont de plus en plus rares. De plus, la plupart de ces patientes peuvent maintenant bénéficier d'une liposuccion abdominale étendue aussi au bourrelet latéral des flancs et à la région lombo-fessière de chaque côté.

De ce fait, les rares patientes pour lesquelles une éventuelle lipectomie circulaire apparaissait encore, il y a dix ans comme la moins mauvaise des solutions, nous semblent aujourd'hui relever d'une plastie abdominale transversale basse classique, associée à une liposuccion étendue aux flancs et aux régions lombo-fessières.

LES PLASTIES ABDOMINALES VERTICALES OU LONGITUDINALES

On regroupe ici toutes les techniques basées sur une résection axiale xipho-pubienne.

Outre la direction de leur incision, elles diffèrent des techniques précédentes par leurs indica-

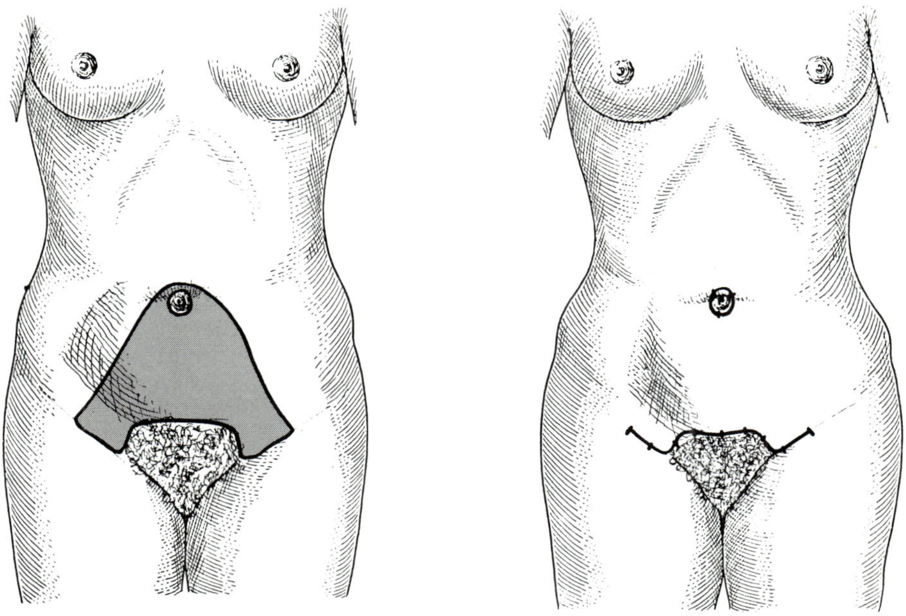

FIG. 57. — R. VILAIN (1975).

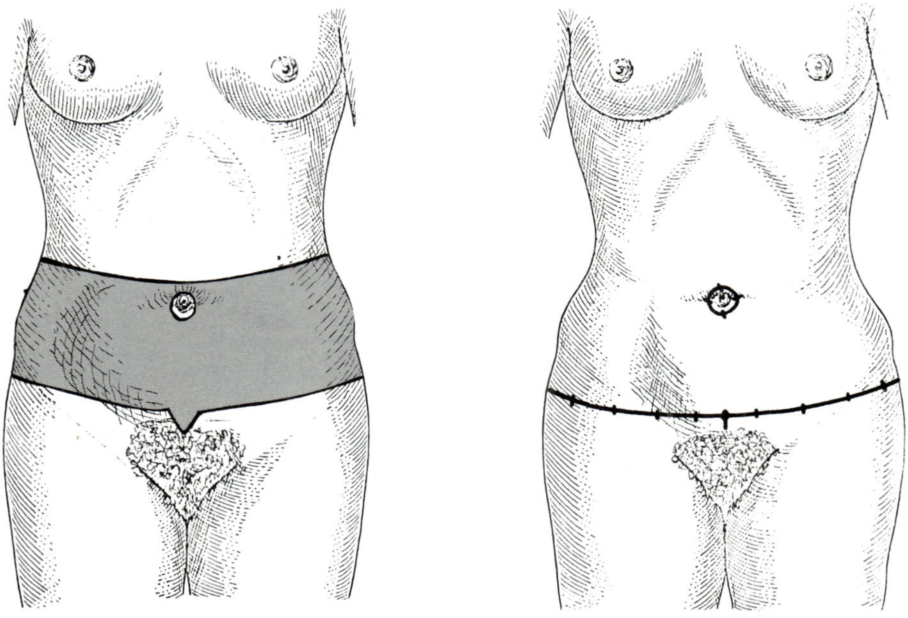

FIG. 58. — M.G. ULLOA (1960).

tions et, schématiquement, on peut dire que si la dermolipectomie transversale constitue souvent une chirurgie de l'obèse, à l'inverse, les résections verticales s'adressent presque constamment à des femmes dont l'abdomen, à la suite d'une ou plusieurs grossesses, est plissé, fripé, vergeturé, siège d'un excédent cutané pur.

L'iconographie illustre mieux que tout texte l'évolution de ces techniques : **Spaulding,** 1901 (fig. 63), **Babcock,** 1916, **Schepelman,** 1918 (fig. 64), **Kuster,** 1926.

Marchal et Lapeyrie, en 1964, décrivent une résection verticale biconvexe, dont le tracé se

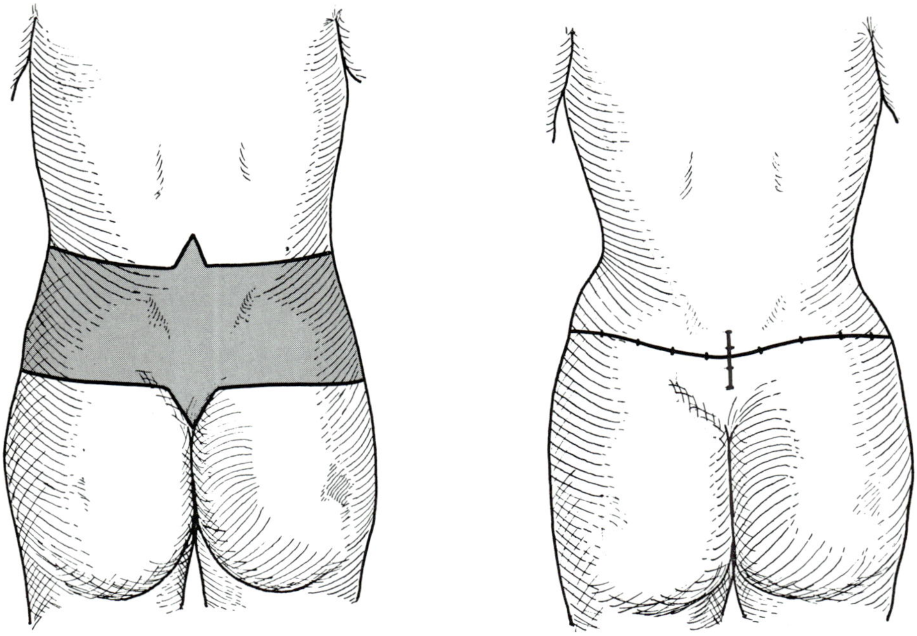

FIG. 59. — M.G. ULLOA (1960).

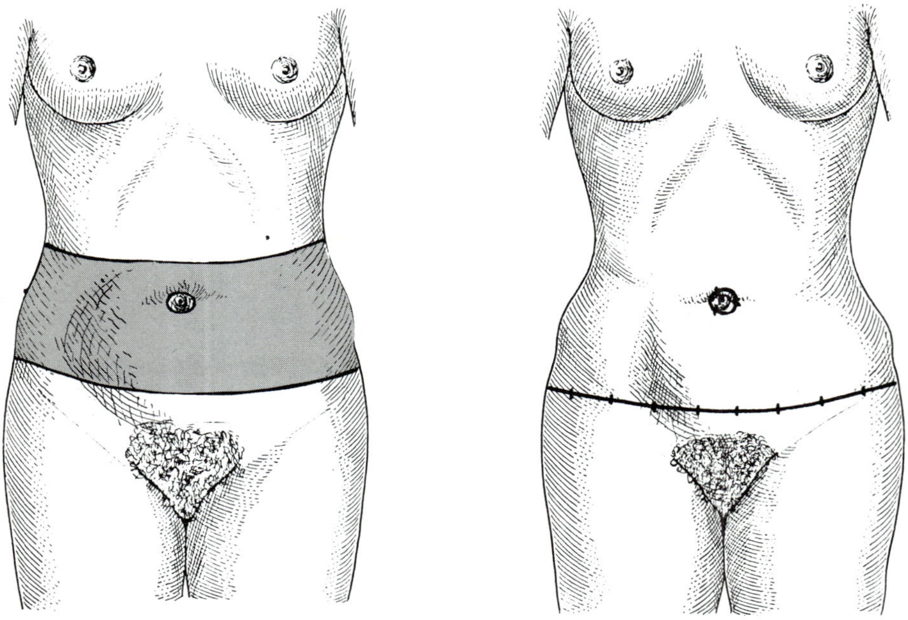

termine en haut et en bas par une ligne brisée « en queue de poisson ». Le rapprochement cutané, en fin d'intervention, réalise une médiane sus et sous-ombilicale, bifurquée en Y à ses extrémités.

Dans cette vaste série des abdominoplasties verticales, la technique la plus simple et la plus souvent pratiquée nous semble être celle qui fut rapportée par **Fischl,** en 1973 (fig. 65 et 66).

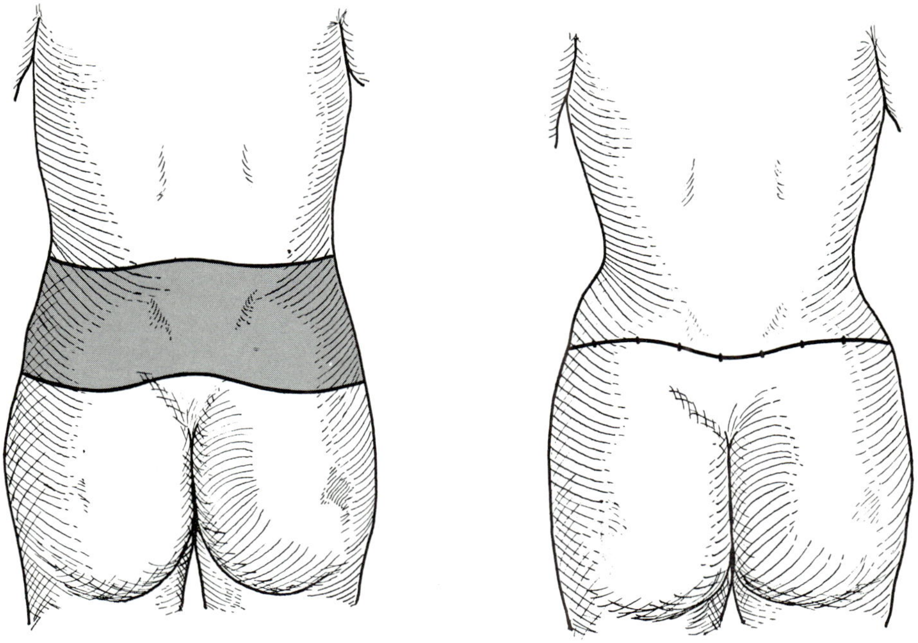

FIG. 61. — R. VILAIN (1964).

Elle consiste à exciser une vaste ellipse cutanée verticale médiane, s'étendant d'une extrémité à l'autre de l'abdomen. L'importance de l'exérèse est appréciée par le rapprochement bi-manuel de la paroi. Un triangle est ajouté à chaque extrémité du tracé de résection, pour éviter les « oreilles ». L'ombilic, initialement circonscrit, retrouve sa place, en fin d'intervention, dans la cicatrice médiane.

L'étalement est ainsi assez bien corrigé; tout l'excédent cutané, les éventuelles vergetures, les plis péri-ombilicaux, sont emportés avec la pièce, mais la conséquence de cette intervention est la tendance à ramener en avant les téguments des flancs, dont la bonne qualité est évidemment nécessaire pour poser une telle indication.

A.J. Picaud propose, la même année, une « résection fusiforme » verticale médiane, reprenant l'idée des plasties abdominales verticales appliquées à certaines indications précises, essentiellement « chez les femmes à peau péri-ombilicale très abîmée ».

Au total, l'excision cutanée verticale, que l'on peut discuter au point de vue esthétique, offre à notre avis, deux avantages :

— elle est plus rationnelle, lorsque l'excédent tégumentaire peut être considéré comme un ovale, dont le diamètre vertical est supérieur au diamètre horizontal;

— en ramenant la peau latérale vers la ligne médiane antérieure, elle affine la taille.

Une telle intervention, loin d'être idéale, peut cependant constituer le seul geste chirurgical possible à l'égard de certains ventres longilignes fripés ou vergeturés.

LES DERMOLIPECTOMIES MIXTES

Elles sont judicieuses dans leur principe, car elles autorisent une résection, donc une réduction, dans les deux dimensions, verticale et horizontale, ce qui est bien sûr idéal pour remettre en tension un étui cutané excédentaire.

Mais elles présentent, en pratique, deux inconvénients majeurs :

— l'importance de la rançon cicatricielle, en

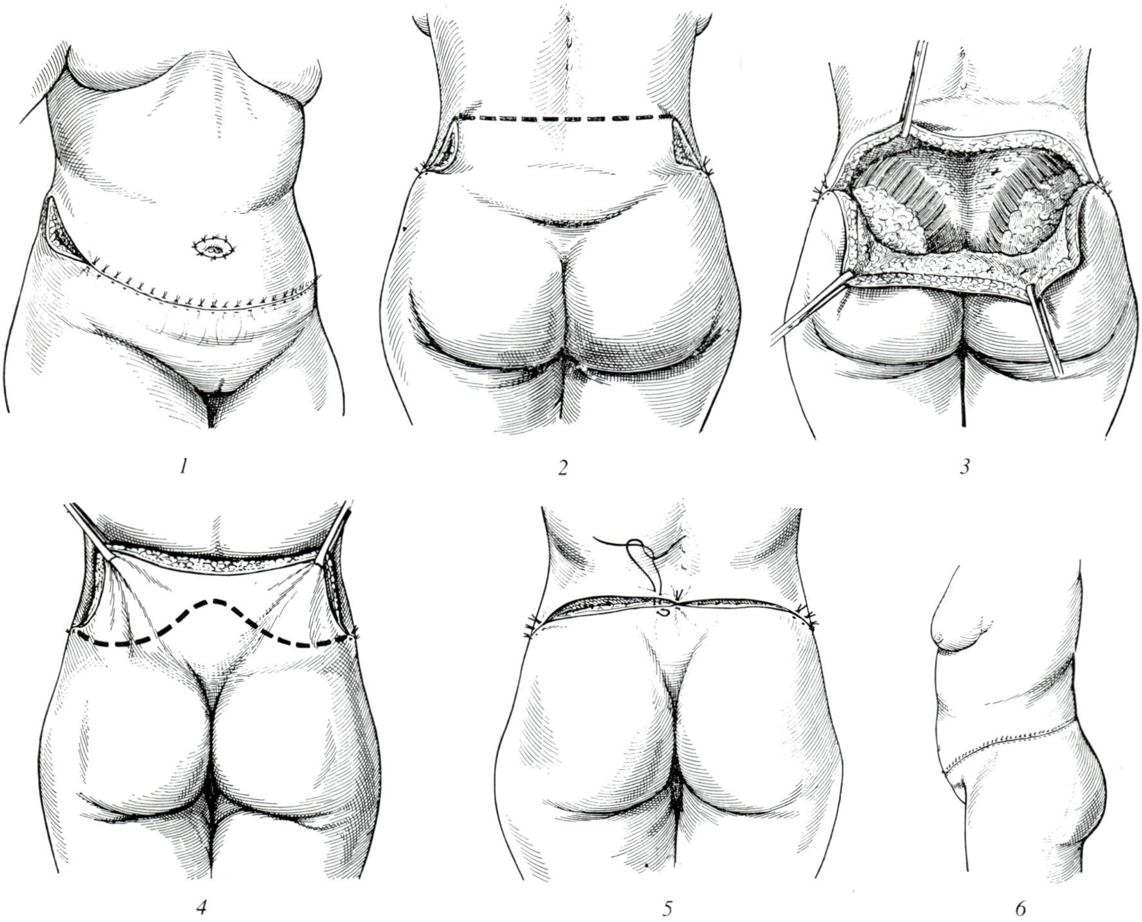

FIG. 62. — *Lipectomie circulaire* (d'après R. VILAIN). *Temps postérieur.*

1. Le temps antérieur terminé, il faut laisser ouvertes les oreilles latérales.
2. *Incision postérieure :* une ligne horizontale réunit l'extrémité supérieure des oreilles.
3. *Décollements postérieurs :* le décollement est peu poussé en haut. Il peut être très étendu en bas et même s'associer à un vrai dégraissage de la fesse. Vilain recommande de ne pas mettre à nu les aponévroses postérieures pour éviter les épanchements lymphatiques.
4. *Le tracé en feston.* C'est la seule modification apportée par Vilain à la technique originale de M.G. Ulloa. Elle permet une excellente congruence des deux lambeaux et aide à retrouver une taille normale.
5. Suture dorsale.
6. Vue de profil.

« ancre de marine » le plus souvent particulièrement inesthétique;

— l'existence indéniable d'un important risque de nécrose au point faible de la suture à trois branches.

Aussi leur préfère-t-on, le plus souvent, des incisions transversales, dont plusieurs comportent une petite résection verticale, qui fait d'elles des incisions mixtes déguisées.

Rockay décrit, en 1893, la première incision à trois branches donnant une cicatrice en T inversé sous-ombilicale (fig. 67).

Weinhold, en 1913, réalise trois excisions elliptiques convergeant en sous-ombilical; l'ombilic reste en place; la cicatrice a un aspect d'hélice à trois pales (fig. 68).

Galtier (1955) associe une résection horizontale et une résection verticale strictement perpendicu-

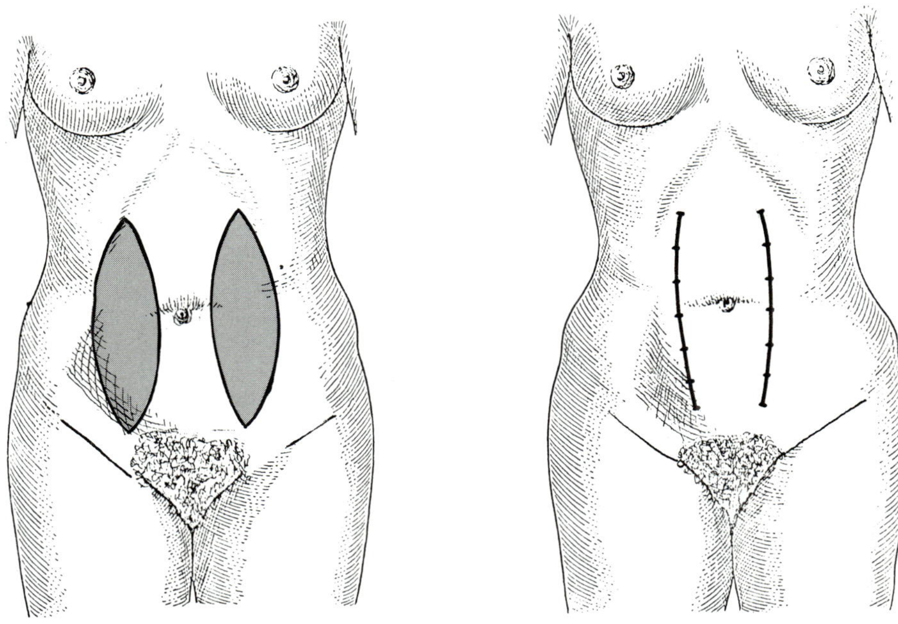

FIG. 63. — SPLAULDING (1901).

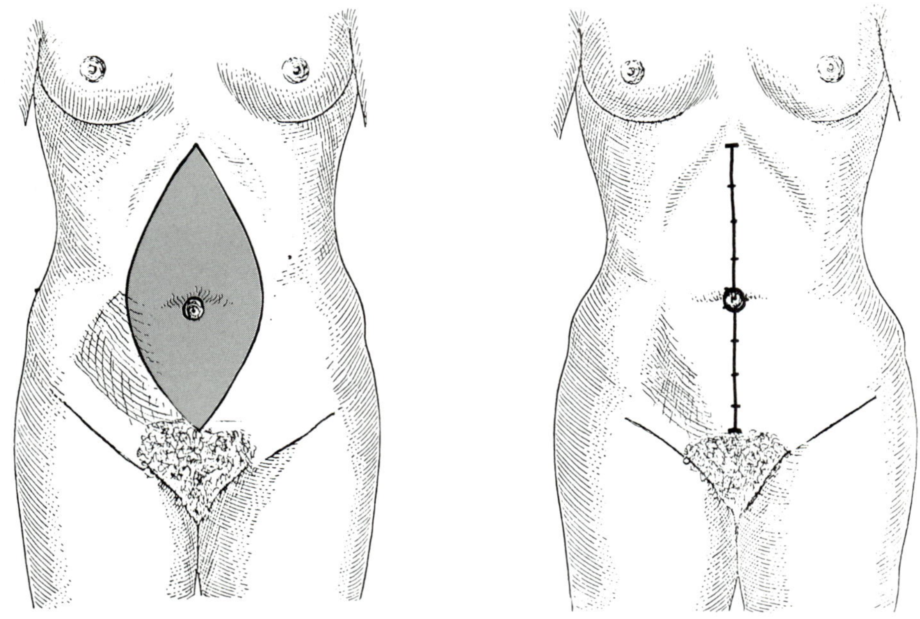

FIG. 64. — SCHEPELMAN (1918).

laires, dont l'intersection correspond à l'ombilic. La technique en est parfaitement codifiée, les repères précis (fig. 69).

Les résultats sont volontiers satisfaisants quant à la remise en tension de l'abdomen et au galbe que l'on redonne à la taille, mais la cicatrice est des plus affligeantes.

Barraya, en 1967, tenant compte des lignes de force de la paroi abdominale, trace une dermolipectomie en forme d'arbalète :

— les deux incisions horizontales basses, curvilignes, longent le bord supérieur du pubis et les plis inguinaux;

— les deux tracés verticaux médians se rejoi-

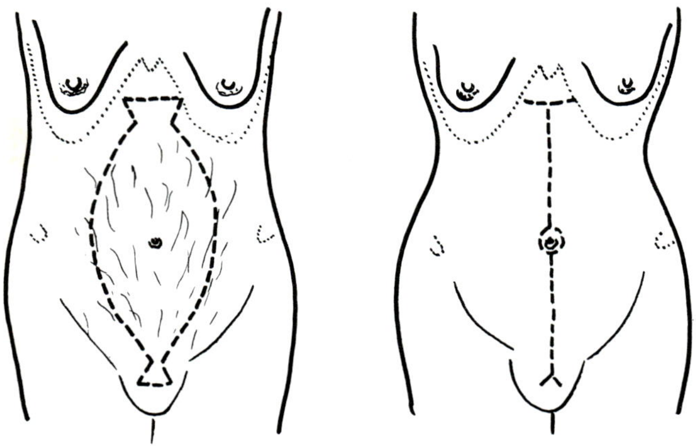

FIG. 65. — *Plastie abdominale verticale.*
Tracés des incisions et des sutures (d'après R.A. Fischl).

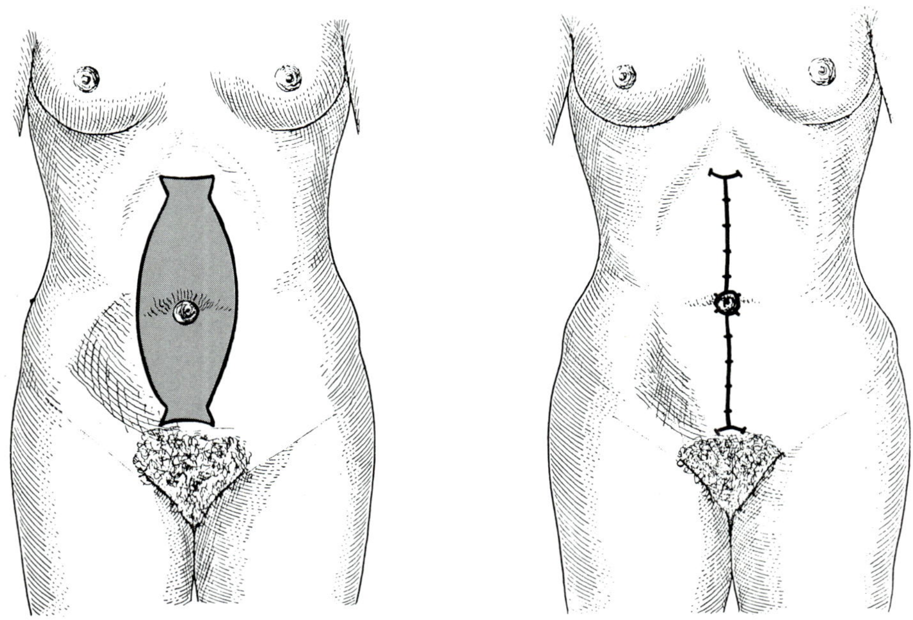

FIG. 66. — FISCHL (1973).

gent en haut, après avoir circonscrit l'ombilic, qui sera reconstitué (fig. 70).

Thomeret, en 1971, considérant les insuffisances des techniques mixtes et des lipectomies circulaires décrites par Gonzalès Ulloa et Vilain (qui ne resserrent pas assez la taille), décrit une intervention qui réalise la synthèse, ou plutôt la somme, de ces techniques :

— l'importance de la résection antérieure nécessaire est appréciée par la manœuvre de l'empaumement;

— la résection verticale médiane finit en pointe à l'appendice xiphoïde et au pubis;

— la résection horizontale se prolonge circulairement dans le dos.

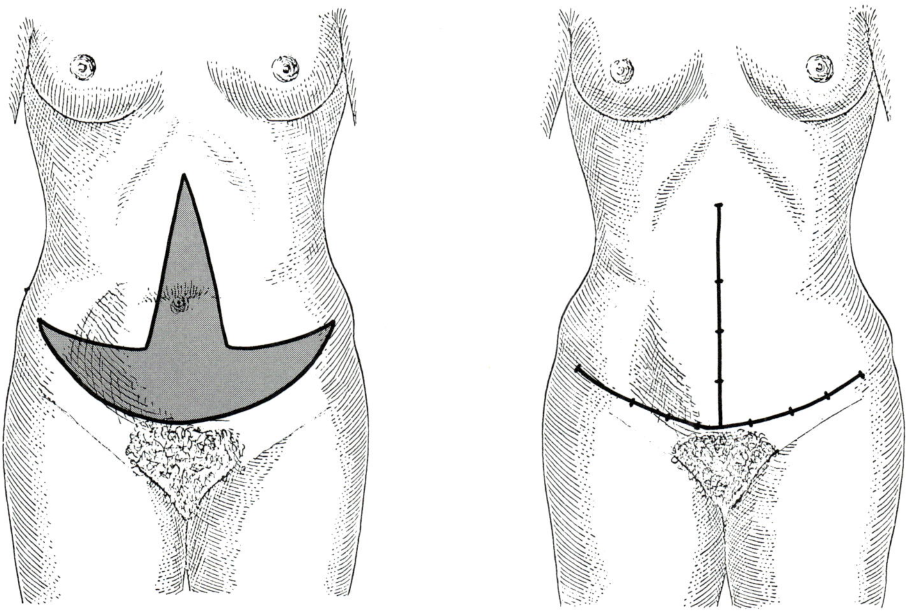

FIG. 67. — ROCKAY (1893).

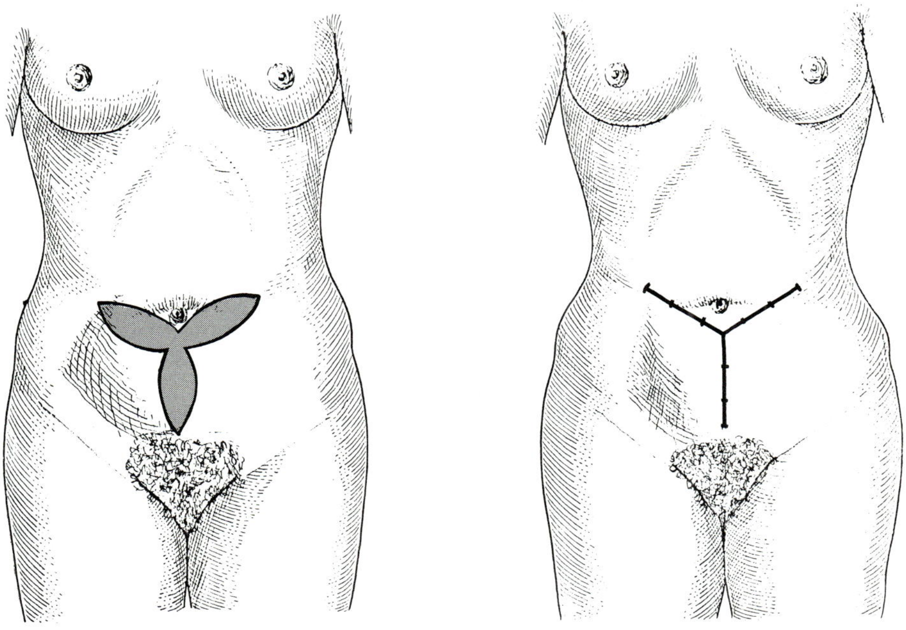

FIG. 68. — WEINHOLD (1913).

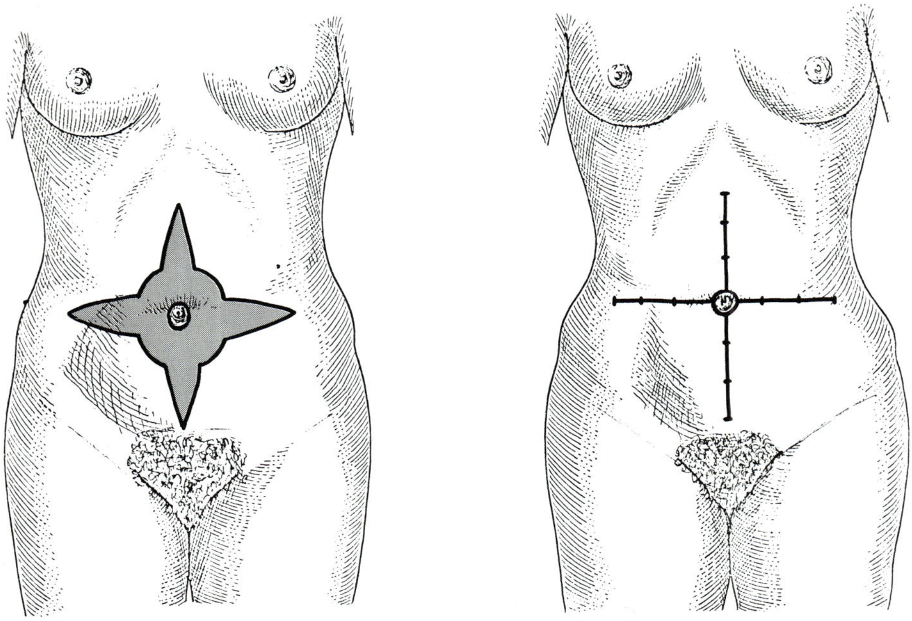

FIG. 69. — GALTIER (1955).

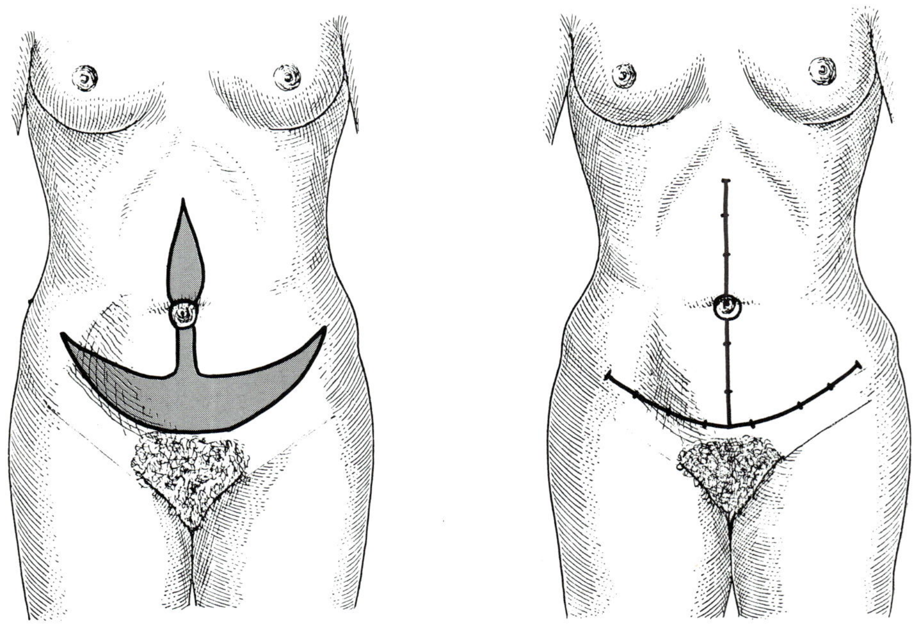

FIG. 70. — BARRAYA (1967).

Les techniques plus récentes

Seront regroupés ici un ensemble de techniques et de gestes qui, certes, ne sont pas tous nouveaux, mais qui tous procèdent du même souci, assez récent, d'adapter la correction chirurgicale à la lésion afin de réduire l'importance de l'intervention et de sa cicatrice. Nous les étudierons selon quatre volets :

— les trois premiers seront consacrés chacun à l'un des plans anatomiques concernés par les plasties abdominales : *la peau, la graisse* et *le plan musculo-aponévrotique;*

— dans un quatrième volet, nous étudierons en détail les différents gestes qui peuvent être proposés au niveau de *l'ombilic.*

Ainsi, envisagerons-nous successivement :

— les plasties abdominales localisées, à propos du plan *cutané;*

— les plasties abdominales et la liposuccion, à propos du plan *graisseux;*

— la remise en tension du plan musculo-aponévrotique;

— les différents gestes sur l'ombilic.

LES PLASTIES ABDOMINALES LOCALISÉES

Elles s'adressent à des lésions limitées dans l'espace. Leur principe est de dessiner une plastie de réduction cutanée la plus adaptée aux lésions, réduisant ainsi l'importance de l'exérèse, et substituant aux grandes cicatrices classiques, des cicatrices plus courtes et si possibles cachées.

Leur définition faisant appel à une caractéristique anatomique, c'est aussi en fonction de l'anatomie et des régions concernées par les lésions et les incisions que nous les répartirons en trois groupes :

— les plasties de l'étage sous-ombilical;

— les plasties de l'étage médio-abdominal et de la région péri-ombilicale;

— les plasties de l'étage sus-ombilical;

— enfin nous étudierons à part, un certain nombre de gestes destinés à améliorer l'aspect de la cicatrice.

LES PLASTIES DE L'ÉTAGE SOUS-OMBILICAL

La technique du « fer à cheval » (J.S. Elbaz, 1974) (fig. 71 et 72)

Son principe, à l'origine, consiste à réséquer une pièce cutanéo-graisseuse qui circonscrit le triangle pubien et a exactement la forme d'un fer à cheval.

La ligne d'incision inscrite est intra-pileuse pubienne, en fer à cheval, avec une portion médiane, supérieure, légèrement convexe vers le haut, et deux portions latérales, obliques en bas et en dedans, dans les régions génito-crurales.

La ligne d'incision périphérique dessine un fer à cheval, en veillant bien à garder, au niveau des points A et B, deux avancées cutanées, pour diminuer la traction à ce niveau. Le décollement est poursuivi vers le haut jusqu'à ce que la paroi cutanéo-graisseuse descende bien sur le pubis. Il n'y a pas de transposition ombilicale.

Deux fils d'appui solidarisent alors les points A et A′, B et B′. La fermeture cutanée commence par le segment transversal AB; l'incongruence est facile à corriger. Celle-ci entraîne, à chacune des extrémités de la suture, une « oreille » qui sera de toute manière cachée, compte tenu de sa localisation périnéale.

Outre la remise en tension de l'étage abdominal inférieur, cette intervention permet d'enlever la quasi-totalité d'une cicatrice appendiculaire ou d'une médiane sous-ombilicale lorsqu'elles existent. C'est l'étalement par traction du moignon de TPP qui redonne à celui-ci les dimensions voisines de la normale.

Les indications doivent être soigneusement posées; l'avantage le plus important est le caractère minime et bien caché de la rançon cicatricielle.

Dans les autres cas de lésions qui, bien que limitées à l'étage sous-ombilical, n'autorisent pas un « fer à cheval », une plastie abdominale

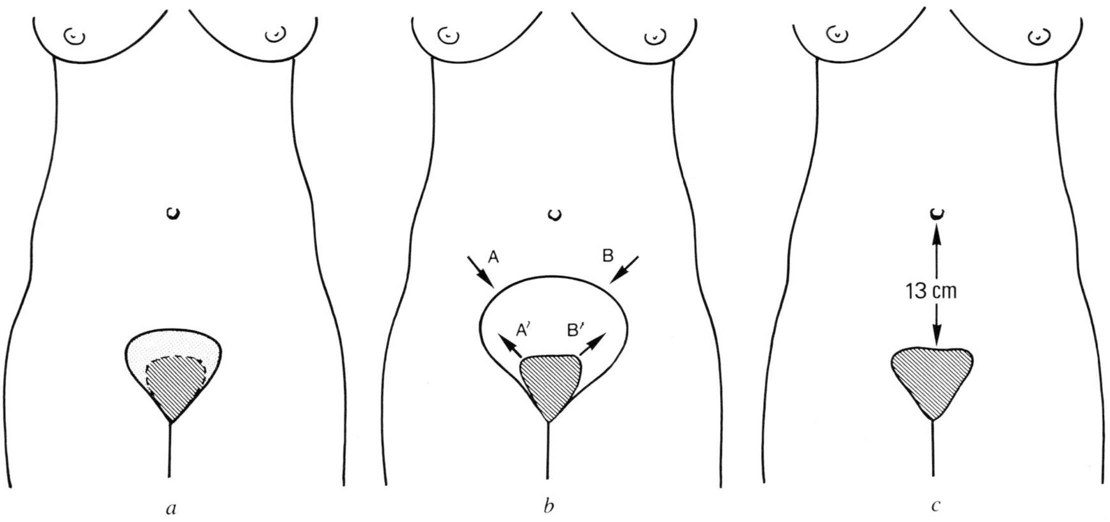

FIG. 71. — *Technique du « fer à cheval »* (J.S. ELBAZ, 1974).

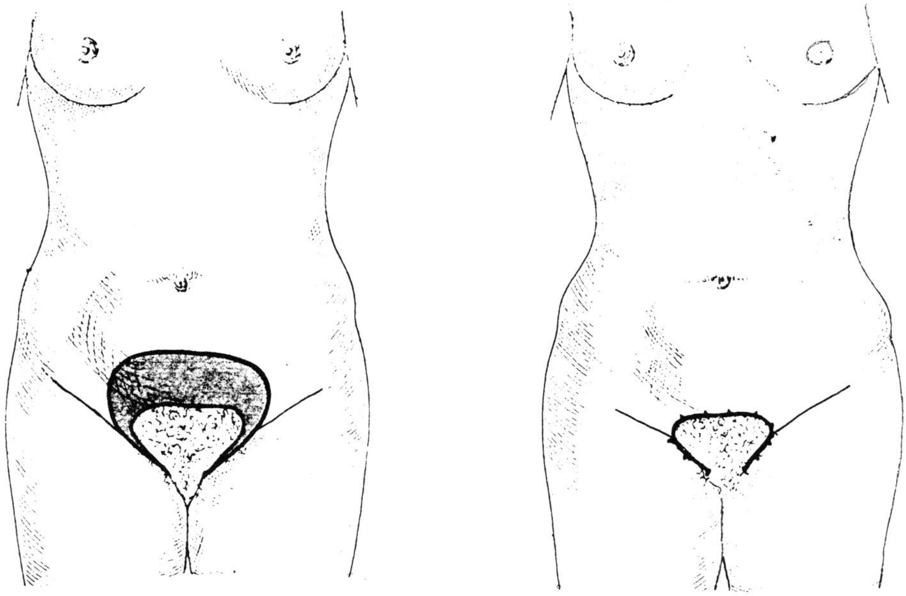

FIG. 72. — J.S. ELBAZ (1974).

transversale basse sans transposition de l'ombilic, pourra être habituellement indiquée.

Les plasties abdominales transversales basses sans geste sur l'ombilic

Lorsqu'il existe un excès cutané limité à l'étage sous-ombilical de l'abdomen, a fortiori si cette peau présente des lésions basses (vergetures, cicatrices), on peut réaliser, chaque fois que le reste de la paroi est en assez bon état, une plastie abdominale localisée, transversale basse, en forme de croissant sus-pubien (fig. 73).

Dans ce type d'intervention, aucun geste n'est réalisé sur l'ombilic : ni transposition comme nous l'avons vu à propos des grandes plasties abdominales, ni désinsertion comme nous l'envisagerons au chapitre suivant.

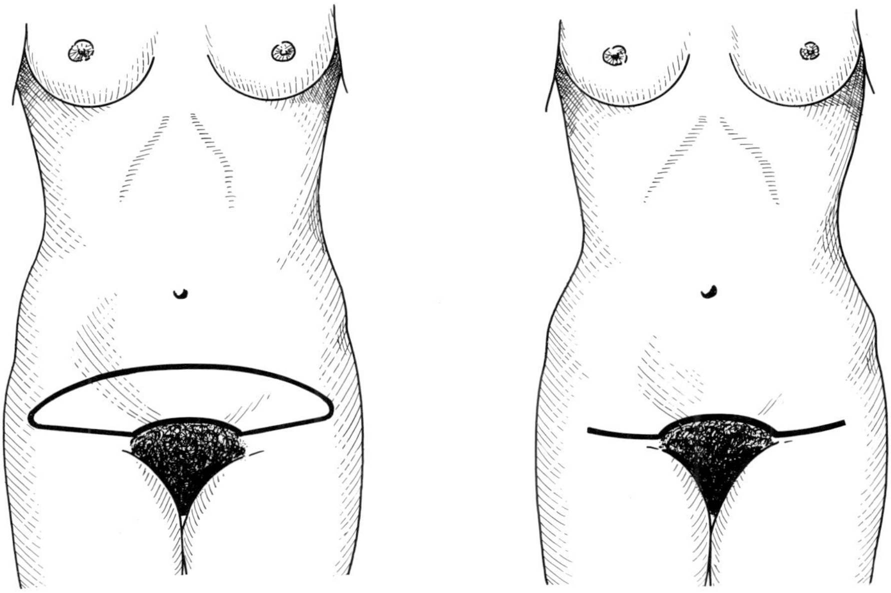

FIG. 73. — *Plastie abdominale transversale basse sans geste sur l'ombilic.*

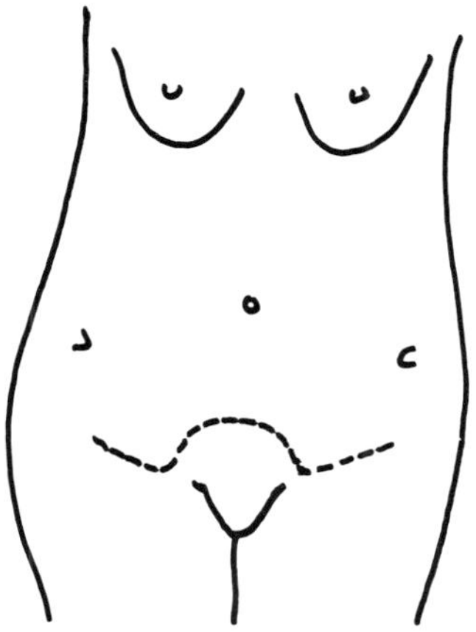

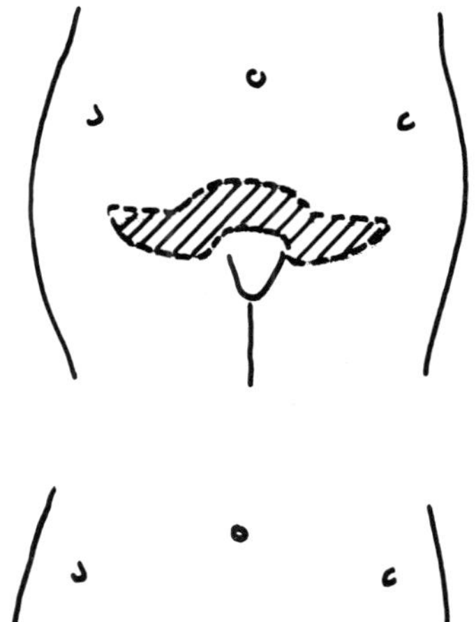

FIG. 74. — *« Minilift » abdominal pour excès cutané limité à l'étage sous-ombilical de l'abdomen* (SERSON modifié GLICENSTEIN).

— Tracé de la zone réséquée.

— Emplacement de la cicatrice (une excision sus-pubienne pure est insuffisante).

Outre le contexte et la topographie lésionnels sus-décrits, le choix de cette stratégie opératoire requiert une augmentation de la distance ombilic-triangle pileux-pubien.

Ce type d'intervention à été publié par J. Glicenstein en 1975 sous le nom de « minilift-abdominal » (fig. 74, 75 et 76).

Plusieurs autres publications ont suivi qui se sont attachées à reprendre ce type de technique et à la codifier, avec une terminologie variable mais toujours évocatrice et imagée :

— « abdominoplastie limitée » pour T.S. Wilkinson et coll. (1986);

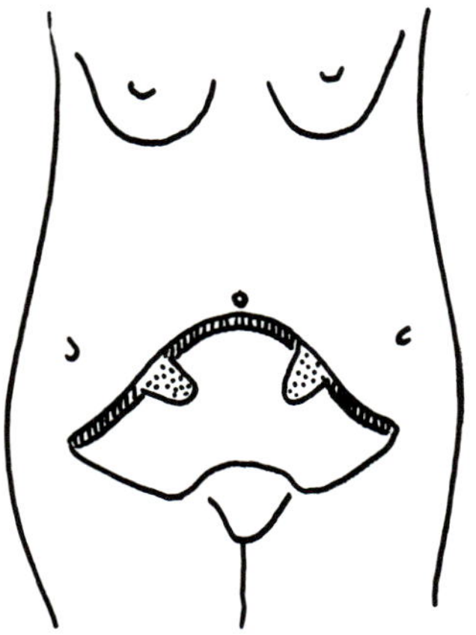

FIG. 75. — *Désépidermisation de deux bandelettes cutanées qui seront enfouies sous la peau de la région pubienne* (SERSON modifié GLICENSTEIN. *In : Annales de chirurgie plastique,* 1975, n° 2, vol. XX).

— « mini-abdominoplastie » pour R.F. Greminger (1987).

Techniquement, la distance ombilico-pubienne est notée, peau tendue puis relâchée. La différence entre les deux mesures indique la hauteur de peau que l'on peut réséquer (on peut sans risque ajouter 1 à 1,5 cm). L'excision, latéralement, circonscrit la région pubienne et remonte au niveau des plis inguino-cruraux. Cette exérèse étant réalisée, on décolle vers le haut, au ras du plan aponévrotique, jusqu'à l'ombilic sur la ligne médiane et un peu au-dessus du niveau ombilical de chaque côté. Surtout, pour que cette technique reste valable, il faut que l'abaissement du lambeau supérieur soit aisé et n'entraîne pas de déformation de l'ombilic.

C'est ce type d'intervention, associé à une liposuccion et à l'utilisation d'une colle biologique, qui sera décrit au chapitre 10 sous le nom d'ASA.

Par rapport au « fer à cheval », ce tracé transversal offre l'avantage d'une correction plus aisée des « oreilles », latéralement, dans les plis inguino-cruraux, mais en contrepartie, les cicatrices y seront moins bien cachées.

Cependant, chaque fois que l'abaissement du lambeau supérieur sur la berge inférieure pubienne entraînera une mise en tension anormale et une distorsion de la région ombilicale, il faudra impérativement réaliser une désinsertion suivie d'un abaissement de l'ombilic.

Les plasties abdominales transversales basses avec désinsertions de l'ombilic

Bien des difficultés de la chirurgie plastique de l'abdomen proviennent de la région ombilicale et

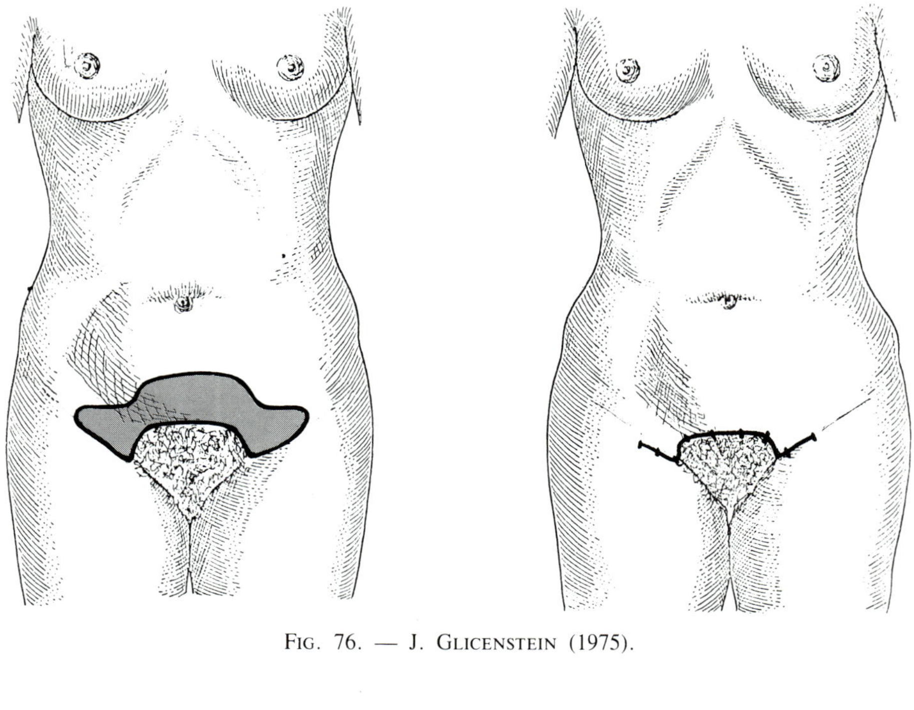

FIG. 76. — J. GLICENSTEIN (1975).

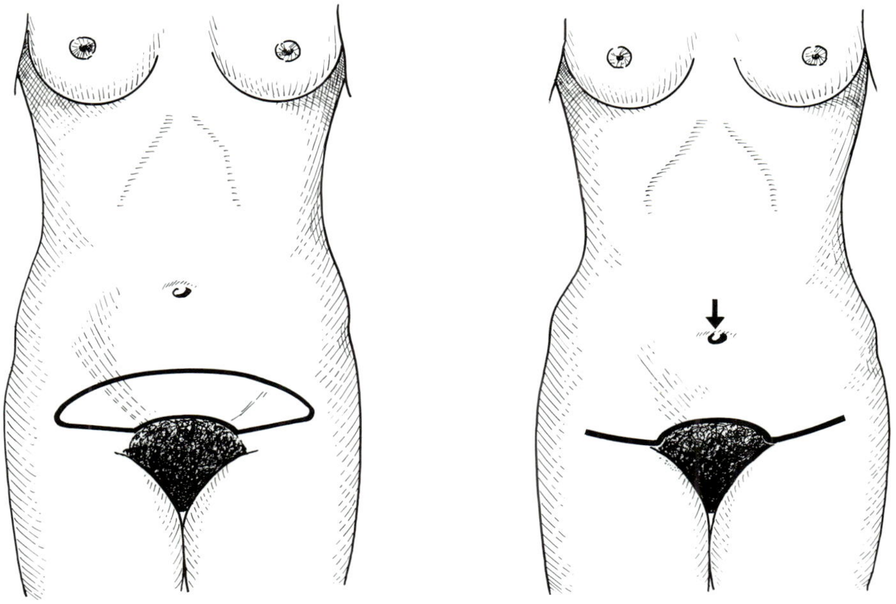

FIG. 77. — *Plastie abdominale transversale basse avec désinsertion de l'ombilic.*

de l'amarrage qui se trouve réalisé à ce niveau entre les plans cutané et musculo-aponévrotique.

Pendant près d'un siècle, la remise en tension de l'étui cutané abdominal fut prisonnière de l'alternative : faut-il transposer ou non l'ombilic ? avec la question corollaire : la peau sus-ombilicale pourra-t-elle s'abaisser aisément jusqu'à la région pubienne sans que le TPP ne s'en trouve distendu et ascensionné ?

C'est à Callia que l'on doit la description en 1965 de la désinsertion de l'ombilic qui permet de se libérer de cette alternative, élargissant ainsi nettement nos possibilités thérapeutiques, notamment dans le domaine du traitement des dermodystrophies post-gravidiques (fig. 77).

Cette idée fut reprise devant la SFCPRE par Guimberteau et Goin en 1983 et par Thion en 1985.

Il apparaît donc essentiel de ne plus considérer l'ombilic comme un repère inamovible sur la paroi abdominale, faisant obstacle à son redrapage. Dès lors, les indications de la désinsertion ombilicale apparaissent larges, comprenant notamment :

— *les excès cutanés de la région sous-ombilicale*, chaque fois que dans le cadre d'une plastie abdominale transversale basse, l'abaissement du lambeau supérieur s'avère difficile et déforme l'ombilic;

— *les excès cutanés de moyenne importance des régions sus- et péri-ombilicales.*

Ainsi, la désinsertion de l'ombilic autorise-t-elle la remise en tension des étages sus- et sous-ombilicaux *modérément* distendus, sans laisser de cicatrice péri-ombilicale.

Techniquement, elle réalise une translation vers le bas de l'ombilic cutané. Ce geste, techniquement simple, est en fait rendu licite pour deux raisons :

— si la distance ombilic-TPP apparaît remarquablement constante (environ 13 cm), elle peut en pratique être réduite à 11 voire 10 cm, sans que l'équilibre et l'esthétique du ventre ne s'en trouvent perturbés;

— on reporte l'incision de la berge inférieure 2 à 3 cm sous le bord supérieur du TPP, bord supérieur qui se trouve ainsi abaissé de 2 à 3 cm environ.

Pour ces deux raisons, l'ombilic peut donc être abaissé d'environ 2 à 3 cm.

Technique

L'incision de la berge inférieure se situe 2 à 3 cm au-dessous du bord supérieur du TPP, et se prolonge latéralement dans les plis inguinaux, plus ou moins loin selon l'importance de la résection cutanée. Le décollement s'étend vers le haut à la demande sans limitation du fait de la désinsertion ombilicale. Les attaches ombilicales sont sectionnées au ras de l'aponévrose.

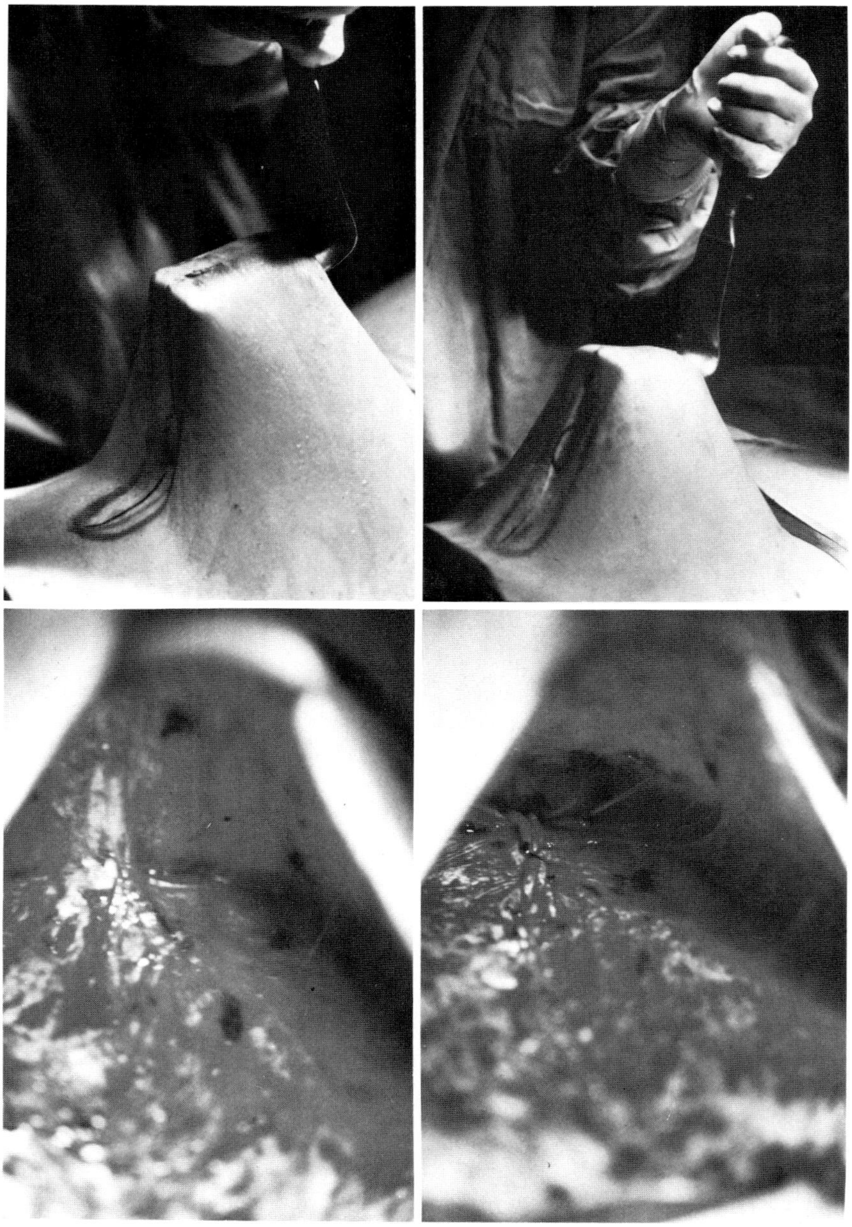

FIG. 78 *a, b, c* et *d*). — *Vues per-opératoires d'une désinsertion de l'ombilic, avant et après section des attaches ombilicales au ras de l'aponévrose.*

La brèche aponévrotique ainsi créée est fermée par quelques points solides, inversants et résorbables.

L'ombilic, resté solidaire de la peau abdominale va alors s'abaisser en même temps que celle-ci du fait du redrapage cutané vers le bas, à la demande, sans tension excessive, en respectant toutefois une distance ombilic-TPP d'au moins 10 cm (fig. 78 *a*, *b*, *c* et *d*).

L'ombilic est ensuite réimplanté, 2 à 3 cm plus bas et fixé par 2 à 3 points à l'aponévrose, strictement sur la ligne médiane. Il aura aussi conservé une morphologie parfaitement normale, sans aucune cicatrice.

Au total, une telle méthode permet de traiter des déformations sous-ombilicales, mais aussi sus- et péri-ombilicales, sans aucune rançon cicatricielle sur l'abdomen en peau glabre.

La désinsertion ombilicale soulage d'autant la tension sur la cicatrice pubienne que celle-ci n'a pas tendance à remonter ni à s'élargir. De surcroît, cette cicatrice est très bas située et aisément dissimulée par les sous-vêtements.

En revanche, la désinsertion est loin de résoudre tous les problèmes, et n'est tolérable dans le redrapage que si le glissement se fait d'environ 2 à 3 cm vers le bas.

Peuvent bien évidemment être associées à cette désinsertion ombilicale, une liposuccion ou une plastie musculo-aponévrotique.

LES PLASTIES DE L'ÉTAGE MÉDIO-ABDOMINAL ET DE LA RÉGION PÉRI-OMBILICALE

Les lésions strictement ombilicales et péri-ombilicales, lorsqu'elles ne peuvent être corrigées par une incision à distance comme nous venons de le voir, constituent l'une des plus grosses difficultés de la chirurgie plastique abdominale.

Reste alors le choix entre :

— *l'abstention,* toujours possible,

— et *un abord direct* de la lésion, avec comme sanction inévitable, une cicatrice médio-abdominale. Il va sans dire que, dans cette hypothèse, la patiente aura été prévenue de la topographie exacte de la future cicatrice, de sa longueur, et des incertitudes qui pèsent toujours sur son évolution.

Nous allons décrire à ce propos 3 tracés principaux; d'autres peuvent être imaginés et proposés.

Il faut savoir que les indications en sont rares et il faut insister sur la vigilance qui devra entourer l'information de la patiente et le contrat de soin qui sera passé avec elle.

Les plasties péri-ombilicales circulaires

Elles consistent en une exérèse circulaire en forme de disque péri-ombilical.

C'est avec le recul, une intervention à déconseiller. En effet, ou bien l'exérèse cutanée est minime, ou bien dès qu'elle est un peu plus importante, il apparaît 3 phénomènes :

— un plissé, en rayon de soleil, qui est loin de toujours disparaître;

— une évagination de l'ombilic qui n'est plus au fond de son cratère et s'agrandit dans ses dimensions;

— enfin une cicatrice souvent visible du fait de son extériorisation et souvent hypertrophique du fait des tensions auxquelles elle est soumise (fig. 79).

Les plasties abdominales transversales sus-ombilicales

Proposées par R. Vilain, elles s'adressent principalement aux fripures, flétrissures et vergetures localisées dans la région sus-ombilicale.

L'originalité de cette technique est d'être *itérative* (Morestin), réalisée en 2, voire 3 temps, sous simple anesthésie locale. Le recours à plusieurs temps opératoires permet de profiter au mieux de l'élasticité cutanée en limitant notablement la longueur finale de la cicatrice.

La pièce d'exérèse correspond à un court fuseau transversal horizontal, sus-ombilical.

Après une première exérèse réalisée prudemment sans vouloir « résorber » la totalité de l'excédent cutané, une deuxième exérèse est pratiquée, quelques mois plus tard : à partir de la première cicatrice sus-ombilicale, la berge supérieure est décollée vers le haut afin de permettre une exérèse complémentaire de l'excès cutané

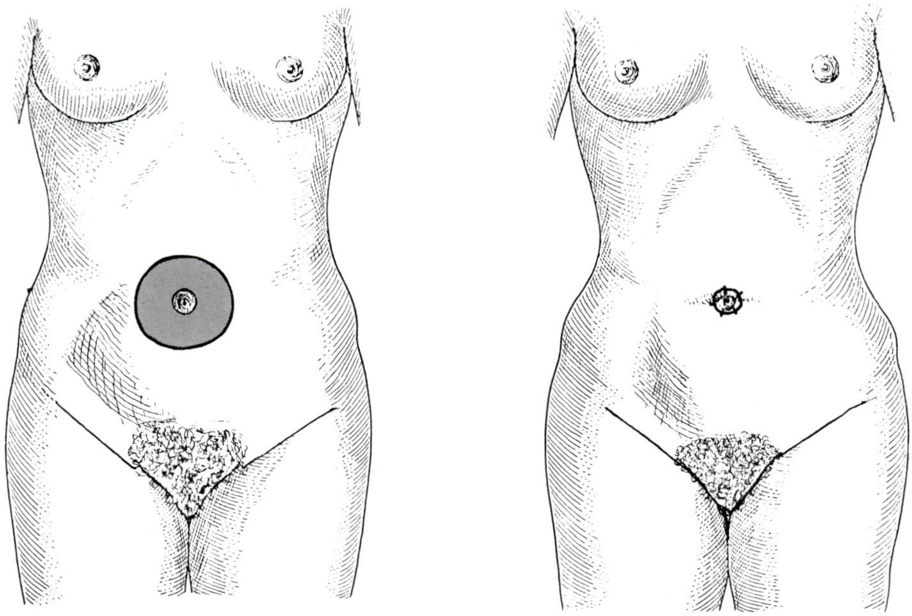

FIG. 79. — *Plastie péri-ombilicale circulaire* (indications exceptionnelles : se reporter au texte).

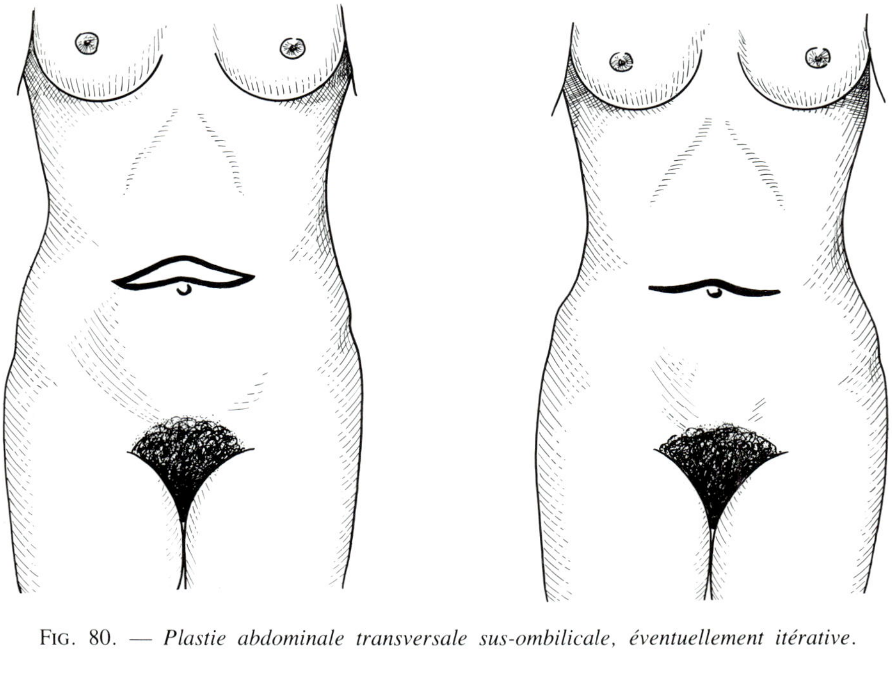

FIG. 80. — *Plastie abdominale transversale sus-ombilicale, éventuellement itérative.*

résiduel, sans provoquer d'allongement de la cicatrice initiale.

La cicatrice définitive sera donc une horizontale, médio-abdominale, assez courte, située juste au-dessus de l'ombilic, et dont la portion moyenne peut être partiellement cachée dans la partie supérieure du cratère ombilical (fig. 80).

Les plasties abdominales transversales médio-abdominales à cheval sur l'ombilic ou « mid-abdominoplasties »

Elles s'adressent à des lésions localisées autour de l'ombilic, mais trop étendues cependant pour pouvoir bénéficier de l'une des deux techniques qui viennent d'être décrites.

Elles consistent en l'exérèse d'un fuseau ou d'une ellipse à grand axe transversal, horizontal, centré sur l'ombilic. La longueur et la largeur de cette pièce de résection dépendent bien évidemment de l'importance des lésions à corriger; elles conditionnent la longueur de la rançon cicatricielle.

L'ombilic se situe au cœur de l'intervention comme au cours d'une plastie abdominale axiale verticale : il ne sera ni désinséré, ni transposé par rapport aux téguments pariétaux abdominaux; il est comme « immobile au cœur de la plastie ».

Ce schéma ne correspond en fait à aucun tracé classique auquel un nom reste attaché, bien qu'il ait été utilisé couramment, par beaucoup, avec des résultats intéressants.

La description en a été reprise en 1975 par J.G. Stuckey sous le nom de « midabdomen abdominoplasty ».

D'un point de vue *technique,* l'intervention commence par une incision et une dissection circulaire de la collerette ombilicale. A partir de cette voie d'abord circulaire, la peau est décollée vers le haut, vers le bas et latéralement. L'excès cutané peut alors facilement être apprécié et réséqué, symétriquement, au niveau de chacun des lambeaux supérieur et inférieur, ce qui confère à la pièce totale d'exérèse la forme d'une ellipse ou d'un fuseau.

La fermeture est obtenue par rapprochement des deux berges supérieure et inférieure, ce qui détermine une suture horizontale médio-abdominale, interrompue sur la ligne médiane par la collerette ombilicale.

Deux demi-cercles, opposés par leur diamètre qui est égal à celui de l'ombilic sont alors excisés à la demande au milieu de chacune des berges, de telle sorte que l'ombilic retrouve sa place, en fin d'intervention au milieu, de la cicatrice.

Cette technique qui permet l'ablation de la totalité des lésions péri-ombilicales d'extension moyenne a bien sûr l'inconvénient de laisser derrière elle une cicatrice assez longue et en plein milieu du ventre dénudable.

Il faut dire, cependant, que l'évolution de cette cicatrice, parfaitement située dans le sens des plis de flexion de la peau abdominale est souvent très satisfaisante, donnant à moyen terme des résultats volontiers acceptables.

LES PLASTIES DE L'ÉTAGE SUS-OMBILICAL : DERMOLIPECTOMIES TRANSVERSALES HAUTES

Décrite en 1977 par **C. Rebello,** cette technique est séduisante à condition de la réserver à des indications très précises et en fait rares : elle s'adresse en effet à des lésions étendues de l'étage supérieur de l'abdomen, sans lésion de l'étage sous-ombilical (fig. 81).

Nous l'envisagerons d'abord sans tenir compte de la plastie mammaire qui peut éventuellement lui être associée.

Le tracé de la berge supérieure suit latéralement les deux sillons sous-mammaires et décrit, sur la partie médiane, pré-sternale, une courbe à concavité inférieure, réalisant une incision en « aile de mouette ». Le décollement sus-aponévrotique sera mené jusqu'au niveau de l'ombilic, le dépassant légèrement latéralement. L'étendue de l'exérèse sera au mieux appréciée en per-opératoire, en incisant le lambeau abdominal ainsi obtenu sur la ligne médiane, afin de mettre un point de bâti là où s'exerceront les forces de traction maximales.

Ainsi, la berge inférieure décrira-t-elle une courbe régulièrement concave en haut qui vient rejoindre les extrémités des sillons sous-mammaires.

L'ombilic n'est pas transposé. On peut ainsi obtenir une bonne remise en tension de tout l'étui cutané sus-ombilical.

Le principal inconvénient de cette technique réside dans l'existence d'une cicatrice transversale médiane, pré-sternale, passant en pont entre les deux seins dans le décolleté.

On sait qu'il sagit là d'une région dont la cicatrisation évolue volontiers sur le mode hypertrophique; or, c'est à ce niveau que les forces de tractions seront maximales sur les berges cicatricielles.

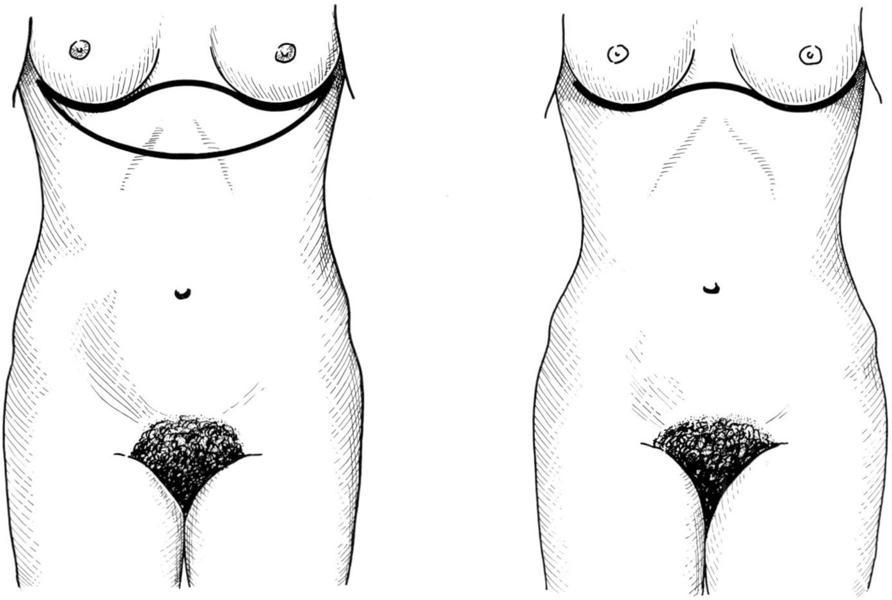

FIG. 81. — *Dermolipectomie transversale haute.*

Outre le soin que l'on prendra à ne pas faire une exérèse trop importante afin de ménager une tension raisonnable sur les berges, il est important de placer cette portion médiane de la cicatrice suffisamment basse, dans la région xiphoïdienne, afin qu'elle soit dissimulable dans le soutien-gorge.

L'indication idéale de cette technique apparaît donc chez les femmes présentant un excès cutanéo-graisseux localisé à l'étage sus-ombilical et demandeuses de plastie mammaire, une partie appréciable des rançons cicatricielles se trouvant alors confondues.

A ce propos, il faut préciser que nous n'avons pas observé de répercussions négatives dues à la plastie abdominale haute sur la statique mammaire. Il semble que l'absence de tension au moment de la suture grâce à un décollement suffisamment étendu, soit le meilleur garant contre ce type de complication.

LES GESTES POUR AMÉLIORER LA CICATRICE

Deux des principaux reproches que l'on a souvent fait aux cicatrices de plasties abdominales, transversales notamment, concernent leur tendance à s'invaginer, à s'enterrer, ainsi que la fréquence d'une asymétrie de longueur ou de hauteur. Nous décrirons ici, deux procédés qui ont été proposés pour prévenir ces défauts.

Les cicatrices invaginées ou enterrées

L'invagination d'une cicatrice, conséquence de son adhérence aux plans sous-jacents musculo-aponévrotiques, réalisant au maximum l'aspect de « cicatrice enterrée », constitue une modalité non rare d'évolution inesthétique.

R. Vilain a proposé d'avoir recours à des lambeaux triangulaires, cutanéo-graisseux, désépidermisés « les dents de la mer », que l'on ménage au niveau de chacune des berges et qui, en s'entrecroisant au moment du rapprochement des berges, viennent en quelque sorte offrir un sous-sol dermique aux berges suturées, empêchant ainsi leur attraction et leur rétraction vers les plans sous-jacents.

En ce qui concerne une plastie abdominale transversale basse avec transposisition de l'ombilic, il faut laisser un grand triangle dermo-graisseux sus-pubien équilatéral de 6 à 7 cm de

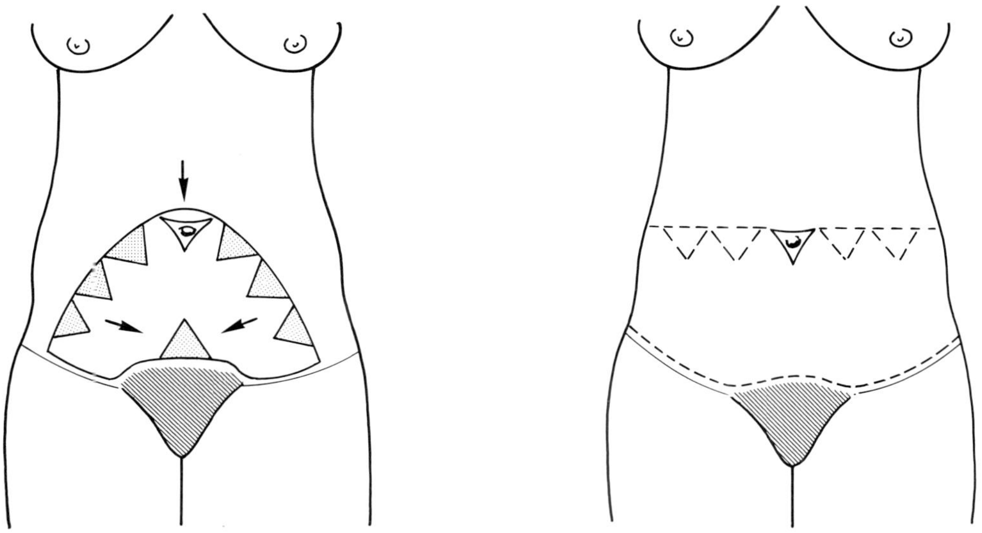

a b

FIG. 82. — *Lambeaux triangulaires cutanéo-graisseux désépidermisés : « les dents de la mer »* (R. VILAIN).

côté, à base inférieure pubienne, il servira de socle et comblera l'absence de tissu graisseux dans la partie du lambeau supérieur initialement située au-dessus de l'ombilic (fig. 82).

Les cicatrices asymétriques

L'étude rétrospective de 300 abdominoplasties que nous avions réalisée en 1976 lors de la première édition de cet ouvrage, avait retrouvé une assez grande fréquence d'imperfections au niveau de la cicatrice :

— asymétries de longueur ou de hauteur;

— persistance d'un froncé cutané souvent irrégulier.

Une telle analyse nous a amenés à proposer la stratégie suivante pour remédier à ces défauts :

— le dessin de l'excision cutanée fait en position debout est réalisé symétriquement;

— après excision et décollement, un premier point strictement médian est mis en place;

— puis, d'un côté, un bâti de la suture est entrepris, du centre vers la périphérie, par étapes régulières et symétriques : chaque « étape » de 5 cm sur la berge supérieure est suturée à la berge inférieure avec « la tricherie » jugée comme maximale, c'est-à-dire, obtenant au plus un très léger froncé cutané;

— la symétrie est obtenue en reportant, à l'aide d'un double décimètre, la valeur exacte de la « tricherie » sur la berge inférieure contro-latérale pour chacune des étapes de 5 cm mesurées sur la berge supérieure.

Ainsi, d'étape en étape, et de façon *centrifuge,* l'icongruence est corrigée régulièrement et symétriquement *au mieux de la tolérance cutanée.*

La symétrie est assurée par un *dessin pré-établi symétrique* et une *correction numérisée* (fig. 83 à 92).

PLASTIES ABDOMINALES ET LIPOSUCCION

Les apports de la liposuccion feront l'objet d'un chapitre complet (chapitre 9). Nous étudierons simplement ici les principales modalités de l'association de la liposuccion aux gestes d'une dermolipectomie classique.

Nous avons vu que la paroi abdominale constituait un siège électif de stockage de la graisse,

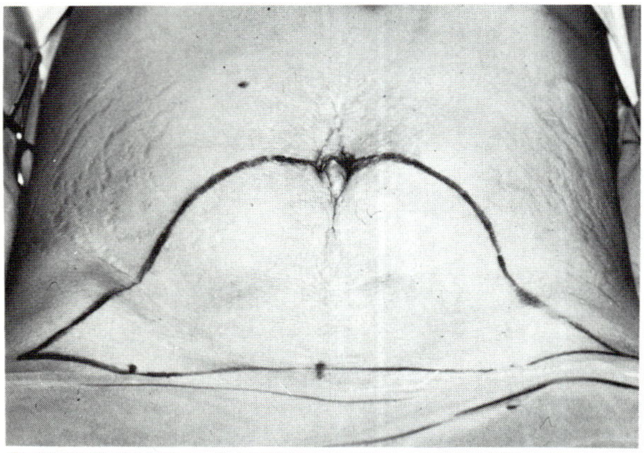

83

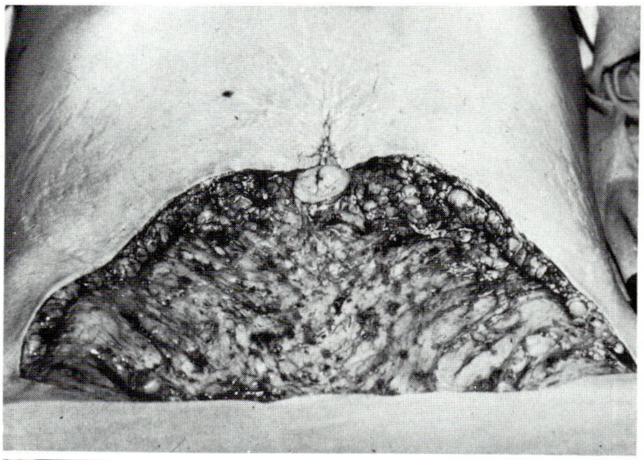

84

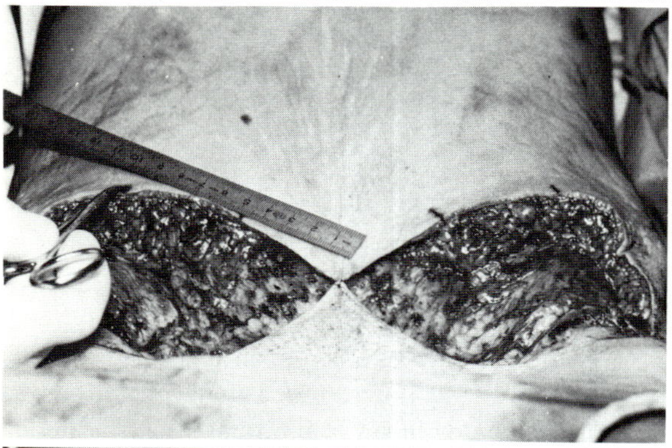

85

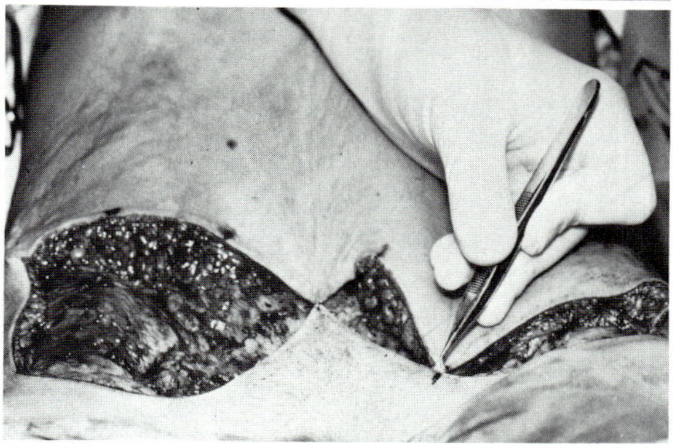

86

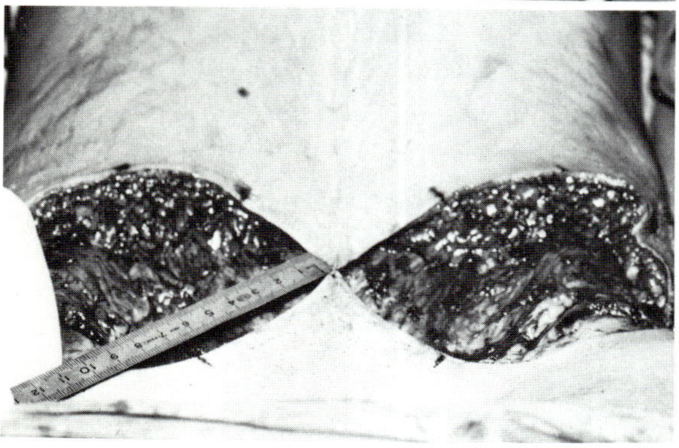

87

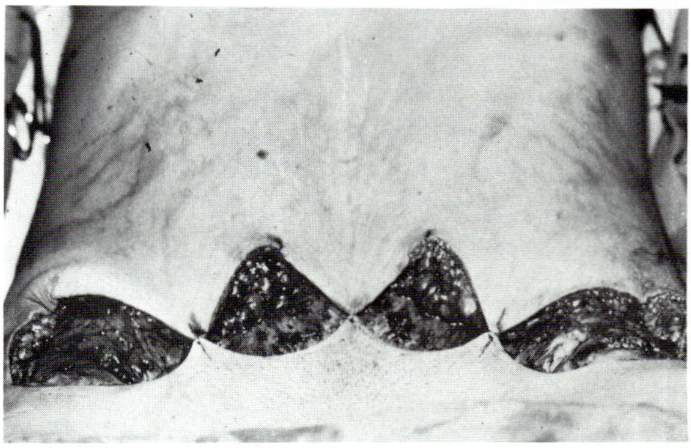

88

FIG. 83. — *Tracé symétrique effectué debout.*

FIG. 84. — *Après excision de l'excès cutanéo-graisseux, une incongruence de longueur des berges est obtenue.*

FIG. 85. — *Les « étapes » de 5 cm sont tracées sur la berge supérieure de part et d'autre du point médian.*

FIG. 86. — *La « tricherie » jugée maximale est appréciée (ici sur une étape de 10 cm). Un repère est tracé sur la berge inférieure puis mesuré depuis le point médian (6,5 cm pour 10 cm dans ce cas, soit un gain d'environ 2 cm par 5 cm).*

FIG. 87. — *Report de la « tricherie » sur la berge inférieure contro-latérale au double-décimètre.*

FIG. 88. — *Les deux points de bâti symétriques sont placés.*

89 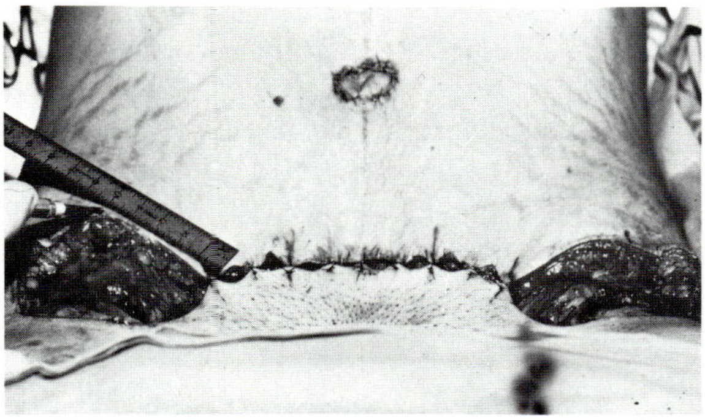

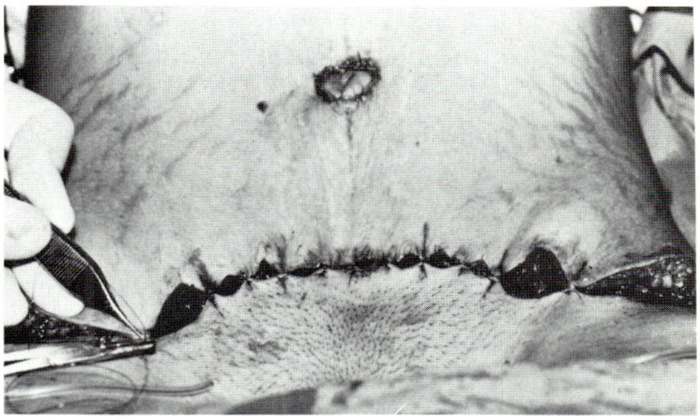 90

91 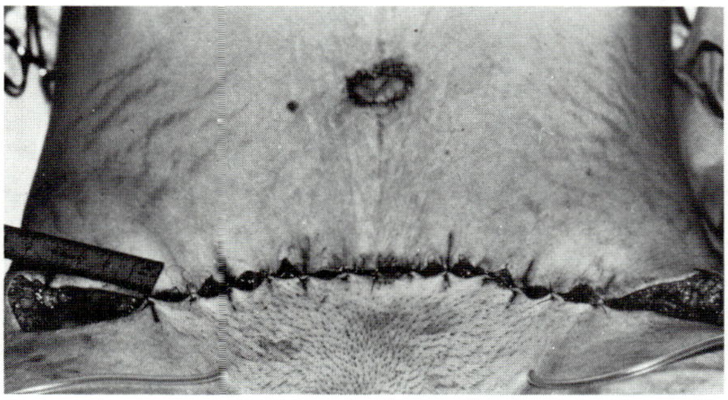

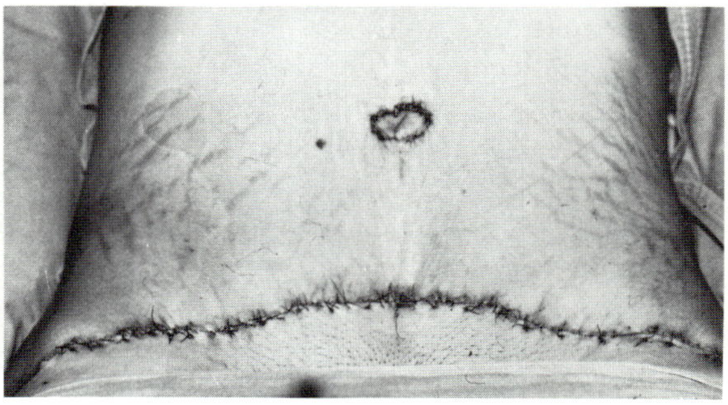 92

FIG. 89. — *Des points intermédiaires sont placés successivement au centre de chaque étape répartissant de façon égale la « tricherie ». Une nouvelle étape de 5 cm est tracée.*

FIG. 90. — *Appréciation de la « tricherie » et report au double décimètre sur la berge contro-latérale.*

FIG. 91. — *Des points intermédiaires sont placés et une dernière étape, ici de 4 cm, est tracée.*

FIG. 92. — *Résultat de face.*

(FIG. 83 à 92 : d'après G. FLAGEUL et E. SITBON, *Ann. Chir. Plast. Esthét.*, *32*, 3, 223-226, 1987.)

avec sa topographie préférentielle, selon le sexe, et son prolongement sur les côtés par le bourrelet latéral des flancs. Ces surcharges graisseuses ont toujours été l'un des principaux problèmes posés au plasticien en matière de chirurgie plastique abdominale. Or, il faut bien avouer que le traitement des stéatoméries n'était que très incomplètement pris en compte par la chirurgie classique :

— la lipectomie en effet ne concernait que la graisse sous-jacente à la pièce d'exérèse cutanée;

— quant au dégraissage du lambeau restant, à l'aide d'un bistouri, on sait combien il était délicat et dangereux, notamment pour la vitalité du lambeau.

Ainsi, si nous disposions de gestes appropriés pour remédier aux lésions cutanées et musculo-aponévrotiques, le traitement chirurgical de la surcharge adipeuse se limitait à celui de la graisse immédiatement sous-jacente à la peau distendue et lésée. Les stéatoméries adjacentes n'étaient traitées que par le mépris; la graisse excédentaire restait en place, hypertrophique et immobile, « en sandwich » entre les plans cutané et musculaire remis en tension : cette « inertie adipeuse » rendait compte, pour une large part, du caractère monomorphe et souvent peu satisfaisant des résultats, sans parler des récidives immédiates.

En présence d'une surcharge adipeuse abdominale isolée, sans lésion ni distension cutanées, aucun geste ne pouvait être proposé.

La liposuccion, introduite en 1977 dans notre arsenal thérapeutique à la suite des travaux de Y.G. Illouz, apparaît bien comme le geste approprié au traitement des surcharges graisseuses localisées. En cela, elle a ouvert un nouveau chapitre dans l'histoire de la chirurgie plastique de l'abdomen.

On sait l'étendue anatomique de ses applications sur le corps humain. Dans le domaine de la chirurgie plastique abdominale, il ne faut pas la considérer comme une technique à part, encore moins comme une méthode à opposer à la chirurgie classique. Il s'agit simplement d'un moyen, d'une instrumentation, adapté au traitement des surcharges graisseuses et qui va venir en complément des autres gestes, cutanés, musculaires et aponévrotiques.

Ces gestes classiques s'en trouvent rendus plus aisés puisque la liposuccion réduit la surcharge adipeuse des lambeaux, facilite leur mobilisation, harmonise l'épaisseur des berges que l'on va affronter, diminue la tension au niveau des sutures améliorant ainsi la qualité des cicatrices, atténue « les oreilles » et facilite leur traitement.

Lorsqu'elle est associée à une dermolipectomie classique, la liposuccion qui est pratiquée en premier, constitue un geste simple, qui n'allonge guère la durée de l'intervention; elle est peu agressive localement pour les téguments qui seront redrapés, et ne nécessite, au plan général, une réanimation particulière que pour un volume de graisse aspirée supérieur à un litre.

Pour simple qu'elle soit dans son principe et dans ses gestes, il ne faut jamais perdre de vue que la liposuccion d'une stéatomérie abdominale comporte toujours l'éventualité potentielle et accidentelle d'une effraction aponévrotique et péritonéale qui exposerait au risque de lésion des viscères intra-abdominaux. Il faudra être d'autant plus vigilant qu'il s'agit d'un ventre cicatriciel et siège d'une fragilité ou d'une lésion musculo-aponévrotiques.

LIPOSUCCION ABDOMINALE ISOLÉE
(Fig. 93)

Elle concernera des patientes porteuses d'une surcharge graisseuse abdominale située au-dessous d'une peau tonique, qui n'est pas en excès, et qui est peu ou pas lésée. En effet, la peau devra se rétracter et se redraper spontanément sur les nouveaux reliefs.

De telles patientes devaient toujours être récusées avant l'avènement de la liposuccion. Elles constituent aujourd'hui, lorsque l'indication est bonne, celles qui bénéficient le plus brillamment de la chirurgie plastique abdominale, puisque leur disgrâce peut être traitée électivement, définitivement et sans rançon cicatricielle.

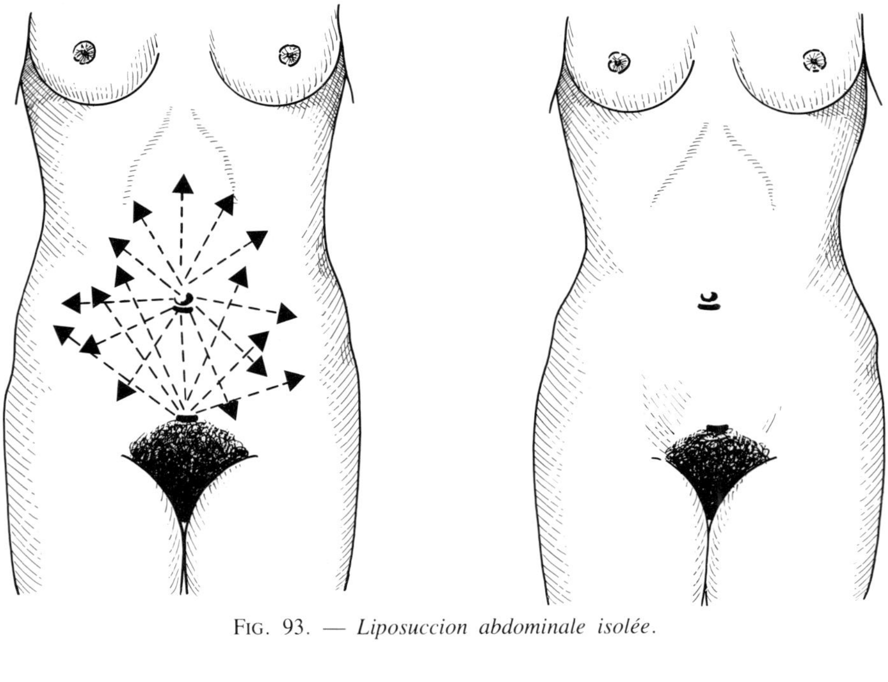

FIG. 93. — *Liposuccion abdominale isolée.*

DERMOLIPECTOMIE ABDOMINALE ASSOCIÉE À UNE LIPOSUCCION ABDOMINALE, AU COURS DE LA MÊME INTERVENTION
(Fig. 94 à 100)

Bien évidemment, toutes les dermolipectomies que nous venons de décrire, qu'il s'agisse des grandes plasties abdominales classiques ou bien des plasties localisées, peuvent bénéficier d'une liposuccion associée, chaque fois qu'il existe une surcharge graisseuse locale. Celle-ci sera évaluée par l'inspection et le test du pincement.

Nous avons vu comment était apprécié l'état de la peau; chaque fois que cet examen objectivera, au-dessus de la surcharge adipeuse, un excès cutané, il faudra associer à la liposuccion une plastie de réduction cutanée, pour adapter l'enveloppe cutanée aux nouveaux reliefs sous-jacents. Outre le fait qu'elle « résorbe » cet excès cutané, la dermolipectomie permettra aussi très souvent la suppression de lésions cutanées (vergetures, cicatrices).

Le choix du tracé cutané et de la conduite adoptée à l'égard de l'ombilic dépendra bien évidemment de l'étendue et de la topographie des lésions et de l'excès cutané. Nous avons vu le grand éventail d'options et de tracés aujourd'hui offerts au chirurgien plasticien.

La liposuccion sera faite en début d'intervention : liposuccion « première », ou bien au cours de l'opération proprement dite.

Le « rolling test » permettra de contrôler au fur et à mesure l'épaisseur de la couche adipeuse résiduelle et la régularité de l'aspiration.

Les incisions cutanées et les autres gestes classiques de la plastie abdominale seront ensuite réalisés. Ils n'ont rien de particulier sinon qu'ils sont facilités, nous l'avons vu, par l'amincissement du lambeau supérieur et la suppression de l'incongruence d'épaisseur des berges.

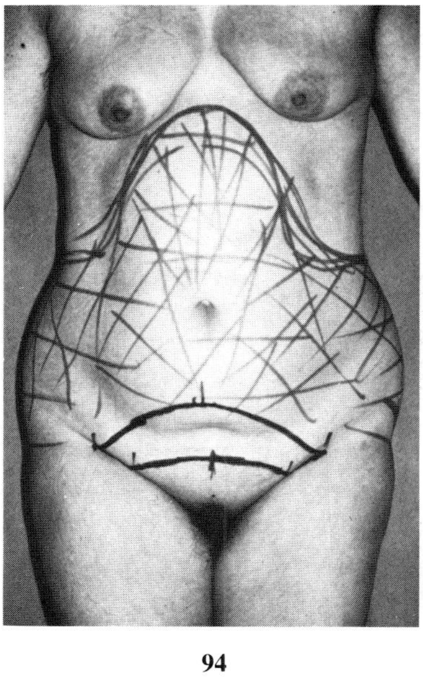

94

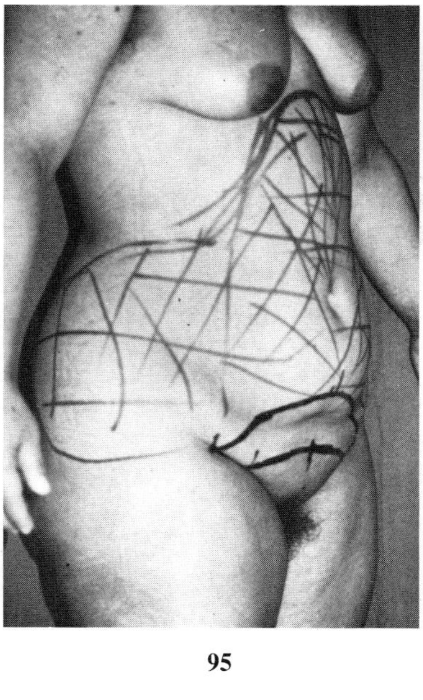

95

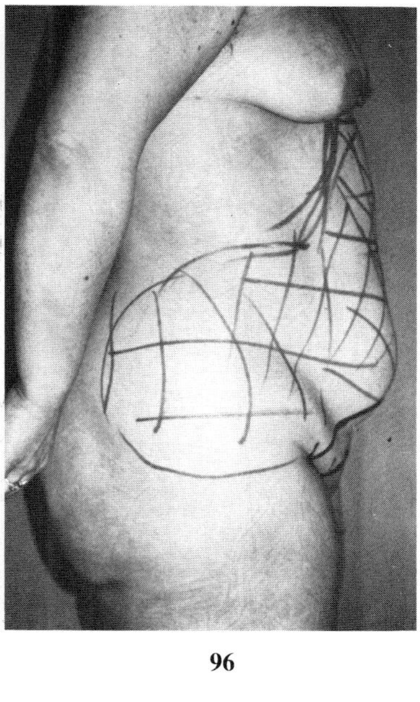

96

FIG. 94, 95 et 96. — *Dermolipectomie abdominale transversale basse avec liposuccion, sans geste sur l'ombilic :* dessins des zones bénéficiant d'une résection et d'une liposuccion.

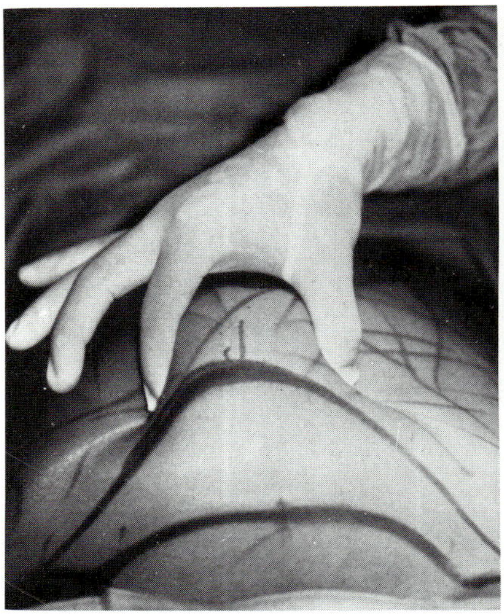

97

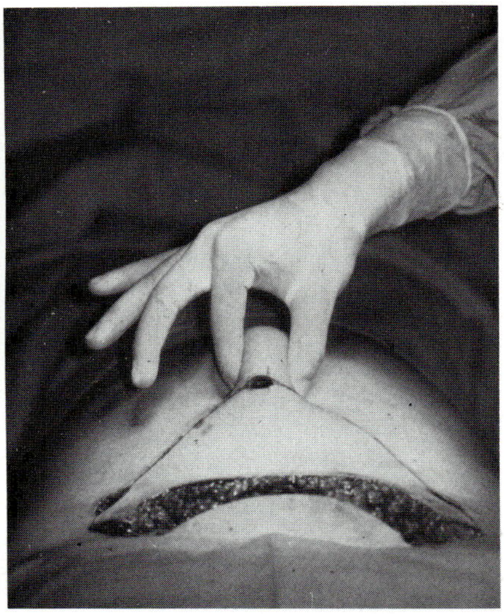

98

FIG. 97 et 98. — *Appréciation de l'épaisseur du pannicule adipeux abdominal avant et après liposuccion.*

La liposuccion a été réalisée avant la résection cutanée.

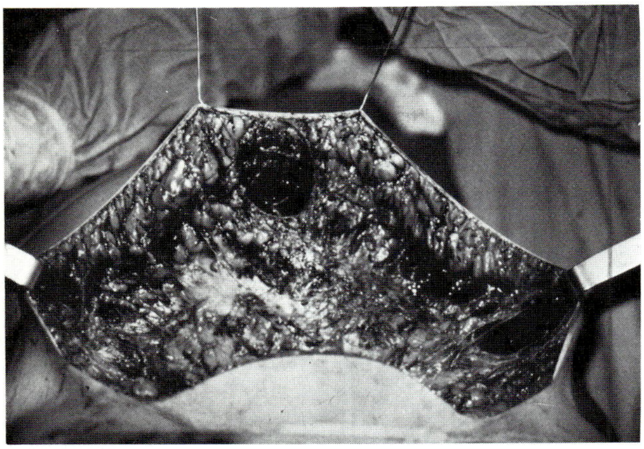

99

FIG. 99 et 100. — *Aspect caractéristique des « tunnels graisseux » tels qu'ils apparaissent lors de l'ouverture chirurgicale.*

100

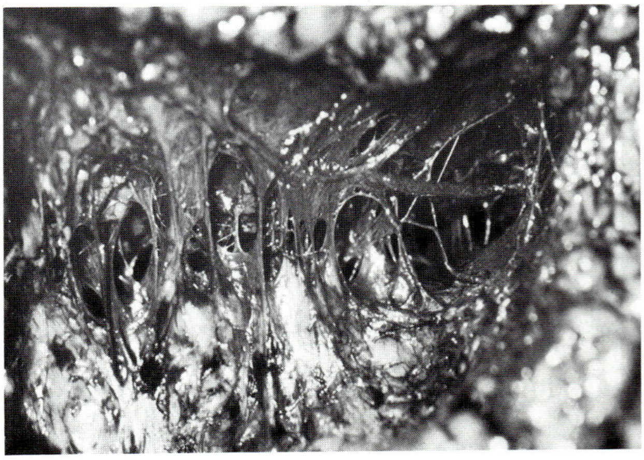

DERMOLIPECTOMIE ABDOMINALE ET LIPOSUCCION ABDOMINALE RÉALISÉES EN DEUX TEMPS OPÉRATOIRES DISTINCTS

Il peut s'agir d'une *dermolipectomie* réalisée afin de corriger un excédent cutané résiduel, quelques mois après une *liposuccion abdominale isolée* pour laquelle on aurait surestimé les qualités mécaniques de la peau.

Il peut s'agir aussi d'une *liposuccion abdominale* réalisée *à distance* d'une plastie abdominale classique, afin de compléter son action sur le plan graisseux.

DERMOLIPECTOMIE ABDOMINALE ASSOCIÉE À UNE LIPOSUCCION EXTRA-ABDOMINALE

L'un des exemples les plus habituels est, par exemple, l'association d'une plastie abdominale à une liposuccion d'une stéatomérie sous-trochantérienne.

LA REMISE EN TENSION DU PLAN MUSCULO-APONÉVROTIQUE

Si le traitement des anomalies du plan graisseux a été l'objet d'une véritable mutation au cours de la dernière décennie, la réparation du plan musculo-aponévrotique a, elle aussi, été l'objet de quelques progrès, bien que moins déterminants.

Nous ne reviendrons pas sur les gestes classiques et d'ailleurs efficaces opposés au diastasis des muscles droits (plicature sur la ligne médiane par une série de points inversants [Welti-Quénu], procédé d'Edouard Quénu); ils sont brièvement décrits dans le cadre de l'intervention type (fig. 101 et 102).

De même, les grandes éventrations, aux confins du sujet, ne seront pas traitées ici.

Il existe, par contre, une approche thérapeutique plus récente concernant la restauration du plan musculo-aponévrotique, et qui repose sur l'observation, en l'absence même de lésions évidentes, objectives et classiques (diastasis, éventration, hernie), de distensions et de relâchements musculaires et aponévrotiques préjudiciables à l'esthétique abdominale et à la silhouette.

Toute proportion gardée, la prise en compte et le traitement de ces distensions, dans le cadre de la chirurgie plastique abdominale, rejoignent un peu la préoccupation concernant les structures musculo-aponévrotiques superficielles à propos du vieillissement cervico-facial et du lifting.

Deux orientations thérapeutiques nous paraissent à cet égard intéressantes :

1) **Jackson** décrit en 1978 sous le nom de « waistline stitch » une plicature bi-axiale.

Pour cet auteur, il existe, fréquemment associé au diastasis des droits, un relâchement musculo-aponévrotique dans le sens vertical, de l'appendice xiphoïde au pubis.

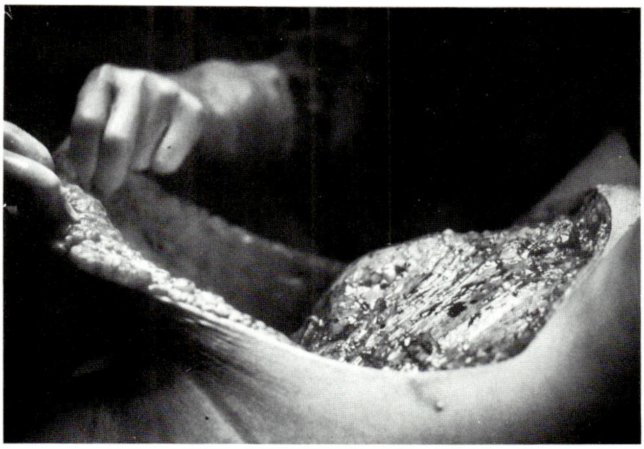

FIG. 101. — *Important diastasis des droits.*

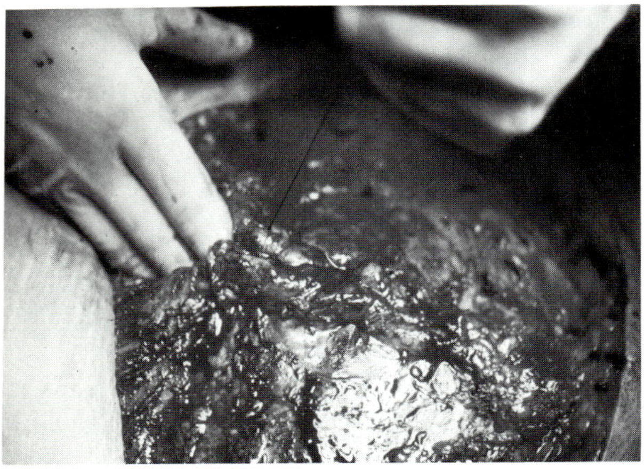

FIG. 102. — *Traitement du diastasis des droits par une série de points en X inversants.*

Aussi Jackson propose-t-il d'associer à la plicature axiale verticale classiquement réalisée pour traiter le diastasis, une plicature horizontale transversale, croisant la précédente au niveau de l'ombilic, et intéressant de dedans en dehors, le muscle grand droit et les muscles de la paroi antéro-latérale de l'abdomen (grand oblique, petit oblique, transverse).

Ainsi la taille est-elle parfaitement redessinée par une double plicature, bi-axiale, convergeant au niveau de l'ombilic, d'où le nom de « waistline stitch » donné à ce procédé (fig. 103).

2) La même année, et dans le même esprit, **Psillakis** proposait la plicature du grand oblique au bord externe de la gaine des droits.

LES DIFFÉRENTS GESTES SUR L'OMBILIC

Les récents progrès de la chirurgie plastique abdominale ont été aussi marqués par une diversification des techniques chirurgicales possibles au

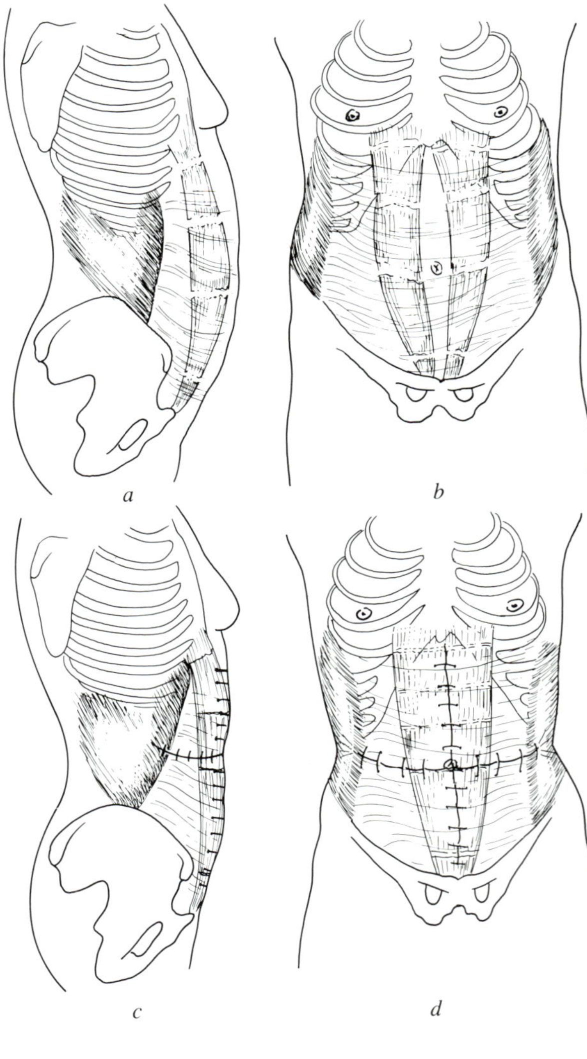

FIG. 103 *a, b, c* et *d*). — *Plicature musculo-aponévrotique bi-axiale selon Jackson (1978).*

niveau de l'ombilic, soit qu'il s'agisse de la codification de nouveaux gestes (désinsertion, résection-reconstruction), soit qu'il s'agisse de l'amélioration et du raffinement de gestes plus classiques (transposition de l'ombilic, ombilicoplastie).

Bien que plusieurs de ces techniques aient été envisagées précédemment, nous nous proposons ici de regrouper et d'étudier les différentes solutions et possibilités que l'on peut proposer à l'égard de l'ombilic dans le cadre d'une plastie abdominale.

En matière de plastie abdominale, l'ombilic se trouve bien au centre et au cœur du sujet, tant anatomiquement que techniquement, comme la plaque aréolo-mamelonnaire dans le domaine de la chirurgie plastique du sein.

Mais alors que cette dernière constitue une structure anatomique majeure, complexe, sensible et fondamentale sur le plan de l'érotisme et de l'esthétique, l'ombilic quant à lui ne correspond qu'à un reliquat cicatriciel signant notre origine maternelle.

Sa nature uniquement cicatricielle explique la diversité des gestes que l'on peut proposer à son niveau sans dénaturer son aspect : la souplesse du choix des indications en matière de plastie abdominale exige la bonne connaissance de ces gestes, afin d'adopter la stratégie la mieux adaptée.

L'étude de ces gestes nous amenera à envisager successivement :

- la transposition ombilicale;
- la désinsertion ombilicale;
- la résection-reconstruction de l'ombilic;
- les ombilicoplasties.

LA TRANSPOSITION OMBILICALE

C'est en fait une pseudo-transposition puisque l'ombilic ne change pas de place. Le moignon ombilical peut « jouer » de 1 à 2 cm dans le sens vertical.

Ce titre mériterait le pluriel, puisqu'il existe aujourd'hui plusieurs manières de transposer l'ombilic.

Flesh, Thebesius et **Wheishmer** ont été les premiers, en 1931, a approcher ce concept, en transposant, dans le cadre d'une plastie abdominale transversale basse, un *triangle cutané équilatéral centré sur l'ombilic.*

Mais, c'est à **Mornard,** en 1938 et à **Vernon** en 1957 que l'on doit les premières descriptions de la transposition d'une collerette ombilicale isolée, l'un des gestes aujourd'hui les plus pratiqués et les plus classiques de la chirurgie plastique abdominale, avec son incision cutanée horizontale en regard de la projection de l'ombilic et permettant son extériorisation.

D'autres tracés d'incision ont été proposés pour l'extériorisation de la collerette ombilicale à travers le lambeau abdominal supérieur : falciforme, verticale, fusiforme, en 8 couché.

Nous ne reviendrons pas sur ce geste mais plutôt sur les améliorations qui lui ont été proposées, notamment pour remédier au reproche qui lui est souvent fait, concernant la cicatrice circulaire péri-ombilicale qui le caractérise.

Deux propositions nous semblent à cet égard intéressantes :

1) **J.M. Avelar** en 1978 propose une méthode qui remplace la cicatrice circulaire péri-ombilicale par une cicatrice en forme d'étoile invaginée et naturellement cachée dans l'ombilic (fig. 104 *a, b* et *c).*

L'ombilic est isolé et disséqué, non selon une collerette circulaire, mais à l'aide d'un schéma réalisant l'équivalent d'une étoile à trois branches.

Après repérage sur le lambeau abdominal supérieur abaissé de la nouvelle aire de projection ombilicale, un cercle de 2 cm de diamètre est dessiné à ce niveau : il est alors divisé au bistouri-lame 11 en 3 lambeaux triangulaires équilatéraux qui vont s'ouvrir en étoiles.

Ainsi, Avelar a-t-il créé 3 lambeaux « centraux » ombilicaux qui vont venir s'interposer naturellement avec les 3 lambeaux périphériques incisés sur la paroi abaissée, auxquels ils seront suturés.

Ceci permet d'obtenir un ombilic d'aspect naturel avec une cicatrice « en étoile » cachée en son sein, et sans cicatrice circulaire.

2) **J. Juri** en 1979 propose une méthode d'inspiration comparable mais plus simple : le lambeau abdominal supérieur est incisé selon les

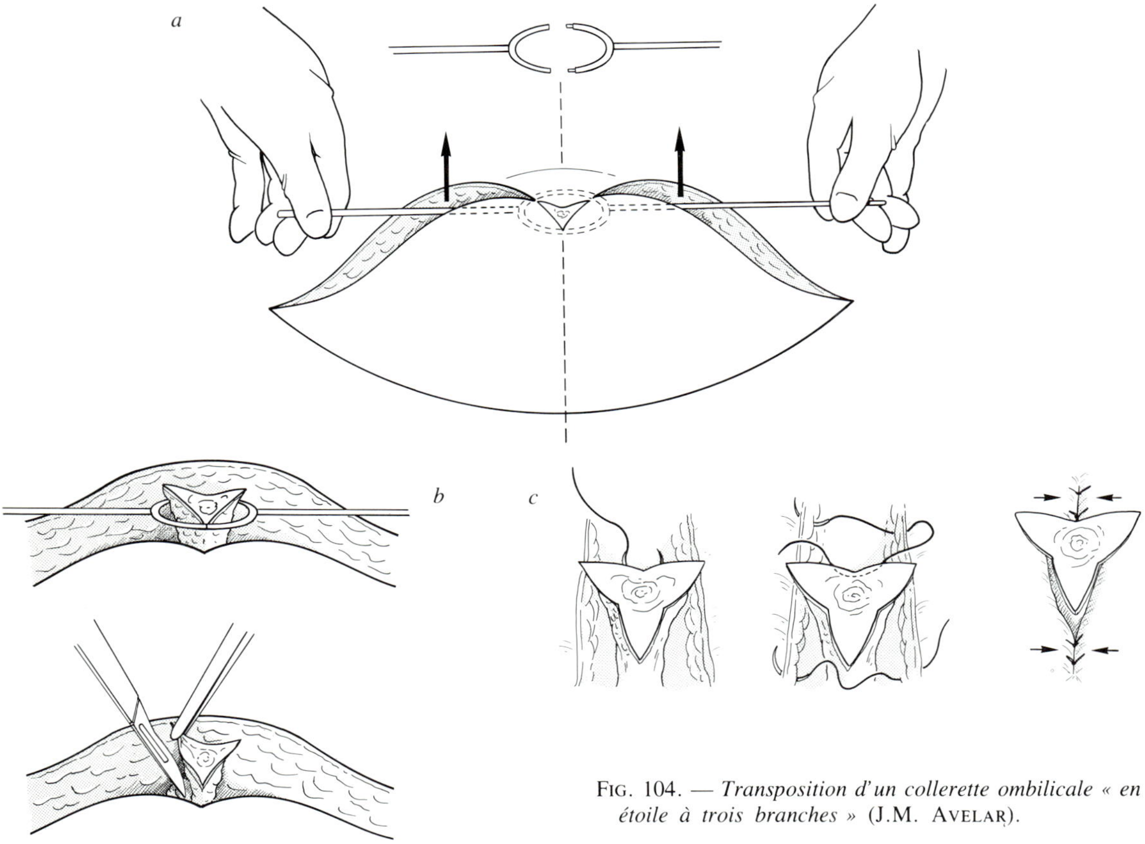

FIG. 104. — *Transposition d'un collerette ombilicale « en étoile à trois branches »* (J.M. AVELAR).

deux côtés droit et gauche d'un triangle équilatéral à base supérieure dont le sommet se situe au point repéré comme devant être celui de l'extériorisation. La collerette ombilicale quant à elle est incisée selon son rayon supérieur médian.

La cicatrice définitive n'est que partiellement péri-ombilicale, sur 270° environ, les 90° restant étant remplacés par deux cicatrices radiées, cachées dans l'ombilic.

Dans tous les cas, il est important de réaliser un dégraissage du lambeau abdominal autour de l'incision qui est faite pour extérioriser l'ombilic. Ce dégraissage, un peu plus important au-dessus qu'au-dessous de l'ouverture, contribuera à bien amener le nouvel ombilic au fond d'une dépression.

LA DÉSINSERTION OMBILICALE

Nous avons vu qu'elle permettait de s'affranchir du « verrou ombilical » et d'échapper à la figure imposée que constitue la transposition ombilicale qui oblige le point sus-ombilical à devenir sus-pubien.

Elle n'implique, de plus, aucune cicatrice médio-abdominale suplémentaire.

Nous renvoyons, pour sa description, au chapitre consacré aux plasties abdominales transversales basses avec désinsertion de l'ombilic.

LA RÉSECTION-RECONSTRUCTION DE L'OMBILIC

On parle aussi d'*ombilicopoïèse* ou de *néo-ombilicoplastie*. Elle peut être indiquée schématiquement dans deux cas de figure :

— *soit que l'ombilic soit absent,* ce qui est le cas notamment chez certaines patientes ayant des antécédents de laparotomies itératives;

— *soit que l'on préfère réséquer l'ombilic* plutôt que de le transposer. Il s'agit principale-

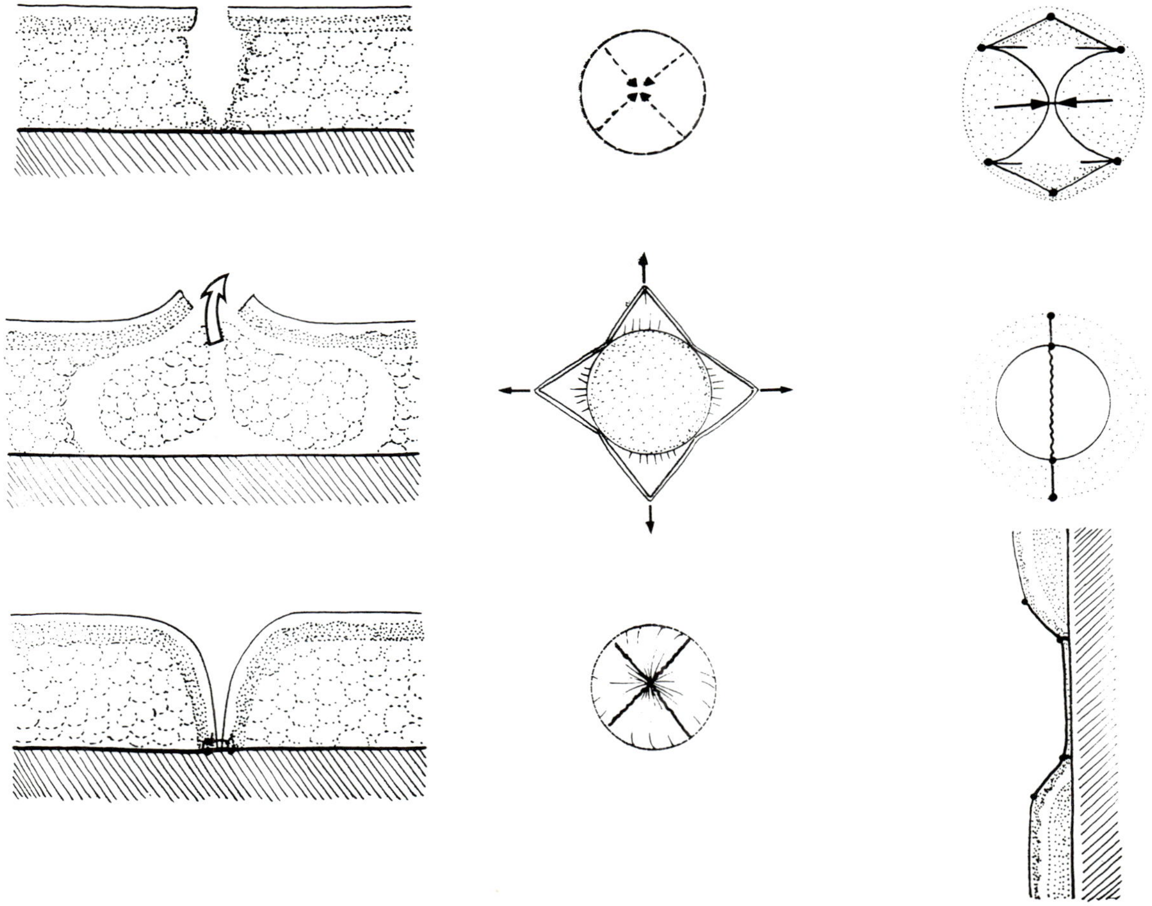

FIG. 105. — *Reconstruction ombilicale.*

ment d'indications fonctionnelles chez des obèses, porteuses d'une importante hernie ombilicale ou d'un diastasis des droits. Comme dans la désinsertion, on se libère alors du verrou ombilical, mais en le supprimant, et il faudra le reconstruire.

Plusieurs méthodes ont été décrites à cet effet :

1) L'une des plus simples, proposée par **P.H. Sabatier** en 1978, consiste à façonner, au niveau de l'emplacement choisi pour le nouvel ombilic, *2 lambeaux en U opposés.* La face profonde de ces lambeaux sera ensuite soigneusement dégraissée sur la partie du derme qui constituera le fond, ce qui revient à faire l'exérèse du cône de graisse sous-jacent à la peau du futur site ombilical. Les lambeaux sont ensuite suturés l'un à l'autre et à l'aponévrose, sans laisser de perte de substance aponévrotique : le derme à nu est ainsi appliqué directement sur l'aponévrose de la ligne blanche, à l'origine d'une dépression cicatricielle adhérente, faisant corps avec la paroi musculo-aponévrotique sous-jacente, ce qui recrée les conditions anatomiques d'un ombilic naturel.

2) Dans le même esprit et avec des gestes comparables, ont été décrites des techniques à 3 à 4 lambeaux (quadruple plastie en V à sommet central) (fig. 105).

3) **P. Fournier** propose une technique encore plus simple qui consiste à pratiquer une incision tranversale arciforme à concavité supérieure parfaitement centrée sur la ligne médiane, et mesurant environ 3 cm de long. Il faut ensuite dégraisser soigneusement tout le pourtour de l'incision et plus particulièrement la berge supérieure de manière à créer une dépression sus-ombilicale médiane. Les berges cutanées de l'incision sont alors suturées en profondeur au plan aponévrotique ainsi dénudé, l'invagination du nouvel ombilic étant maintenue quelques jours à l'aide d'un bourdonnet de Biogaze.

LES OMBILICOPLASTIES

Il est en fait assez rare que l'on ait à modifier isolément la morphologie d'un ombilic. Une telle demande peut être motivée principalement pour un ombilic protubérant, ayant l'aspect d'un « gros bouton », gênant esthétiquement certaines patientes.

D.J. Hodgkinson propose en 1983 une technique inspirée des ombilicopoïèses à 2 lambeaux :

— après éversion de l'ombilic à l'aide d'un crochet, 2 lambeaux, supérieur et inférieur, sont disséqués aux dépens de la peau éversée de l'ombilic, le lambeau supérieur étant taillé environ 2 fois plus long que l'inférieur;

— la cicatrice ombilicale en protrusion est alors réséquée, et un éventuel défect pariétal est réparé;

— le lambeau supérieur est ensuite partiellement plicaturé avant de suturer sa berge distale au plan aponévrotique;

— le lambeau inférieur trouve alors naturellement sa place et est suturé au lambeau supérieur et au plan aponévrotique.

Association éventuelle d'autres interventions aux plasties abdominales

Il s'agit d'une question fréquemment posée dans la pratique. Il faut, en fait, distinguer plusieurs cas de figure selon le type d'intervention, notamment en fonction de la nécessité ou non d'une ouverture du péritoine.

ASSOCIATION AVEC UNE AUTRE INTERVENTION DE CHIRURGIE PLASTIQUE

Bien qu'une plastie abdominale ne doive jamais être considérée comme un geste mineur, il est logique d'envisager d'y associer une autre intervention de chirurgie plastique.

Ce sera souvent le cas d'une plastie mammaire : Cardoso de Castro rapporte en 1978 une série de 30 abdominoplasties et plasties mammaires de réduction réalisées dans le même temps opératoire, avec des suites comparables à celles d'une simple plastie abdominale.

D'autres associations sont possibles, à condition de rester raisonnable, de ne pas exagérer la durée globale de l'intervention et de ne pas transformer, comme l'écrit Courtiss « les candidates à la chirurgie esthétique en participantes à un marathon ».

L'incidence médico-légale de telles associations ne doit pas être sous-estimée.

ASSOCIATION AVEC LE TRAITEMENT D'UNE ÉVENTRATION

L'association est bien évidemment légitime, et il est logique, dans le cadre de la réhabilitation d'une paroi abdominale, de traiter dans le même temps opératoire, les lésions musculo-aponévrotiques et les désordres cutanéo-graisseux.

Cependant, en cas d'éventration importante, nécessitant l'ouverture du péritoine ou la mise en place d'un implant, il sera prudent, notamment chez l'obèse, de ne pas réaliser un décollement trop important lors de l'abdominoplastie.

ASSOCIATION AVEC UNE CHIRURGIE VISCÉRALE ABDOMINALE

C'est le cas le plus délicat. En principe, le traitement d'une lésion viscérale intra-abdominale et l'abdominoplastie doivent être dissociées pour des raisons évidentes de sécurité : tout est une question de « proportionnalité ».

Plusieurs séries de la littérature et la pratique quotidienne sont venues nuancer cette règle. Il s'agit bien évidemment chaque fois de cas particuliers dont chacun des paramètres doit être bien pesé, en fonction notamment du terrain.

En présence d'une patiente dont l'état général est bon et sous réserve que l'intervention soit réalisée par deux équipes spécialisées, une chirurgie pariétale peut, dans certains cas, être associée à une chirurgie intra-abdominale réglée.

La prudence doit cependant toujours restée la règle première : **C. Voss** dans une série publiée en 1986 concernant 76 associations d'abdominoplasties et de chirurgie gynécologique, rapporte un taux de 6,6 % d'embolies pulmonaires, chiffre remarquablement plus élevé que celui observé après plastie abdominale seule ou hystérectomie isolée; sa casuistique isole un groupe à haut risque de complications thrombo-emboliques : celui des femmes ayant dépassé 50 ans et pesant plus de 70 kg.

9

La liposuccion

Le but de la liposuccion est d'enlever la graisse et les adipocytes, avec un minimum de cicatrices et sans récidive possible, en respectant les vaisseaux sanguins, en évitant la création d'une cavité unique (Schrudde, Fischer, Kiesselring) et la formation de « vagues » cutanées.

Cent mille liposuccions ont été effectuées aux USA en 1986 (statistique de l'ASPS), pratiquement autant que de face-liftings. Il faut reconnaître que la liposuccion a apporté à la chirurgie esthétique un progrès considérable.

HISTORIQUE

Schrudde avait déjà eu l'idée de cureter la graisse sous-cutanée à l'aide d'une curette utérine tranchante; l'abrasion était trop superficielle, les résultats très aléatoires, et la nécrose toujours possible.

Fischer, en 1977, décrivit la méthode italienne, s'adressant aux culottes de cheval : par une incision de 3 cm directement sur la masse graisseuse, un décollement total était fait avec un long ciseau, la masse était broyée avec une fraise électrique et ce morcellement tissulaire était aspiré.

L'auteur rapportait lui-même la fréquence des hématomes, de l'infection et surtout du seroma, obligeant à un drainage au point déclive, durant plusieurs semaines, voire plusieurs mois, et enfin le glissement de la peau sur le plan profond du fait de l'impossibilité d'accolement des deux surfaces de la cavité ainsi créée, ce qui avait permis à R. Vilain de dire que « l'on transformait ainsi une culotte de cheval en culotte de golf ».

Kiesselring, en 1978, décrit lui-même sa technique avec sa canule à extrémité pointue et tranchante. Bien qu'il s'agisse d'une technique « en tunnels », l'ouverture, pour constater de visu le travail de la sonde, montre le plus souvent la création d'une cavité unique et le sacrifice vasculaire.

En 1978, **Y.G. Illouz** fait sa première communication sur une nouvelle technique chirurgicale pour lipodystrophie localisée, avec quatre idées-forces :

1) Utiliser une canule atraumatique dont l'œilleton ou les œilletons sont situés au moins à 1 cm 1/2 de l'extrémité mousse de l'instrument.

2) Procéder par tunnels, ce qui évite la création d'une cavité unique, sachant que les vaisseaux et nerfs perforants s'écartent au passage de la canule et sont ainsi respectés.

3) Respecter la graisse superficielle (upper-layer de de Avelar) c'est-à-dire située au-dessus du fascia superficialis. Nous avons vu que cette graisse était normale, qu'elle contenait les principaux vaisseaux lymphatiques, qu'elle permettait à la patiente de grossir ou de maigrir, mais harmonieusement. Il ne faut attaquer que la stéatomérie localisée, graisse de réserve, véritable « compte en banque bloqué », responsable de la déformation de la silhouette.

4) Apprécier le pouvoir de plasticité cutanée (élasticité et pouvoir de rétraction) en fonction de l'importance de la stéatomérie à aspirer. Tout excédent cutané entraîne par définition un aspect disgrâcieux, au moins égal à la disgrâce de départ.

Le principe est donc de creuser dans la masse des tunnels, un peu comme dans un fromage de Gruyère, qui, comprimés par une contention élastique (pressothérapie) et aidés par le drainage lymphatique, cicatriseraient par fibrose, diminuant ainsi, plus ou moins considérablement, l'épaisseur de la masse.

A l'inverse de la liposuccion, la réinjection de graisse aspirée (filling) est des plus contestée, et pourtant aux Etats-Unis, au Brésil, elle est désormais couramment pratiquée.

Lorsque nous rapportions, à l'Alpine Workshop, en 1984, les premières observations faites avec Y.G. Illouz sur ce sujet, nous avons rencontré un septicisme voisin de la pitié. S'il est certain que l'adipocyte ne peut se multiplier, voire même survivre, il semble que la culture et la réinjection des pré-adipocytes, qui, eux, ont le pouvoir de survivre et de se reproduire in vitro (Berland, Lafontan et Costagliola), soit une méthodologie de recherche qui peut être très fructueuse.

LES BASES THÉORIQUES

Les études physico-chimiques n'ont montré aucune différence entre la graisse sous-cutanée située au-dessus du fascia superficialis et la graisse des stéatoméries. Ces résultats nous semblent prématurés dans l'état actuel de notre connaissance de la chimie cellulaire du corps humain. Pourquoi, en effet, dès qu'une femme commence à grossir, la graisse s'accumule-t-elle immédiatement dans ses stéatoméries alors que, lorsqu'elle maigrit, celles-ci sont les dernières à vouloir diminuer un peu ? C'est toute la question de notre savoir à propos de l'adipocyte.

L'ADIPOCYTE

Il est programmé pour stocker l'énergie sous forme de triglycérides qu'il mobilise éventuellement à la demande. Il dérive des pré-adipocytes d'origine mésodermique, qui prolifèrent essentiellement dès la naissance, puis entament un programme de différenciation. Ils sont alors transformés en adipocytes et cessent de se diviser.

Au microscope électronique, les adipocytes apparaissent libres entre eux. Ils présentent soit une grosse inclusion lipidique, soit plusieurs inclusions de plus faible diamètre, occupant la plus grande partie de la cellule, repoussant à la périphérie le noyau.

Chez l'homme, l'adipocyte utilise les triglycérides circulants en provenance du foie (VLDL) et de l'intestin (chylomicrons). Ces triglycérides circulants sont hydrolysés par la cellule en acides gras, grâce à la lipoprotéine-lipase, puis resynthétisés par l'adipocyte lui-même en triglycérides personnels.

On peut alors se poser sur le plan philosophique la question de savoir si la suppression de ces stéatoméries, dont le programme est de « pomper » les triglycérides circulants, n'est pas dangereuse, l'organisme ne sachant plus qu'en faire, avec tout le cortège de risques qu'entraîne une hyper-triglycéridémie dans le sang.

Ce que l'on sait de l'adipocyte permet de comprendre les maigreurs, ou lipo-atrophies, du fait de la faible importance, sur le plan du code génétique, du nombre des adipocytes sous-cutanés, les obésités (symptôme et non maladie) dues à l'augmentation de la taille moyenne des cellules adipocytaires (obésités hypertrophiques) et les obésités sévères dues à l'augmentation du nombre des adipocytes (obésités hyperplasiques).

LA THÉORIE ADIPOCYTAIRE DE BJORNSTORP

Conçue à partir de l'expérimentation animale, elle part du principe que nous naissons avec un capital d'adipocytes, seuls capables de stocker les graisses circulantes, que ces adipocytes se multiplient et se développent jusqu'à la puberté, mais qu'à partir de ce moment, ils ne peuvent plus se multiplier et que leur nombre reste pratiquement fixe (ils ne pourraient se multiplier que dans les cas très exceptionnels d'obésité dite morbide).

Elle explique :

— l'importance de l'âge de référence et du poids d'un individu, immédiatement après la puberté;

— le mécanisme de tout traitement amaigrissant : les cellules perdent une partie de leurs triglycérides intra-cellulaires, bref elles maigrissent elles-mêmes; mais dès la fin du régime, elles seront prêtes à re-grossir et peut-être d'autant plus qu'elles avaient été soumises à un régime, pour elles, anormal.

Le problème est de savoir si cette théorie, établie à partir d'études sur le rat adulte, est strictement adaptable à l'homme. Il semble que l'on puisse conclure que environ 80 % des obésités sont hypertrophiques (capital adipocytaire indemne, mais avec capacité de stockage important des cellules); dans ces cas, la destruction adipocytaire ne peut être suivie de récidive, puisque le capital a définitivement diminué. C'est la bonne indication de la liposuccion.

Mais dans 20 % des cas, les obésités seraient hyperplasiques ce qui signifie que les adipocytes pourraient se multiplier et que la destruction d'une partie d'entre eux ne servirait à rien.

LES RÉCEPTEURS ALPHA ET BÊTA

Des travaux récents (Harner, Berlan et Lafontan) ont montré que l'adipocyte était sensible à deux sortes de récepteurs :

— les bêta 1 qui entraînent une lipolyse;

— les alpha 2 qui bloquent la lipolyse.

Ces récepteurs sont sensibles aux mêmes neurohormones, l'adrénaline et la noradrénaline (2 catécholamines à double potentialité alpha et bêta).

Les récepteurs bêta adrénergiques lipolytiques

Ils sont connus depuis 20 ans.

Le métabolisme de l'hydrolyse des triglycérides se fait selon le schéma suivant : la liaison de l'hormone avec le récepteur bêta entraîne l'activation d'une enzyme membranaire, l'adénylcyclase. Cette enzyme catalyse la transformation de l'ATP en AMPC (messager) qui lui-même active la protéine-kinase. Cette dernière stimule une lipase hormonosensible, hydrolysant les triglycérides en acide gras et glycérol.

Il ne semble pas qu'il y ait de dysfonctionnement majeur de ce système dans le tissu adipeux au cours de l'obésité. Mais on sait maintenant que l'action lipolytique de l'adrénaline et la noradrénaline est inférieure à celle de l'isoprénaline.

L'exploration systématique des récepteurs adrénergiques de diverses localisations adipeuses a montré que, par exemple, les adipocytes sous-cutanés de la face externe de la cuisse (culotte de cheval) *sont réfractaires à l'action lipolytique de l'adrénaline*.

Ainsi les variations fonctionnelles des différentes localisations adipeuses s'expliqueraient en terme de variation de l'effet *alpha adrénergique antilipolytique*.

Le tout est de savoir si ces récepteurs sont impliqués dans l'obésité et plus précisément dans la résistance à l'amaigrissement.

La caractéristique des récepteurs alpha 2 (lipo-bloquants)

Elle est d'être particulièrement active dans les stéatoméries localisées, essentiellement la culotte de cheval chez les femmes. Cela expliquerait pourquoi une femme peut maigrir de tout l'ensemble du corps, à l'exception des stéatoméries et notamment de la culotte de cheval, où les alpha 2 freinent considérablement la lipolyse.

On comprend aussi que la destruction des adipocytes et donc des récepteurs alpha 2, dans de telles régions segmentaires, supprime le frein principal de la lipolyse, que la patiente puisse maigrir normalement sous régime diététique, qu'il n'y ait pas de récidive de la masse, et qu'il apparaisse enfin, ce que l'on constate souvent, une vasodilatation et un réchauffement du membre inférieur, et souvent une perte de poids relativement importante dans les suites immédiates.

LE MATÉRIEL

Il comporte :

— *Un moteur d'aspiration,* de grande puissance avec un débit minimum de 120 litres d'air par minute, pouvant créer une dépression vérifiable au manomètre jusqu'à 1 kg par cm^2 ou 1 atmosphère, et relié, d'une part, à un ou deux bocaux de verre stériles, d'autre part, à un tuyau armé, transparent de 1 cm 1/2 à 2 cm de diamètre, sur lequel va s'adapter une série de canules (fig. 106 et 107).

— *Les canules* (fig. 108). Leur manche, qu'il soit en métal ou transparent en altuglas, comporte toujours un repère pour le pouce, correspondant à l'œilleton de la tige de la canule; celui-ci devant être toujours dirigé vers la profondeur, l'on conçoit l'importance du repère sur le manche. Toutes les canules présentent un tel repère sur le manche.

— *Les tiges* peuvent aller de 25 à 50 cm de long avec un diamètre de 4 mm à 10 mm. L'extrémité est toujours mousse et arrondie. L'œilleton est toujours situé au moins à 1 cm 1/2 de cette extrémité pour respecter l'épaisseur du pannicule sous-cutané (il faut toujours garder 1 cm à 1 cm 1/2 de graisse sous la peau pour éviter l'une des causes de « vagues »). Certaines canules peuvent comporter des multi-trous au lieu d'un orifice unique.

MÉTHODE SÈCHE ET MÉTHODE HUMIDE

Certains préfèrent aborder directement la graisse, sans aucune injection préalable : c'est la *méthode sèche.*

La *méthode humide* d'Y.G. Illouz utilise des injections à 3 cm de profondeur, chaque point d'injection étant distant de 5 cm, d'un mélange

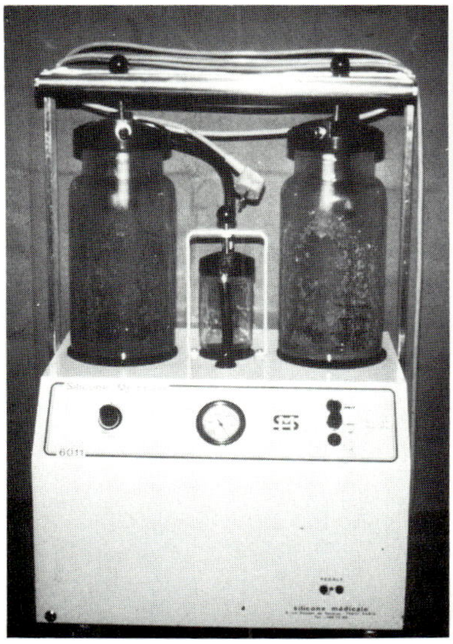

106

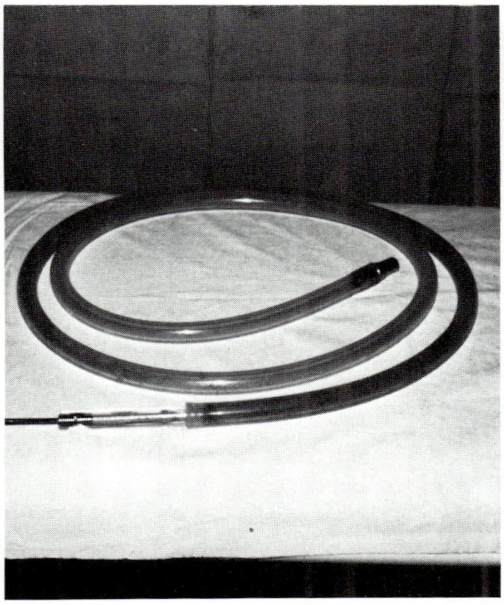

107

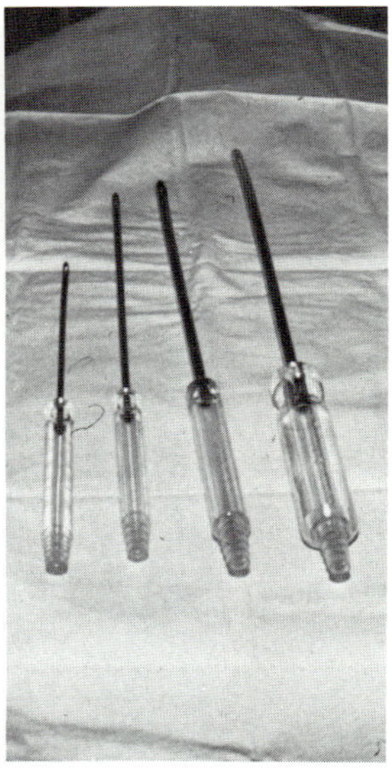

108

Le matériel

FIG. 106. — Le moteur d'aspiration avec ses bocaux.

FIG. 107. — Le tuyau.

FIG. 108. — Les sondes à manche transparent, allant d'un diamètre de 10 à 8 mm, jusqu'à des calibres décroissants avec des sondes de 2 mm.

comportant, pour 500 cm^3 de sérum physiologique :
— 20 cm^3 d'eau distillée;
— 100 UI d'hyaluronidase;
— 1 ampoule d'adrénaline (0,5 mg).

Le rôle de ces injections serait de faire éclater la membrane des cellules. Nous ne le pensons pas, mais cette méthode humide a au moins trois avantages :

1) elle réalise une hydro-dissection, après attente de 15 à 25 minutes;

2) elle facilite l'aspiration;

3) elle permet, grâce à l'adrénaline, l'aspiration d'une graisse pure, jaune, permettant à l'opérateur, dès l'apparition de l'aspect sanglant, de changer de tunnel; ceci est capital.

LES VOIES D'ABORD
(Fig. 109)

Au niveau de l'abdomen, la voie d'abord peut se faire :

1) dans l'ombilic,

2) dans la région du triangle pileux pubien rasé, où elle sera invisible;

3) elle peut être complétée parfois par deux petites incisions au niveau des épines iliaques antéro-supérieures (fig. 110, 111 et 112).

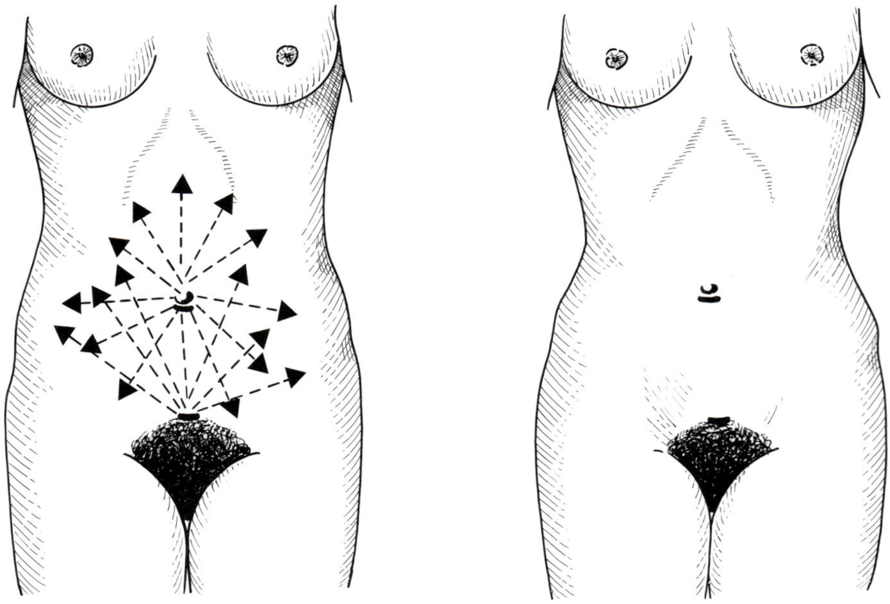

a *b*

FIG. 109 *a* et *b*. — *Les voies d'abord.* Schéma montrant les trajets en étoile où doivent passer les cannules.

• Les meilleurs résultats de la lipo-aspiration abdominale sont obtenus dans la région sous-ombilicale. Dans la région sus-ombilicale ou épigastrique, la liposuccion doit être faite avec une grande prudence, étant donné le faible pouvoir de rétraction de la peau à ce niveau. La graisse est très différente de la graisse sous-ombilicale.

• La liposuccion permet également la suppression du bourrelet latéral des flancs, sans pour autant augmenter la longueur de la cicatrice résiduelle.

• L'aspiration peut se faire à ciel ouvert ou à ciel fermé. Les quantités peuvent aller de 500 cm^3 à 2 500 cm^3 avec toutes les précautions que cela comporte pour la réanimation.

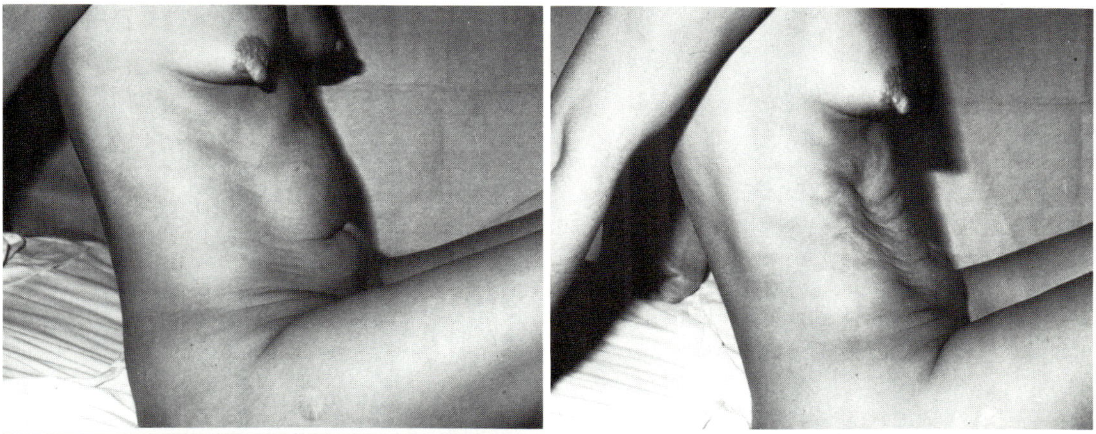

110 a

110 b

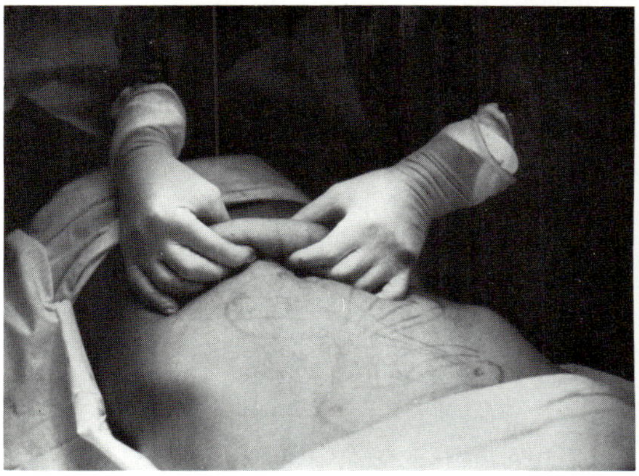

111

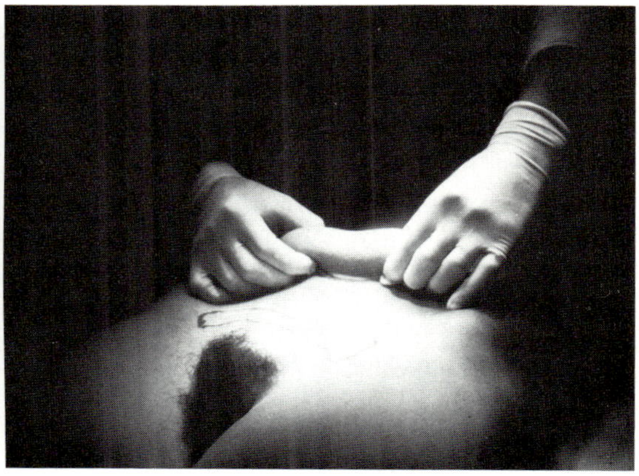

112

FIG. 110 *a* et *b*. — *L'examen clinique est capital :* test de rétractilité en demandant à la patiente de rentrer son ventre. On a une idée exacte de ce que donnerait la liposuccion isolée.

FIG. 111. — *Pinching test.*

FIG. 112. — *Rolling test.*

L'ANESTHÉSIE

Elle dépend de la quantité de graisse à aspirer.

— Jusqu'à 500 g, on peut recourir à l'anesthésie locale plus adrénaline, ou mieux à la neuroleptanalgésie, toujours en présence d'un anesthésiste, en clinique ou en milieu hospitalier.

— De 500 g à 1 500 g, nous pratiquons la liposuccion sous anesthésie générale ou sous épidurale, mais dans les deux cas il faut compenser la perte liquidienne par des macromolécules, au minimum gramme pour gramme, en fonction de ce qui a été ramené dans le bocal.

— De 1 500 à 3 kg, il faut prévoir du sang, le problème étant voisin du « crush syndrome » de Bywaters ou syndrome des ensevelis décrit par l'auteur au moment du « blitz » de Londres, au cours de la deuxième guerre mondiale.

Dans ce cas, le pronostic vital peut être engagé. Le traitement préconisé par Y.G. Illouz est la compensation liquidienne selon le schéma suivant :

— avant l'intervention, 1 litre de sérum;

— pendant l'intervention, en fonction de la quantité aspirée :

- 50 % de sérum physiologique,
- 25 % de macromolécules,
- 25 % de sang.

LA TECHNIQUE PROPREMENT DITE

Tout est affaire de régularité et d'affinement; il faut procéder avec un mouvement parfaitement régulier, en commençant avec des canules de gros calibre (8 mm par exemple) pour terminer en affinant par celles de petit diamètre (4 mm).

Pour le chirurgien droitier, tenant le manche de la canule de la main droite, qui va agir avec un mouvement de va-et-vient, c'est la main gauche qui, empaumant le pannicule adipeux en regard de *l'extrémité* de la canule, va apprécier la diminution de l'épaisseur de la masse graisseuse :

— test du pincement ou « pinching test », qui doit laisser au minimum 2 cm entre pouce et index, soit 1 cm sous-cutané;

— test de pétrissage, ou « rolling test », pour apprécier continuellement la régularité du travail.

Très souvent, cette même main gauche, posée à plat, plaquera la canule vers la profondeur pour en apprécier exactement la situation par rapport à la peau.

Dans tous les cas, le repère du manche vérifiera que le ou les trous de la canule sont dirigés vers la profondeur.

La canule travaillera :

— en regard des stéatoméries préalablement dessinées sur la patiente consciente (avec des côtes, comme sur une carte d'état-major), en insistant sur les points culminants et en sachant aller en dégradé à partir d'eux;

— et suivant des tunnels correspondant aux faisceaux de flèches dessinés sur la paroi abdominale, à partir de l'incision, et couvrant la surface de l'abdomen.

Ces tunnels seront distribués non seulement en surface mais aussi en différents plans de la profondeur, en ayant toujours à l'esprit l'image, peut-être burlesque, mais en tout cas exacte, d'un fromage de Gruyère.

Il faut changer de tunnel dès qu'il apparaît du sang, visible au niveau du manche ou du tuyau.

On peut croiser les tunnels à partir des différentes incisions, ombilicale et pubiennes.

Il faut être *très prudent dans l'aspiration de la graisse sus-ombilicale,* entre les deux rebords costaux, cette graisse étant très particulière et différente, en texture et en densité, de la graisse sous-ombilicale.

Le liquide recueilli dans les deux bocaux d'aspiration, chacun correspondant à un hémi-côté (ce qui est réellement très approximatif), est fait, après une sédimentation d'une quinzaine de minutes, de trois couches, de haut en bas :

— la première est faite de triglycérides pures;

— la seconde représente la graisse jaune, faite d'adipocytes, dont 30 % environ sont encore vivants;

— la troisième couche inférieure enfin est réalisée par le sang, et doit être la moins importante possible.

Ainsi appliquée, la lipo-aspiration permet un véritable dégraissage, terme impropre et cependant exact, de la paroi abdominale :

— qu'elle soit réalisée de façon isolée : liposuccion pure de l'abdomen;

— ou qu'elle soit réalisée dans le premier temps de la plastie abdominale :

- facilitant le temps chirurgical,
- diminuant l'étendue du décollement,
- respectant les pédicules vasculo-nerveux perforants,
- permettant l'aspiration du bourrelet latéral des flancs et l'affinement de la taille, ce qui a pratiquement condamné la lipectomie des 3/4 antérieurs,
- permettant la correction des « oreilles de chien » sans résection cutanée supplémentaire,
- et surtout *rendant ainsi infiniment plus courte la cicatrice résiduelle.*

Elle autorise, pour terminer, d'autres gestes de liposuccion sur des stéatoméries de sièges différents : culotte de cheval, fesses, face interne des genoux, cou.

PANSEMENT ET SOINS POST-OPÉRATOIRES

Il se fait sur la table au moyen d'une gaine de contention élastique (à prévoir avant l'opération); il en existe de nombreuses dans le commerce, de tailles différentes, mais devant aller de l'auvent costal jusqu'au-dessus du genou (fig. 113 et 114). Cette gaine sera portée nuit et jour pendant un mois.

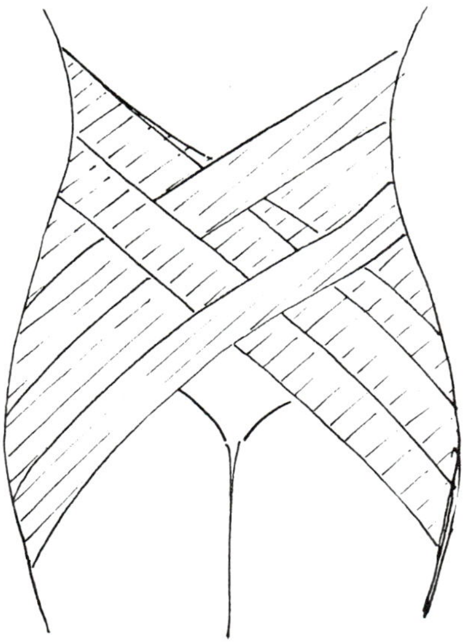

FIG. 113. — *Pansement réalisé par* P. RÉGNAULT. Bandage utilisant des élastoplasts en X, afin de soulager les sutures au décours de l'intervention.

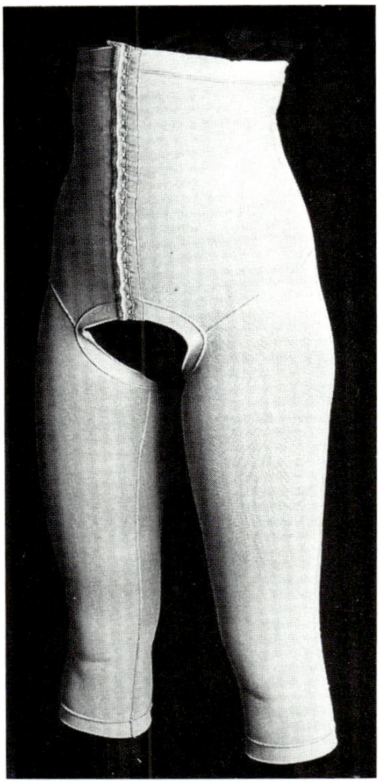

FIG. 114. — Gaine de contention *(Lipo-Panty de Medical Z).*

La physiothérapie complémentaire, essentiellement faite de pressothérapie et de drainage lymphatique, sera faite dès le 10e jour par un kinésithérapeute spécialisé, à raison de 3 fois par semaine pendant un mois.

Il faudra prévenir la patiente que le résultat ne commencera à être réellement visible que deux mois après l'intervention.

SUITES POST-OPÉRATOIRES

IMMÉDIATES

Après l'intervention, il est habituel de constater un vertige au lever pendant les 48 premières heures, durant lesquelles la patiente doit rester sous la surveillance de l'anesthésiste-réanimateur.

Une asthénie est fréquente pendant environ 1 mois après la liposuccion.

SECONDAIRES

Les ecchymoses sont constantes pendant 15 jours à 3 semaines. Les douleurs sont fréquemment invoquées, et variables suivant les patientes.

L'œdème de la surface traitée persiste pendant six semaines à deux mois. Il masque d'emblée les résultats et, répétons-le, il faut en prévenir la patiente. Ce n'est qu'à la fin du 2e mois que l'on pourra percevoir le résultat définitif et les erreurs sur le plan technique, s'il y en a eu.

Les dysesthésies sont possibles et régressent généralement en trois à six mois.

À DISTANCE

En cas de défaut technique, des aspects plus ou moins inesthétiques peuvent être observés et la patiente les verra d'autant mieux qu'elle voit son ventre d'en haut, alors que l'opérateur la juge de face et de profil. Ce sont :

— les fossettes par défect plus ou moins important;

— les sillons de dépression;
— les irrégularités successives ou « vagues »;
— l'aspect capitonné ou parcheminé de la peau;
— les asymétries de volume et de contour d'un côté par rapport à l'autre;
— l'excès d'aspiration;
— l'insuffisance de correction.

Ces résultats sont souvent définitifs. Leur traitement doit être **essentiellement préventif.** C'est *avant tout*, l'appréciation en pré-opératoire du pouvoir de plasticité cutanée :

— en demandant à la patiente de rétracter son ventre, de le « rentrer », ce qui donne à peu près l'aspect post-opératoire d'une liposuccion isolée pure. C'est le *test d'inspection musculaire;*
— en empaumant la région circulairement et en la poussant de façon centripète, ce qui fera apparaître les futurs défauts.

Un deuxième point plus technique consiste à :

1) dessiner soigneusement chacune des stéatomériés sur la patiente consciente au niveau sus-ombilical, sous-ombilical, et des bourrelets latéraux des flancs, si besoin;
2) dessiner les trajets des tunnels à partir des incisions;
3) procéder à la liposuccion de façon régulière;
4) contrôler de façon permanente ce travail par les tests du pincement et du pétrissage;
5) changer de tunnel tant en surface qu'en profondeur;
6) utiliser les sondes de gros calibre au début, mais en affinant le travail avec des canules au diamètre de plus en plus petit.

La fossette est due à un « coup de canule » sous-cutané trop superficiel, d'où l'intérêt des canules en « spatule de ski », pour protéger continuellement cette graisse superficielle d'une aspiration éventuelle.

Le sillon est dû à un tunnel trop superficiel.

Les vagues sont dues à une série de sillons, donc à un travail irrégulier, mal dirigé dans l'espace.

L'aspect fripé, plissé, lorsqu'il disparaît par une remise en normo-tension à la main de la peau abdominale, est dû à une mauvaise appréciation du pouvoir de plasticité cutanée en pré-opératoire.

Le traitement curatif est délicat. Certes, dans les défauts d'insuffisance d'aspiration, une petite retouche sous anesthésie locale règle le problème. L'excédent cutané pourrait être corrigé par une plastie abdominale secondaire de remise en tension.

Mais il est très difficile de combler les pertes de substance, les défects. La réinjection de graisse, dénommée « filling » par beaucoup, peut apporter une amélioration, mais le recul manque pour savoir, à moyen terme et encore plus à long terme, quel est le devenir, donc l'avenir, d'un tel procédé.

INDICATIONS DE LA LIPOSUCCION ET DE LA PLASTIE ABDOMINALE

La région abdominale est une région difficile pour la liposuccion comparée à d'autres régions plus faciles tels la culotte de cheval, la face interne des genoux, les hanches, les fesses et le cou.

Cette région fait partie des zones qui « ne pardonnent pas ». Toute erreur sera visible. La patiente la verra quotidiennement dès qu'elle baissera le regard et deviendra une patiente mécontente et revendicatrice.

C'est pourquoi les indications de la *liposuccion pure*, isolée, ne s'adressent, à notre avis, qu'à une patiente

— jeune, en tout cas à une patiente dont le test de plasticité cutanée est réellement positif;
— à qui l'on montre, lorsqu'elle rentre son ventre, qu'elle rétracte ses muscles abdominaux — ce qu'elle est en droit d'espérer du résultat —, et qui s'avère satisfaite de cet aspect;
— qui a une silhouette agréable, avec une stéatomérie moyenne régulière, sous-ombilicale, en demi-bouée, ce que d'aucuns appellent avec humour « le petit bedon ».

Dans tous les autres cas : obésité abdominale marquée, à la fois sus- et sous-ombilicale, a fortiori si elle se prolonge par un bourrelet latéral des flancs, à peau ayant perdu son pouvoir de plasticité, à stéatomérie suffisamment importante dont on sait que la peau « ne suivra pas » la suppression d'un volume trop grand, *la liposuccion sera associée à la plastie abdominale,* le plus souvent dans le même temps opératoire.

Le protocole opératoire sera le suivant :

1) liposuccion première;

2) plastie abdominale chirurgicale, réalisant l'exérèse de l'excès cutané;

3) vérification en profondeur de l'aspect en « toile d'araignée » réalisé par les pédicules vasculo-nerveux perforants;

4) complément de l'hémostase s'il y a lieu;

5) complément de l'éventuelle lipectomie du lambeau supérieur et latéral, à « l'arme blanche », s'il y a lieu;

6) correction des inégalités d'épaisseur au ciseau, sur le lambeau retourné;

7) remise en normo-tension du fait de la résection cutanée;

8) drainage enfin, à moins que l'on ait supprimé l'espace mort, le décollement, par l'utilisation d'une colle de fibrine, dérivée des produits sanguins, que nous détaillerons au chapitre 10.

En guise de conclusion, nous dirons que la liposuccion isolée ou associée à la plastie abdominale :

— chez la femme jeune,

— ayant un test d'inspection musculaire positif,

— à stéatomérie régulière, même si elle est importante,

— à stéatomérie peu visible sur la patiente debout ou couchée, mais très visible en position assise et encore plus lorsque la patiente *se penche de profil en avant,*

peut donner, si elle est soigneusement exécutée, des résultats spectaculaires.

On peut en effet assimiler la liposuccion au jeu de tennis, où la canule serait la raquette, la graisse la balle et la stéatomérie le filet. Il n'est plus question de mettre en cause le jeu lui-même, mais le joueur et à la rigueur le terrain, chacun sachant que tout est possible entre les joueurs classés et les amateurs non éclairés.

10

Description de l'intervention type

Nous décrirons deux types d'intervention :

— la plastie abdominale basse avec transposition de l'ombilic;

— l'ASA (Aesthetic Suction Abdominoplasty).

Nous envisagerons tour à tour :

— le bilan clinique et complémentaire pré-opératoire,

— la préparation du sujet,

— l'intervention proprement dite.

Plastie abdominale transversale basse avec transposition ombilicale

Comme tout acte chirurgical, une plastie abdominale doit obéir à des règles strictes.

Il faut d'abord insister sur la notion de terrain, assez particulier à cette chirurgie :

— *Terrain somatique,* surtout s'il s'agit d'un obèse, et l'obésité doit être considérée comme un facteur fragilisant exposant plus particulièrement aux complications opératoires, d'autant plus qu'il y aura une liposuccion première.

— *Terrain psychologique,* surtout quand il s'agit d'une demande esthétique. Quelle que soit la motivation, le résultat final devra, sur le plan morphologique, être supérieur à l'état de départ.

BILAN CLINIQUE ET COMPLÉMENTAIRE PRÉ-OPÉRATOIRE

Les problèmes posés varient suivant le type de patient.

Ainsi, la cure d'un ventre flaccide et distendu, chez une femme jeune, requiert certes un bilan clinique et biologique pré-opératoire complet, mais avant tout un long dialogue (et non un monologue) avec la patiente, décelant essentiellement ses motivations.

On aura soin d'expliquer le principe de l'intervention, les grandes lignes de la technique, ce que les femmes comprennent volontiers.

On insistera sur la rançon cicatricielle, sur le fait que les cicatrices resteront laides pendant au moins un an, qu'elles mettront longtemps à devenir « convenables », qu'en aucun cas elles ne sauraient « disparaître ».

On ne minimisera jamais l'intervention. Il est temps d'informer les patientes qu'il n'y a pas de petites interventions, qu'il n'existe pas de courtes anesthésies et que toute intervention chirurgicale comporte un risque opératoire.

On dessinera au crayon feutre le trajet des cicatrices résiduelles.

On récusera les lésions trop discrètes, les « hyperesthétiques », les patientes chez lesquelles il existe une disproportion évidente entre les lésions somatiques et leur retentissement psychique, celles qui se font une idée miraculeuse de cette chirurgie. Nous faisons systématiquement signer par la patiente, à distance du rendez-vous opératoire et précédé de la mention « lu et approuvé » tout ce que nous venons d'énumérer; il est possible qu'un tel accord n'ait aucune valeur sur le plan juridique, mais il a au moins le mérite de mettre en défaut les patientes de mauvaise foi.

Différent est le problème des dermo-lipectomies chez l'obèse, d'autant plus qu'il y aura liposuccion première. Il s'agit d'une intervention majeure, grevée d'un risque opératoire, à chiffrer et à confirmer par une consultation préalable avec l'anesthésiste-réanimateur qui prendra en charge le ou la patiente. Point n'est besoin d'insister sur la nécessité de récuser systématiquement tous les patients à « haut risque ».

L'INTERROGATOIRE

Il fera préciser :

— l'âge, la profession, le nombre de grossesses éventuelles;

— les antécédents personnels : date d'apparition de l'obésité et recherche d'une cause déclenchante éventuelle;

— les antécédents familiaux et héréditaires : obésité, diabète, hypertension artérielle, notamment;

— les habitudes hygiéno-diététiques, essentiellement le mode alimentaire et l'activité musculaire;

— les régimes et traitements antérieurement suivis, et l'on sait l'efflorescence et la multiplication de stratagèmes de ceux qui veulent faire « maigrir à tout prix » (extraits thyroïdiens, souvent cachés au sein d'un produit homéopathique, diurétiques avec les désordres kaliémiques qu'ils entraînent, anorexigènes, anti-dépresseurs);

— le profil psychologique : essentiellement la motivation, l'idée que se fait la patiente de l'intervention, et nous avons dit que les lipectomies dites « premières » devraient être du domaine de l'exception;

— le retentissement de la rançon cicatricielle éventuelle, en insistant sur le fait que l'on va remplacer une disgrâce connue par une rançon disgracieuse inconnue, en principe temporaire.

L'EXAMEN CLINIQUE

Il note :

— le type d'obésité : localisée ou généralisée, gynoïde ou androïde;

— ses chiffres : poids maximum que le sujet a pesé; poids minimum; poids actuel et sa stabilité; enfin l'indice de Livi basé sur le rapport poids/hauteur du sujet;

— l'état cardio-pulmonaire, non seulement tension artérielle et examen cardiaque, mais aussi la gêne respiratoire souvent rencontrée chez l'obèse;

— la cotation sur le sujet couché de la musculature abdominale. C'est l'occasion de rechercher diastasis, hernie, éventration;

— l'état veineux des membres inférieurs, et plus particulièrement les antécédents de phlébite;

— les troubles endocriniens.

LES EXAMENS COMPLÉMENTAIRES

Ils sont nécessaires pour tout candidat à une plastie abdominale.

— Bilan glucidique : glycémie et hyperglycémie provoquée quand on sait la fréquence des perturbations chez les obèses en particulier.

— Bilan lipidique : cholestérol, lipides totaux, triglycérides.

— Bilan cardio-respiratoire : électrocardiogramme, radiographie pulmonaire et surtout, en cas d'obésité, a fortiori s'il existe une grosse éventration, épreuve fonctionnelle respiratoire.

— Enfin, aux autres examens courants (groupe sanguin, crase sanguine, urée), nous ajoutons systématiquement un cliché du rachis dorso-lombaire, à la recherche d'une hyper-lordose, responsable de la projection antérieure de la paroi abdominale; dans une telle éventualité, nous l'avons vu, l'intervention ne conduira jamais à un « ventre plat ».

— Quel que soit le type du patient (obèse, ventre vergeturé, balafré, fripé), on fera un bilan de la paroi abdominale :

- état de la peau (test d'inspection musculaire),
- état, voire épaisseur ou atrophie, du pannicule adipeux,
- qualité de la musculature,
- ventre large ou longiligne,

paramètres dont la confrontation et la classification permettront de choisir la technique la mieux appropriée.

Les résultats seront consignés sur un schéma, qui résumera l'importance des lésions en fonction de la classification proposée au chapitre 4.

— Nous insisterons enfin sur l'importance de la photographie pré-opératoire, véritable document médico-légal :

- face, profil et 3/4 du sujet pris sur toute sa hauteur, avant-bras dégagés des hanches;
- face, profil et 3/4 en gros plan, centré sur le ventre, le cadrage se faisant depuis les seins jusqu'au tiers supérieur des cuisses;
- face, profil et 3/4 du sujet penché en avant à 45° pour dégager et objectiver la ptose tégumentaire;
- face, profil et 3/4 du sujet assis.

PRÉPARATION DU PATIENT

PRÉPARATION DE LA PEAU

C'est une question de philosophie scientifique. Certes, il existe fréquemment un micro-climat dans les plis de flexion, notamment dans le sillon inférieur de l'abdomen pendulum, avec des lésions de pigmentation, macération, multiplication de la flore microbienne locale; il est illusoire de vouloir guérir de tels désordres à tout prix avant l'intervention; seule celle-ci, permettant une oxygénation redevenue normale des berges cicatricielles, entraînera la résorption en un mois environ de telles lésions.

Certes, il faut baigner le patient à son entrée en milieu chirurgical; certes, il faut préparer la peau une heure avant l'intervention. Mais nous n'utilisons ni le brossage, ni les solutions dites antiseptiques, ni les pansements pré-opératoires, qui, par les climats chauds et humides qu'ils entraînent, risquent plus de multiplier la flore locale que de la supprimer.

PRÉPARATION INTESTINALE

Elle n'est de mise qu'en cas de grosse éventration associée. Une alimentation simple pauvre en résidus pendant les 15 jours qui précèdent l'intervention nous semble très suffisante en regard des lavements (irritants), des antibiotiques ou des sulfamides dits intestinaux.

TRACÉ DES INCISIONS ET REPÉRAGE DES STÉATOMÉRIES

Il sera réalisé au crayon feutre, la veille ou le matin de l'intervention, sur un sujet debout, en lui demandant de corriger toute anomalie positionnelle (épaules, bassin) (fig. 115).

On pratiquera un véritable « essayage », en empaumant l'excédent cutanéo-graisseux, en cherchant dans quel sens on va tirer sur le lambeau supérieur (directement en bas, ou en bas et en dedans, ou en bas et en dehors), en repérant les épines iliaques, la ligne xipho-pubienne, en quadrillant le ventre de façon à amener les points supérieurs à leurs homologues inférieurs; en mesurant enfin, d'une part, la distance xipho-ombilicale, d'autre part, la distance xipho-TPP. Toute augmentation de celle-ci mesure, comme pour une ptose mammaire, le déroulement cutané de profil et, partant, la quantité de peau qu'il est possible de réséquer.

L'INTERVENTION PROPREMENT DITE

Trois soucis majeurs sont à souligner :
— l'asepsie,
— la rapidité d'exécution, sans précipitation,
— l'hémostase soigneuse et durable.

LA POSITION DU SUJET

Nous n'utilisons plus la position en « chaise transatlantique » en position de « Jack-knife » des Anglo-Saxons, pour ne pas gêner les gestes de la liposuccion : *la position est donc un décubitus dorsal classique*.

PRÉPARATION DU CHAMP OPÉRATOIRE

Nous badigeonnons toujours à l'alcool iodé toute la surface allant des seins jusqu'au tiers supérieur des cuisses, de même que latéralement la peau et l'alèse caoutchoutée stérile sur laquelle a été installé le sujet.

Nous n'utilisons ni les champs cousus, ni les jerseys collés, ni les stéridrapes.

LA LIPOSUCCION PREMIÈRE

Elle sera pratiquée en sus- et sous-ombilical, suivant les cas; la technique en a été décrite au chapitre 9.

LES INCISIONS
(Fig. 115)

Après avoir repassé au pinceau et au bleu de méthylène le dessin pré-opératoire, on procède d'abord à l'incision péri-ombilicale verticale, en « mordant » sur l'ombilic; l'incision étant faite au bistouri lame ronde n° 15, le ciseau droit pointu dissèque de la superficie à la profondeur le

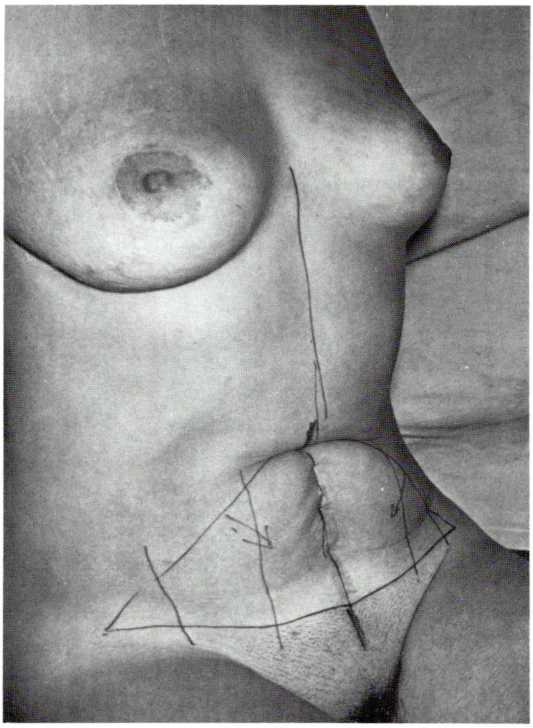

FIG. 115. — *Ventre en fesse, à distance ombilico-TPP normale de 13 cm : donc cas difficile, puisque très peu d'excédent cutané* (P2, G1, M1, F0).

manchon graisseux protecteur péri-ombilical. Ce temps doit toujours être très soigneux et l'on doit toujours avoir à l'esprit la nécrose ombilicale.

Le bistouri à grande lame parcourt ensuite la ligne d'incision « cutanée » inférieure, puis la ligne d'incision cutanée supérieure (fig. 116).

L'opérateur étant situé à droite, une grande pince de Museux est placée à l'extrémité gauche de l'incision.

On repère d'emblée, dans la ligne d'incision inférieure, les deux veines sous-cutanées abdominales, très visibles, que l'on lie au catgut.

LA RÉSECTION CUTANÉO-GRAISSEUSE
(Fig. 117)

L'opérateur tenant de la main gauche la pince de Museux, le bistouri attaque la section de la graisse à partir de l'angle gauche, l'aide faisant l'hémostase à la pince coagulante de tous les tractus qui se tendent devant lui.

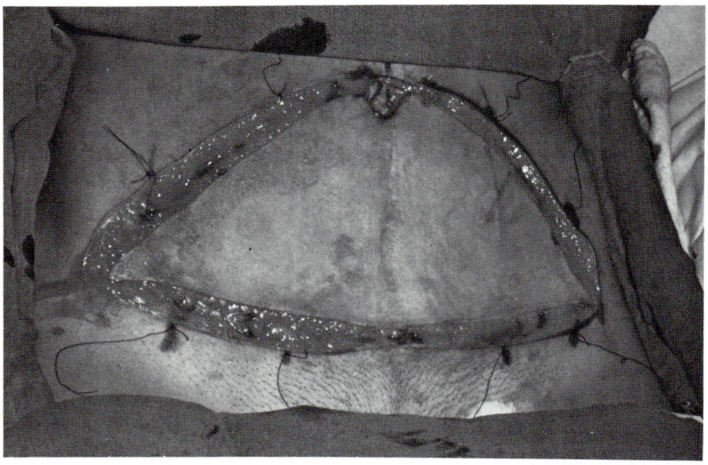

FIG. 116. — *Dessin des incisions.*

Le bistouri circonscrit l'ombilic, la ligne d'incision inférieure, la ligne d'incision supérieure. Noter le quadrillage, au crayon dermographique, du ventre, avec repérage par fils des lignes de force de l'étui abdominal.

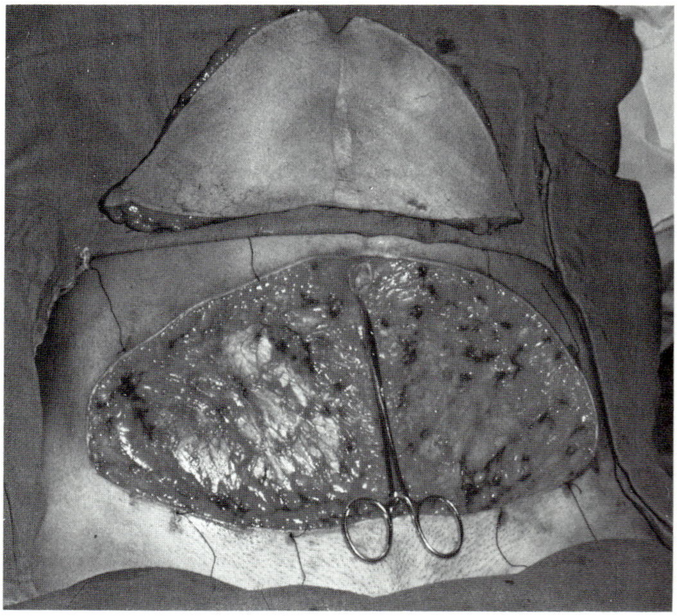

FIG. 117. — *Exérèse de la pièce avec hémostase rigoureuse.* Noter la pièce sus-jacente et sa rétraction.

L'hémostase étant ainsi faite pas à pas, on franchit la ligne médiane en direction de l'angle droit de l'incision; le peu de graisse laissée devant le plan musculo-aponévrotique doit être d'épaisseur régulière, sauf dans la région immédiatement sus-pubienne, où l'on doit laisser un coussinet graisseux en forme de « bec de flûte » à la coupe, sur lequel viendra s'appuyer, en fin d'intervention, la peau sus-ombilicale, elle-même pauvre anatomiquement en tissu adipeux.

REMARQUES

1) Il s'agit d'une résection primitive à l'emporte-pièce, basée sur un calcul et un dessin préformé, de la peau et de la graisse. Cette approche est donc différente de la plupart des techniques qui incisent d'abord le tracé inférieur, dissèquent ensuite et résèquent à la demande. Elle est différente aussi de l'artifice de J. Planas qui préconise, logiquement, l'incision première du tracé supérieur, sa dissection, puis l'abaissement suivi de la résection cutanéo-graisseuse à la demande.

L'avantage de notre méthode réside dans sa rapidité d'exécution, dans la certitude d'une résection symétrique, car, dès qu'on tire sur la peau, c'est la force de la traction qui situera le lieu définitif de la cicatrice, d'où beaucoup de cicatrices « de guingois », bien que l'opérateur ait la certitude en cours d'intervention, d'avoir été symétrique.

2) En revanche, toute erreur dans la stratégie pré-opératoire, notamment toute exérèse trop gourmande, peut mener à la catastrophe au moment de la suture. C'est dire que cette méthode ne peut être mise entre toutes les mains et est fortement à déconseiller au chirurgien en voie d'initiation.

3) En cas de cicatrice adhérente (appendicite, médiane sous-ombilicale, Pfannenstiel), la dissection du plan profond de la pièce d'exérèse sera extrêmement minutieuse arrivé au lieu de la lésion, de façon à éviter toute traction aponévro-musculaire et a fortiori péritonéale.

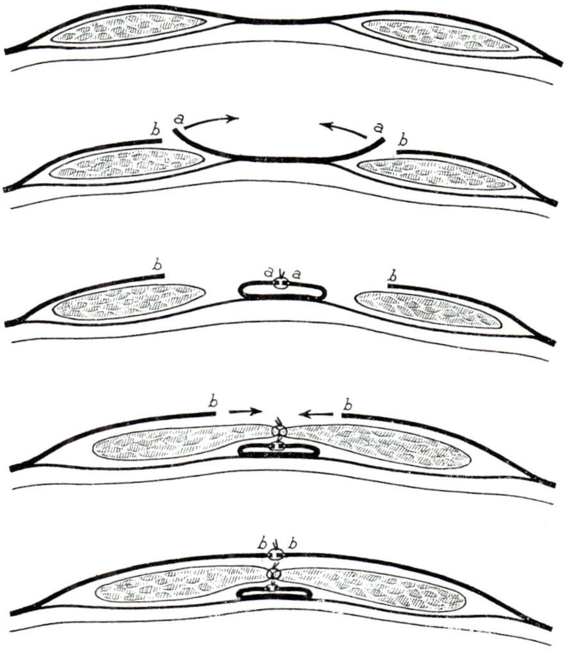

FIG. 119. — *Précédé d'Edouard Quénu, pour la cure opératoire d'une éventration spontanée par diastasis des muscles grands droits* (d'après QUENU).

LES RÉPARATIONS MUSCULO-APONÉVROTIQUES

Dans les ventres forcés, à paroi distendue, nous faisons systématiquement un rapprochement des bords internes des muscles droits sur la ligne médiane, par une série de points inversants tous les centimètres, au monofilament n° 0. Ces points prennent en masse le bord interne des muscles et de leur gaine, sans qu'il soit évidemment nécessaire d'ouvrir le péritoine. Cette plicature-adossement sur la ligne médiane, importante sur le plan fonctionnel, est de même capitale sur le plan morphologique, car elle améliore le galbe de la taille (fig. 118 et 119).

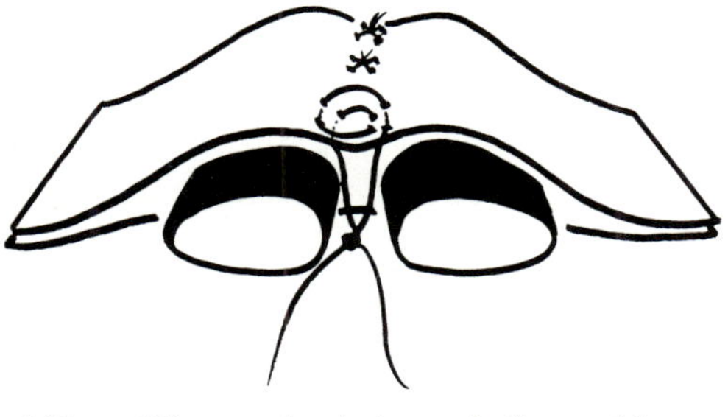

FIG. 118. — *Plicature des droits sur la ligne médiane, par une série de points inversants.*

LE DÉCOLLEMENT DU LAMBEAU SUPÉRIEUR
(Fig. 120)

Son clivage est amorcé au bistouri. Puis, tracté par la main gauche de l'opérateur à l'aide d'un petit champ, le lambeau est disséqué du plan profond suivant les mêmes principes que précédemment, à la pointe du bistouri, en ménageant la graisse profonde, en faisant l'hémostase pas à pas, notamment des perforantes avant qu'elles ne se rétractent.

Le clivage est poursuivi pratiquement jusque sous les fausses côtes, et en direction de la xiphoïde. On vérifie régulièrement que le lambeau « descend bien » et qu'il va pouvoir être suturé à la lèvre inférieure sans tension excessive.

Une pince de Pozzi saisit délicatement l'ombilic, ses anneaux étant extériorisés sur la lèvre inférieure, bien visibles.

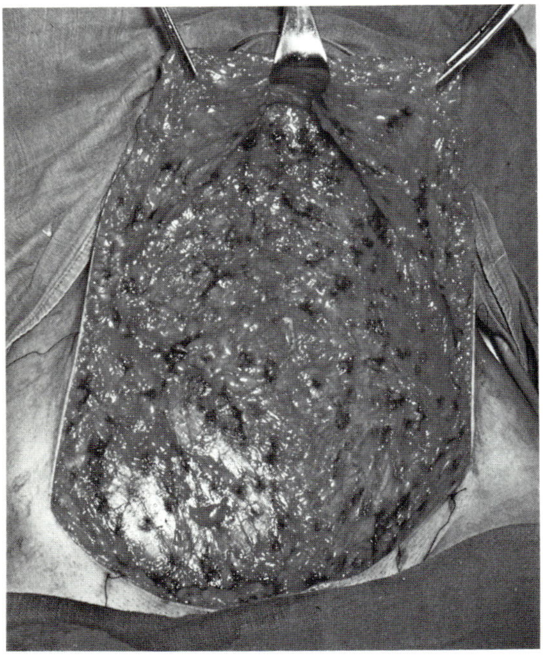

FIG. 120. — *Le décollement est étendu ici jusque sous les côtes, et sur la ligne médiane jusqu'à l'appendice xiphoïde, bien visible sous la valve.* Il est capital que ce décollement soit absolument symétrique.

LA SUTURE
(Fig. 121)

Nous commençons toujours, en règle, par passer un gros point médian ou deux prenant l'épaisseur totale des deux lambeaux de part et d'autre des angles supérieurs du triangle pileux pubien et leurs points correspondants sur le quadrillage de la lèvre supérieure. Ce sont des points de « bâti temporaire ». Le plan hypodermique rapprochant la graisse est fait aux points de catgut inversants, ne prenant que cette graisse et ne s'appuyant jamais en profondeur, source d'adhérences indubitables.

Nous n'utilisons pas de languette cutanée désépidermisée sur le lambeau supérieur dont la destinée est d'être amarrée au mont de Vénus (J. Glicenstein). Si l'on veut éviter une cicatrice terminale adhérente en bloc, il faut laisser les plans cutanéo-graisseux affrontés glisser librement sur le plan profond, le lieu terminal et définitif de la suture est déterminé non seulement, comme le croient beaucoup, par la traction vers le bas du lambeau supérieur, mais aussi par la résultante de ces facteurs et de la force exercée vers le haut sur le lambeau inférieur (ascension du triangle pileux et des organes génitaux externes).

Le plan cutané est alors fermé de dedans en dehors, ce qui permet de « tricher » et de corriger l'incongruence de longeur entre lèvre supérieure et lèvre inférieure.

On procède ensuite à l'extériorisation de l'ombilic.

L'EXTÉRIORISATION DE L'OMBILIC

Repérant sur la peau le siège du futur ombilic, celui-ci se situe à l'intersection de la ligne xipho-pubienne et d'une tangente horizontale au point le plus haut des crêtes iliaques.

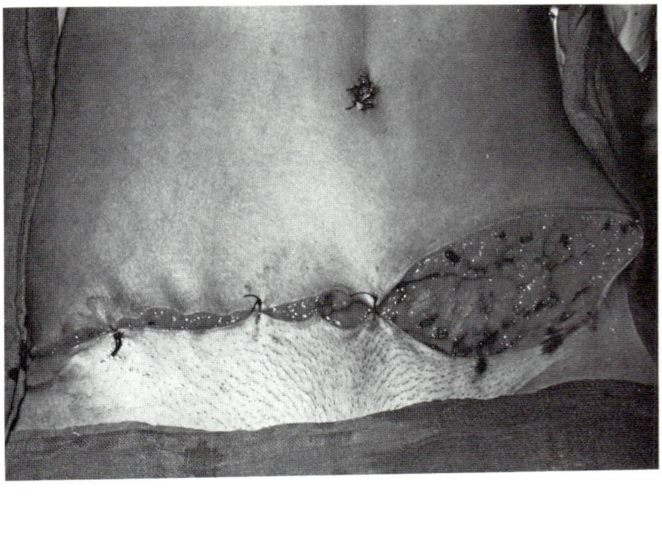

FIG. 121. — *La moitié droite de la suture est « bâtie » par quelques gros points. L'ombilic est extériorisé en bonne position, c'est-à-dire, au niveau d'une tangente au point le plus élevé des ailes iliaques.* Il s'agit ici d'une fente avec exérèse longitudinale.

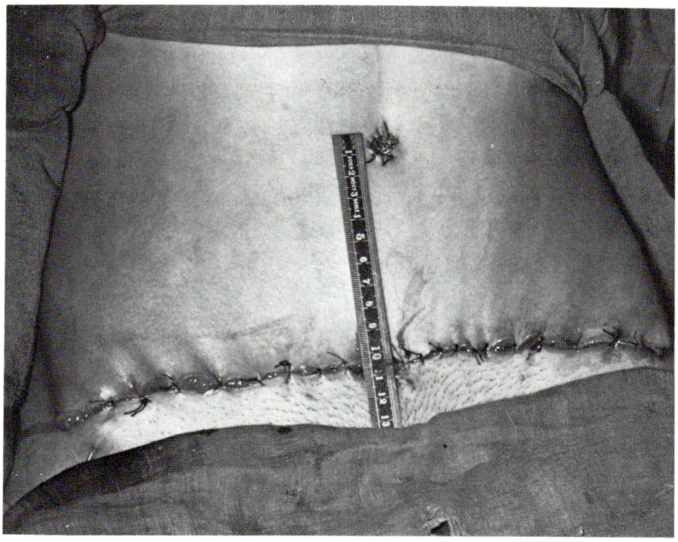

FIG. 122. — *Noter : 1) La distance ombilico-pubienne, qui est ici de 10,5 cm, ce qui est convenable compte tenu de l'absence de déroulement cutané. 2) L'incongruence des deux berges est corrigée par la prise en U, étroit en bas, large en haut. Cet aspect « gondolé » disparaît dès l'ablation des fils.*

On trace alors une incision verticale de 1 cm, dont on excise longitudinalement, sur 2 à 3 mm, les bords latéraux. Nous recourons toujours au dégraissage profond de cette région, comme l'a décrit Baroudi, de façon à ce que l'ombilic « n'affleure » pas la peau, mais se trouve bien au fond d'une vallée à grand axe vertical. Il suffit alors, à l'aide d'une pince, d'aller saisir l'ombilic présenté par la pince de Pozzi tenue par l'aide, pour l'extérioriser et le coudre par des points en U, dont la boucle se trouve sur la collerette ombilicale.

LE DRAINAGE

Deux drains de Redon sont extériorisés de part et d'autre du mont de Vénus; reliés à des flacons stériles, ils ne seront changés qu'une fois par 24 heures, pour éviter toute succion intempestive.

MESURE DE LA NOUVELLE DISTANCE OMBILIC-TRIANGLE PILEUX PUBIEN

Cette distance est alors rarement de 13 cm, mais doit s'en rapprocher le plus possible (fig. 122).

LE PANSEMENT

On met en place un pansement gras sur l'ombilic et la ligne de suture, recouvert de « pansements américains » et de bandes Velpeau de 40 cm de large, la patiente étant soulevée de la table d'opération par les genoux et les aisselles. Des bandes de sparadrap élastiques de 8 à 10 cm seront mises, d'abord transversales, puis en X, pour confectionner une sorte de « gaine » parfaitement moulée.

Nous n'utilisons pas le plâtre de Paris, tel que l'a proposé Pitanguy; pas même le sac de sable comprimant les vaisseaux, difficile à supporter, facteur d'encombrement circulatoire et insuffisant à assurer une hémostase défectueuse.

La patiente est remise dans son lit avec précaution; les pieds du lit sont surélevés par des cales, un traversin moelleux est mis sous les genoux en flexion, et l'adossement dès que possible à deux oreillers est fait pour soulager la suture.

La pièce opératoire, mise à plat sur un plateau, est montrée dès le lendemain à la patiente, ce qui nous semble avoir une importance psychologique non négligeable.

LES SUITES POST-OPÉRATOIRES IMMÉDIATES

Aucun antibiotique de principe n'est prescrit, aucun anticoagulant n'est administré systématiquement, étant donné la possibilité d'hématome géant.

Nous observons en fait trois repères principaux : la formule numération sanguine du 2e et du 3e jour, faisant le décompte des globules rouges; l'intensité du drainage de Redon que l'on ne change qu'une fois par 24 heures; la vérification clinique, enfin, en fendant le pansement, à la 48e heure, puis réfection d'un pansement exactement identique.

L'élément le plus important est sûrement le lever précoce, le soir même de l'intervention ou au plus tard le lendemain, en présence d'une infirmière, surtout s'il y a eu hypotension contrôlée.

On réalise l'ablation des drains dès qu'ils donnent un liquide clair ou n'en donnent plus, en tout cas au plus tard au 6e ou 7e jour, date habituelle de sortie de la patiente.

L'ablation des fils se fera au plus tard le 15e jour.

Nous conseillons depuis longtemps le port d'une gaine élastique ou d'un panty de liposuccion, s'il y a eu liposuccion associée, pendant le mois qui suit l'opération, à porter par dessus le pansement.

Le gymnastique abdominale ne saurait être entreprise, en cas de temps musculaire, qu'après ce délai.

L'ASA (aesthetic suction abdominoplasty)

Nous la proposons dans la correction des lésions modérées cutanéo-graisseuses de l'abdomen. Il s'agit d'une plastie abdominale basse localisée :

— avec liposuccion première :
  - sus-ombilicale par voie ombilicale,

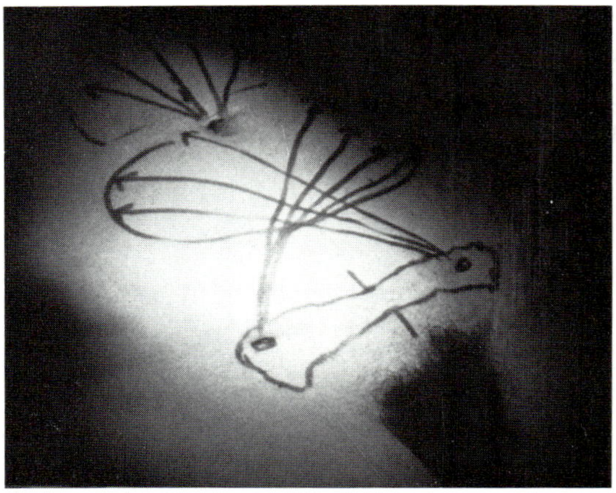

FIG. 123. — *Plan de travail* (la malade est partiellement rasée).

  - sous-ombilicale par deux petites incisions intra-pileuses pubiennes;

— avec une incision en fer à cheval;

— avec une double excision :
  - première, intra-pubienne, en laissant un moignon pileux pubien triangulaire équilatéral de 7 cm de côté,
  - seconde, portant sur le peau abdominale sous-ombilicale et faite « à la demande » comme dans un lifting de la face;

— avec ou sans désinsertion de l'ombilic qui, rappelons-le, permet un glissement de 2 à 3 cm

TABLEAU I. — ASA - AESTHETIC SUCTION ABDOMINOPLASTY (J.S. ELBAZ)

C'est une intervention qui s'adresse *aux lésions petites et moyennes de l'abdomen*, à type de surcharge graisseuse (petit bedon).

Elle combine :

— *l'aspiration première :*
  - sous-ombilicale,
  - assez souvent sus-ombilicale, en étant très prudent, car la graisse, à ce niveau, est de texture différente;

— *la chirurgie :* après une première incision/excision *intra-pileuse* pubienne, elle permet la dissection de l'étage sous-ombilical, éventuellement, la désinsertion de l'ombilic. L'utilisation d'une colle de fibrine simplifie les suites opératoires et efface le décollement;

— *une cicatrice* pratiquement masquée dans les poils pubiens, dont l'idéal est la cicatrise en « fer à cheval ».

vers le bas de tout le plan cutanéo-graisseux sus- et sous-ombilical de l'abdomen (fig. 123);

— utilisant une colle de fibrine, essentiellement pour supprimer le décollement.

LA COLLE DE FIBRINE (1)

CONSTITUANTS

Elle comporte :

— d'une part, le fibrinogène, avec le facteur XIII et l'aprotinine;

— d'autre part, la thrombine activée par les ions de chlorure de calcium.

Lorsque l'on met en contact, *par vaporisation,* ces deux produits, on aboutit à la formation de fibrine, véritable colle, réalisant le dernier temps de la coagulation. Il s'agit, en fait, d'un « caillot renforcé à durée de vie prolongée ». La résorption dans le temps de ce caillot de fibrine est variable. Elle se fait grâce à la plasmine, mais elle est rendue plus longue (12 à 15 jours suivant les tissus) grâce à l'aprotinine, anti-enzyme, inhibiteur de la fibrinolyse.

La thrombine peut s'utiliser à la concentration de :

— 500 UI par ml. La prise est pratiquement instantanée en 30 secondes;

— 4 UI par ml, dite à prise lente : la prise se fait en 3 minutes environ, permettant alors la fermeture des points de bâti et le maintien en bonne position du redrapage cutané.

C'est cette solution à 4 UI que nous utilisons.

Ses constituants sont à base de fibrinogène humain lyophilisé et de thrombine bovine lyophilisée. La protection contre les virus, y compris HIV, est garantie dans la préparation, à l'exception du virus de l'hépatite B.

Le produit existe depuis 1972, et un million et demi d'interventions chirurgicales ont déjà été pratiquées, dans d'autres domaines que celui de la chirurgie plastique et réparatrice. La Food and Drug Administration américaine n'a pas encore donné l'autorisation de l'utilisation de cette colle en chirurgie plastique, mais elle l'a donnée pour la chirurgie cardiovasculaire.

TECHNIQUE D'UTILISATION

Sur le plan technique, son utilisation comprend :

1) un *Fibrinotherm*, appareil réchauffant à 37 °C les différents composants tout en les agitant soigneusement grâce à un ingénieux système électro-magnétique;

2) une double seringue avec une aiguille commune, appelée *Duplojet;*

3) la vaporisation se fait en reliant cette double seringue par une valve à 3 voies à un tuyau comportant un filtre antiseptique et branché sur une bouteille de gaz sous pression, par exemple l'oxygène de l'appareil d'anesthésie.

Les quantités sont d'environ 0,5 cm^3 pour un quadrilatère de 10 cm de côté. Il faut 1, 2 ou 3 cm^3 au cours d'une abdominoplastie, suivant la surface disséquée et à recoller.

Le coût du produit est un inconvénient indéniable, de même que la méfiance actuelle envers des procédés utilisant du fibrinogène humain, même s'il est lyophilisé et hautement purifié.

Mais nous attirons l'attention sur deux points qui demandent un apprentissage soigneux :

— « l'art du collage », c'est-à-dire la méthode de pulvérisation : la main doit balayer avec la seringue à environ 10 cm des surfaces à traiter;

— « l'art du redrapage » tout en maintenant la fixation pendant toute la durée du collage.

Les avantages de l'utilisation de cette colle sont :

— de supprimer le décollement en 3 minutes;

— de renforcer l'hémostase, mais elle ne saurait y suppléer, et l'hémostase doit être extrêmement minutieuse. Aucune colle ne pourrait obturer une perforante qui se met à « donner ». Nous avons déjà vu des hématomes partiels cloisonnés en pleine surface, par défect d'accolement;

— de s'opposer, par suppression de l'espace

(1) *Tissucol* en France, *Tisseel* dans le reste du monde.

mort, à l'apparition de l'épanchement séreux, ou seroma, type Morel-Lavallée;

— d'assurer, sans qu'on en ait vraiment la preuve, la lymphostase;

— de diminuer la traction sur la suture de la plaie, rendant à notre avis la cicatrisation plus rapide et la cicatrice de meilleure qualité étant donné l'absence de tension;

— d'éviter les drainages; mieux, elle les interdit, car un drain de Redon-Jost peut être « pris » dans la colle, et si celle-ci a réalisé correctement sa polymérisation, on peut avoir de très grandes difficultés à extraire le drain par traction (1).

TECHNIQUE CHIRURGICALE

Cette intervention s'adresse, et nous insistons bien sur ce point, aux lésions modérées cutanéo-graisseuses de l'abdomen.

Nous la pratiquons toujours sous anesthésie générale, en clinique ou en milieu hospitalier, avec 2 à 4 jours d'hospitalisation.

LA PRÉPARATION

Le dessin, sur la patiente debout et rasée, de l'incision/excision en fer à cheval : la ligne supérieure suit le contour du TPP; dont la ligne inscrite réalise un triangle équilatéral de 7 cm de côté à sommet inférieur qui correspond à l'appareil clitoridien (fig. 123).

Le dessin de la direction des tunnels par la méthode croisée, en repérant sur la patiente debout les zones maximales de stéatoméries, indiquant les côtes exactement comme en cartographie.

L'infiltration utilisera le mélange de la méthode humide (voir chap. 9, p. 100).

Ce mélange sera infiltré sur toute la paroi abdominale à traiter, par injections distantes chacune de 5 cm, en utilisant des aiguilles de 5 cm, en piquant perpendiculairement à la paroi, en respectant le centimètre de graisse sous-cutanée superficielle que l'on veut conserver. Jusqu'à 500 cm^3 de sérum physiologique peuvent être infiltrés.

Il faut avoir la patience d'attendre 15 minutes pour que le mécanisme d'hydrodissection et l'adrénaline fassent leur effet.

L'OPÉRATION PROPREMENT DITE

a) La liposuccion première sus-ombilicale, si elle est nécessaire, se fait par voie d'abord intra-ombilicale, en sachant combien il faut être prudent dans cette région, limitée :

— en haut par la xiphoïde,

— latéralement par le rebord costal,

et où la ligne médiane constitue toujours une dépression verticale (fig. 124).

Nous avons vu que la graisse profonde qui va être aspirée est différente de la structure de la graisse sous-ombilicale et mieux vaut une erreur en moins qu'une erreur en plus.

b) La liposuccion première sous-ombilicale (fig. 125) se fait par deux petites voies pubiennes latérales, en plein dans la zone inscrite du fer à cheval; autrement dit, ces voies d'abord partiront avec la première pièce de résection.

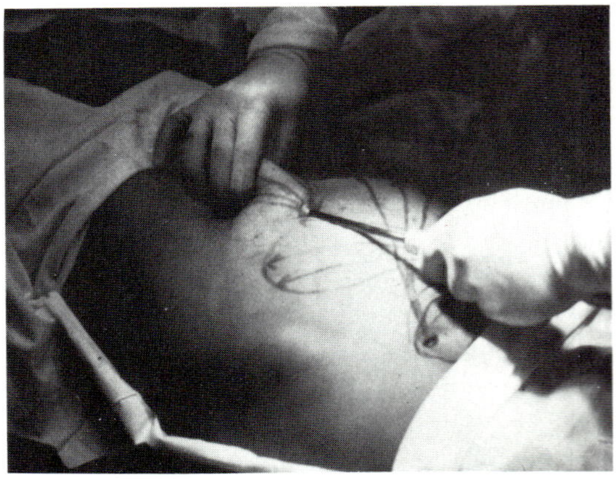

FIG. 124. — *L'aspiration dans la région épigastrique (sus-ombilicale) par voie ombilicale, avec beaucoup de prudence.*

(1) Il existe d'autres colles biologiques, notamment la *Transglutine*. Nous n'en avons pas l'expérience.

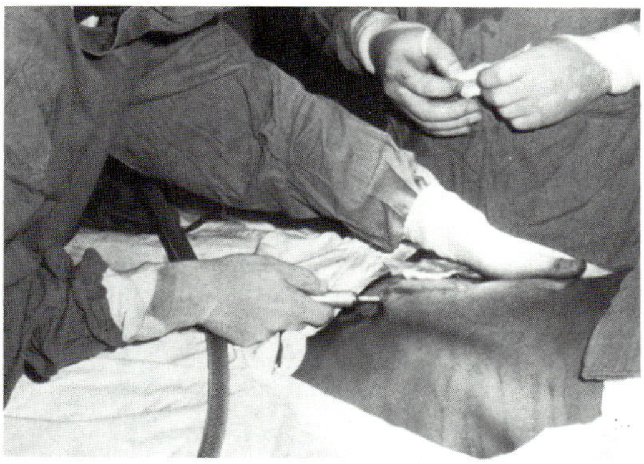

FIG. 125. — *Aspiration sous-ombilicale suivant la méthode des tunnels croisés, à partir de deux mini-incisions intra-pubiennes.*

C'est la main gauche (chez un droitier) qui empaume le pannicule entre le pouce et les 4 doigts, suivant la méthode des tunnels en éventail. La voie d'abord de ces deux incisions intra-pileuses pubiennes, de 5 mm, permet l'amorce du passage de la canule au ciseau de Metzenbaum; on attaque généralement avec une canule de 8 mm, puis on passe aux canules plus petites, 6 et 4 mm.

L'aspiration doit se faire non seulement suivant un plan en éventail, mais dans différents plans de l'espace, tout en s'efforçant de toujours contrôler la couche de graisse « upper layer », c'est-à-dire située au-dessus du fascia superficialis. Autrement dit, le pouce et l'index gauches doivent continuellement vérifier, par le « pinching test » et le « rolling test » et la main à plat, que le travail de la canule se fait à au moins 1 cm de profondeur.

La perforation de la paroi musculaire abdominale à l'aide d'une canule mousse, bien qu'elle ait déjà été signalée, nous semble impensable.

Le travail doit être lent et régulier. Si l'on respecte une technique atraumatique et que l'on utilise l'adrénaline comme nous le préconisons, c'est une graisse pratiquement pure qui arrive dans le bocal de l'aspirateur. Dès qu'il apparaît du sang dans le manche de la canule ou dans le tuyau, transparents, *il faut immédiatement changer de tunnel.*

L'utilisation de macromolécules comme éléments de compensation doit être systématique.

Une fois la région épigastrique et la région sous-ombilicale aspirées, on passe à la chirurgie proprement dite.

c) Incision/excision première intra-pileuse pubienne, en fer à cheval, comme nous venons de le décrire. Le triangle équilatéral à sommet inférieur de 7 cm de côté s'étalera et se distendra en fin d'intervention sous l'effet de la tension du lambeau supérieur, pour reprendre une taille sensiblement normale (triangle équilatéral de 11 à 12 cm de côté) (fig. 126).

d) La dissection de l'étage sous-ombilical sera modérée, jusqu'à la découverte des tunnels de la succion, que l'on objective parfaitement ainsi que le respect des perforantes artérielles, des veines et des nerfs (fig. 127).

Cette dissection du lambeau supérieur se fera « à la demande », comme dans un face-lifting, sans limite imposée du décollement. Le but est la simple remise en normo-tension de l'étage sous-ombilical.

Cette dissection permet ainsi :

— de conserver la plupart des vaisseaux qu'a respectés la liposuccion;

— de vérifier la régularité de l'épaisseur du pannicule graisseux restant;

— de compléter la lipectomie chirurgicalement, au ciseau de Metzenbaum, s'il y a une asymétrie patente;

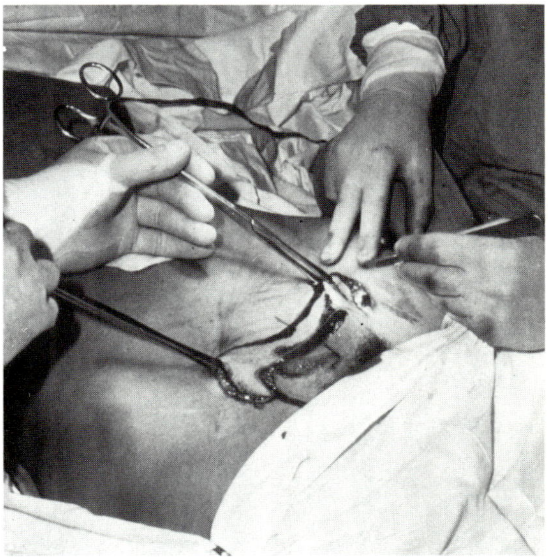

FIG. 126. — *Incision/excision intra-pileuse pubienne, dans le triangle pileux pubien, emportant les deux voies d'abord de la liposuccion sous-ombilicale* (la zone dans les pinces de Museux est pileuse).

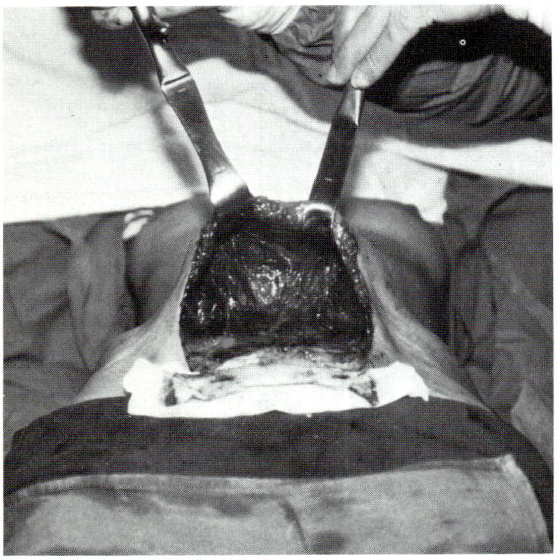

FIG. 127. — *Dissection permettant de vérifier la régularité de la liposuccion, de la compléter au besoin chirurgicalement, de vérifier l'hémostase et de pratiquer la désinsertion de l'ombilic si elle est nécessaire.*

— de faire l'hémostase au bistouri électrique, au travers des piliers que représentent les perforantes, sur un point saignant plus haut situé;

— de faire éventuellement la cure d'une lésion musculo-aponévrotique, telle que nous l'avons indiqué au chapitre « Techniques ».

Cette dissection sera évidemment poussée jusqu'à l'ombilic si l'on décide :

e) La désinsertion ombilicale qui, sans dissection de l'étage sus-ombilical, permettra :

— la fermeture de la brêche aponévrotique correspondant à l'ancien lieu de l'ombilic;

— le glissement de 2 à 3 cm de l'ombilic vers le bas (jamais plus);

— la fixation de celui-ci par la face profonde sur la ligne blanche au fil non résorbable.

f) La deuxième résection cutanée (fig. 128). Deux pinces, type Museux, Kocher ou de Martel, placées de part et d'autre du lambeau inférieur vont permettre l'abaissement de celui-ci au bord supérieur du moignon du TPP.

On fend l'excédent sur la ligne médiane et on passe un fil de bâti que l'on ne serre pas.

On pratique la résection des deux lambeaux latéraux excédentaires ainsi créés en tirant :

— soit simplement vers le bas;

— soit en bas et en dedans, croisant ainsi les lambeaux, ce qui diminuera la longueur de la cicatrice;

— soit en bas et en dehors, ce qui allongera la cicatrice mais permettra un meilleur redrapage.

Cette deuxième résection étant faite, la perte de substance est importante : en général 7 cm de hauteur sur 20 cm de largeur.

Deux autres points de bâti, à partir des angles du TPP restant, vont alors le fixer au lambeau supérieur (fig. 129).

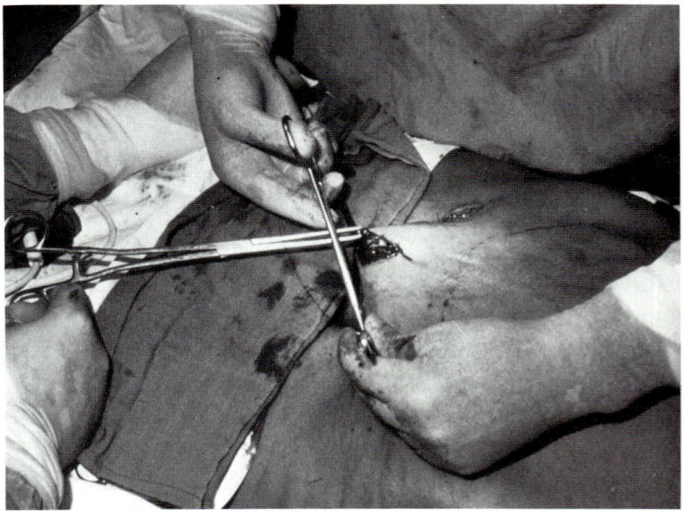

FIG. 128. — *Le croisement des lambeaux.*

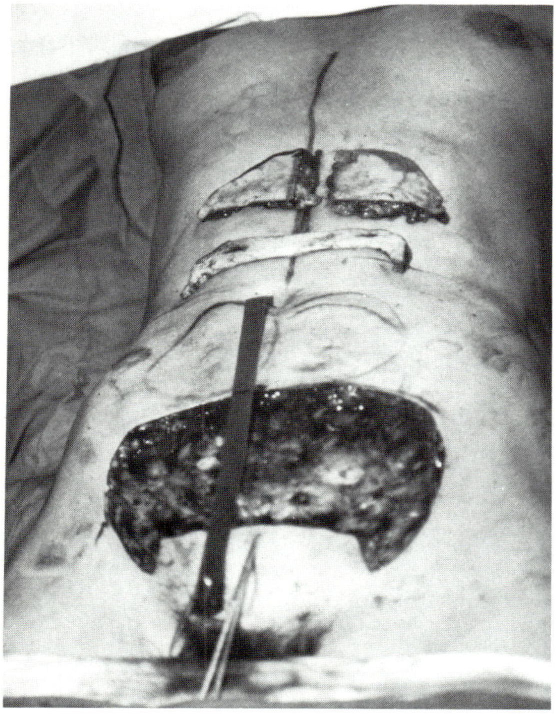

FIG. 129. — *Deuxième résection : la perte de substance est importante.* Par traction sur le lambeau supérieur d'une part, et par traction-étalement sur le moignon du TPP restant, d'autre part, on obtient :
— un TPP de taille normale (10 à 12 cm × 10 à 12 cm);
— une distance ombilicale-TPP voisine de 13 cm.

g) L'utilisation de la colle de fibrine (fig. 130). Les trois points de bâti, l'un médian, les deux autres latéraux, non serrés, sur fils longs, tenus par une pince, sont en place.

Le lambeau est soulevé à l'aide de 2 crochets de Gillies; on procède à la pulvérisation de la colle de fibrine, grâce à l'oxygène sous pression du poste d'anesthésie à raison d'environ 0,5 cm^3 pour un quadrilatère de 10 cm de côté (fig. 131). Il faut donc 2 cm^3 minimum, 4 cm^3 maximum, pour recoller un étage sous-ombilical.

Dès la pulvérisation terminée, pendant que l'assistant noue les trois fils de bâti, le chirurgien, à l'aide d'un petit champ plié, va redraper toute la peau sous-ombilicale de l'abdomen, sans bouger, en amenant le bord inférieur de celle-ci au bord supérieur du triangle pileux pubien et en immobilisant les mains pendant trois minutes (fig. 132).

h) La suture se fait à partir des extrémités de la cicatrice horizontale.

Nous utilisons volontiers les agrafes chirurgicales (par exemple *Autosuture, Cricket*), étant donné la rapidité de l'exécution, la qualité des cicatrices qu'elles laissent et la facilité avec laquelle on peut en enlever une si elle est mal placée, ou si l'on veut déplacer un point (fig. 133).

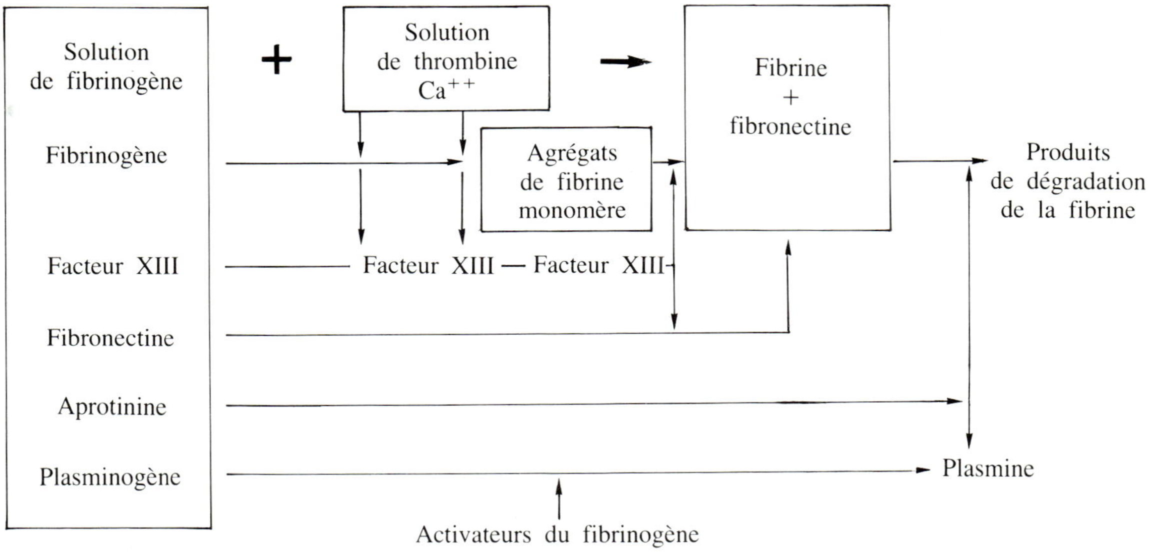

FIG. 130. — *Association de 2 composants : le fibrinogène et la thrombine.*

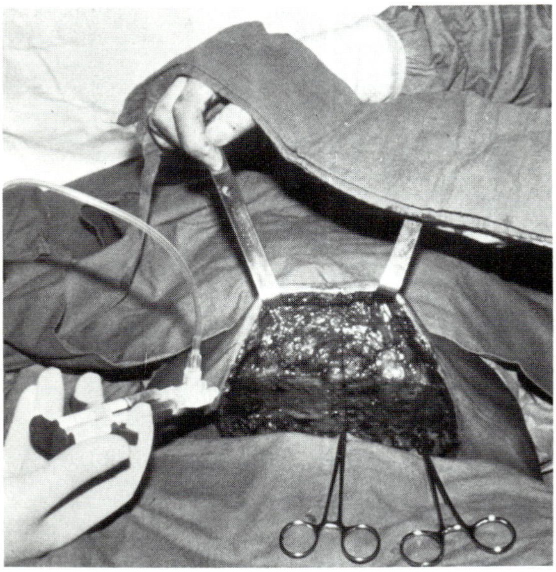

FIG. 131. — *Vaporisation de la colle*. Noter la brillance de la colle.

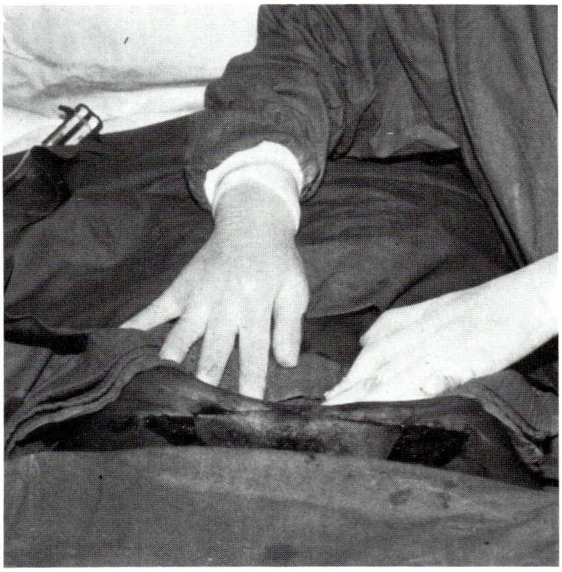

FIG. 132. — *« L'art du collage »*.

Les points de bâti noués par l'assistant sont alors ôtés et remplacés par des points inversants de fil résorbable *(Maxon)*.

Pour les extrémités latérales de la cicatrice; il y a trois possibilités :

1) On peut, « en trichant un peu », suturer les bords latéraux du triangle pileux pubien avec des agrafes ou des fils. Avec un peu de patience et d'ingéniosité, on y arrive très souvent. La cicatrice terminale sera alors en fer à cheval et entièrement intra-pileuse.

2) S'il existe deux oreilles latérales, l'aspiration de la graisse en diminuera l'ampleur. La portion cutanée sera corrigée par la méthode des « triangles inversés », en rabattant les deux oreilles vers le bas, de part et d'autre du TPP. On aura une suture en « mini-lift », type Glicenstein.

3) Les oreilles peuvent être réséquées transversalement. La suture finale sera totalement horizontale, les 3/4 environ de la cicatrice étant masqués dans les poils.

L'un des avantages de la liposuccion aura été de corriger l'incongruence d'épaisseur graisseuse des deux berges. L'absence de tension due, d'une part, à la résection « à la demande » comme dans un face-lifting, d'autre part, à l'utilisation de la colle de fibrine qui soulage la suture, évitera ces cicatrices « enfouies », « enterrées », du fait de l'adhérence par fibrose de la peau au plan profond aponévrotique, sans graisse sous-cutanée, mais, au contraire, avec une graisse au-dessus et au-

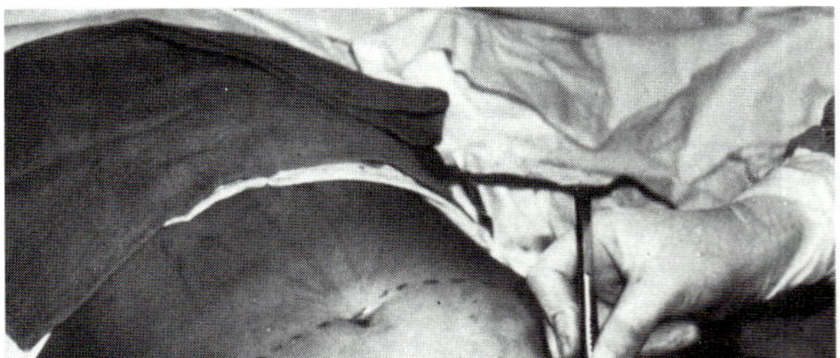

FIG. 133. — *Les modes de suture, suivant trois possibilités :*

— soit en « fer à cheval »,
— soit horizontale transversale basse,
— soit en « mini-lift ».

dessous de la cicatrice, explication du mécanisme de ces cicatrices disgracieuses.

i) Le drainage par drain aspiratif ou lame *est formellement déconseillé* lorsque l'on utilise la colle de fibrine car il ne sert à rien puisqu'il n'y a plus théoriquement d'espace mort. Par ailleurs, l'extraction des drains pris dans la colle peut être très difficile.

j) Le pansement est simple :
— une gaze sur la cicatrice;
— deux pansements américains sus- et sous-ombilicaux;
— port immédiat d'un *Lipo-panty* préalablement acheté par la patiente.

k) Les suites opératoires sont généralement simples, avec vérification dès la 48ᵉ heure.

Les ecchymoses sont fréquentes. L'hématome, avec un grand H, est exceptionnel. Toute collection limitée doit être immédiatement évacuée par ponction.

Dès le lendemain, on est frappé par le fait que la patiente, en position penchée en avant ou en position assise, voit son étui cutanéo-graisseux résiduel adhérer au plan profond et ne plus « décoller ».

L'ablation des fils et agrafes sera précoce, en deux temps, au maximum au 10ᵉ jour, étant donné l'utilisation de la colle et donc l'absence de tension.

La pressothérapie et le drainage lymphatique, même si l'on met en doute leur efficacité sur le plan scientifique, seront entrepris par un kinésithérapeute spécialisé, à partir du 15ᵉ jour et ceci pendant un mois.

Nous faisons porter la gaine élastique nuit et jour pendant un mois, puis 12 h par jour pendant les 15 jours suivants.

Il faut avertir la patiente qu'elle ne discernera vraiment de résultat qu'à partir de la fin du 2ᵉ mois.

Les complications éventuelles sont celles à la fois de la liposuccion et de la chirurgie; nous les détaillerons au chapitre 11.

Conclusion

Nous proposons, dans les lésions modérées cutanéo-graisseuses de l'abdomen, une plastie abdominale basse localisée, combinée à la liposuccion première, sous-ombilicale toujours, sus-ombilicale plus rarement et avec prudence, avec ou sans désinsertion de l'ombilic, utilisant une colle de fibrine pour supprimer le décollement en fin d'intervention.

Cette intervention, à laquelle nous avons donné le nom de ASA (aesthetic suction abdominoplasty) et que nous avons rapportée au Congrès de l'International Society of Plastic and Reconstructive Surgery (New Delhi, mars 1987), et au Congrès de la Société Française de Chirurgie Plastique Reconstructrice et Esthétique (Hammamet, juin 1987), que nous avons publiée dans les Annales de Chirurgie Plastique et Esthétique (nᵒ 2, 1987), commence à nous donner des résultats satisfaisants, c'est-à-dire véritablement esthétiques, dans les plasties abdominales.

Il y a dix ans à peine, nous refusions de traiter de telles lésions, car l'arsenal chirurgical thérapeutique, avec cicatrice transversale basse classique et transposition ombilicale, nous semblait démesuré en regard de la « proportionnalité » sur le plan juridique, de ces lésions modérées.

11

Les complications éventuelles

Elles sont de fréquence différente. Il faut en avoir averti la patiente dès la première consultation.

Nous envisagerons successivement dans ce chapitre :

— les complications des abdominoplasties sans liposuccion. Le travail de Grazer (1975) portant sur 10 490 patients et 945 opérateurs de l'« American Society of Plastic Reconstructive Surgeons », réalisant une série incomparable, reste la référence;

— les complications des liposuccions abdominales isolées;

— les complications des abdominoplasties associées à une liposuccion.

PLASTIES ABDOMINALES SANS LIPOSUCCION

MORTALITÉ

Comme toute intervention chirurgicale, l'abdominoplastie comporte un taux de mortalité : 17/10 490 soit 1,6/1 000.

Ce taux inquiétant doit cependant être nuancé devant la diversité des gestes rassemblés sous le terme d'abdominoplasties, incluant la lipectomie « des trois-quarts » pour abdomen pendulum chez l'obèse, aussi bien que l'abdominoplastie localisée sans geste ombilical chez la jeune femme.

Nous n'avons dans notre série aucun décès à déplorer.

ACCIDENTS THROMBO-EMBOLIQUES

Ce sont les phlébites (1,1 %), les embolies pulmonaires (0,8 %), les décès (0,5 ‰).

C'est un risque grave, inhérent à toute chirurgie de l'abdomen. Le taux de phlébite sous-estime probablement la réalité comme le prouve une étude au fibrinogène marqué retrouvant un taux de 7 % de phlébite dans les interventions gynécologiques par voie basse dont la plupart était latente cliniquement.

Cette complication pose un double problème thérapeutique et surtout préventif.

Sur le plan thérapeutique, devant toute douleur du mollet, souvent simplement positionnelle, le plasticien est partagé entre la crainte de l'hématome incontrôlable sous anticoagulant et la frayeur de l'embolie pulmonaire. Notre attitude est le lever précoce, l'absence de traitement anticoagulant prophylactique, l'interprétation soigneuse de la clinique, amenant au Doppler veineux et l'échographie, voire à l'angiographie en cas de suspicion de phlébite, puis à l'héparinothérapie à dose efficace en cas de diagnostic confirmé.

La prévention repose sur un ensemble de règles à respecter et de quelques gestes dont aucun n'est sûr à 100 % :

— il faut avant tout savoir récuser tous les patients à haut risque thrombo-embolique;

— l'installation du patient sur la table opératoire doit se faire sans compression au niveau du creux poplité;

— certains auteurs préconisent des massages des mollets en per-opératoire;

— la durée de l'intervention doit toujours être réduite au minimum;

— certains invoquent l'hyperpression intra-abdominale créée par une mise en tension excessive du lambeau supérieur ou de la sangle musculo-aponévrotique;

— le lever doit être précoce;

— de nombreux travaux invoquent la responsabilité de la contraception orale dans la survenue d'accidents thrombo-emboliques. C'est pourquoi, nous préconisons l'arrêt de ce moyen contraceptif dans le mois qui précède et celui qui suit l'intervention.

L'HÉMATOME

Sa fréquence de survenue est de 6 %. S'il survient, en règle avant le 15e jour, l'hématome devient un facteur indéniable de surinfection, voire de nécrose. Il subira une organisation fibreuse qui, pendant six mois à un an donnera une paroi dure, blindée, asymétrique dans ses contours avec un aspect de « peau d'orange » très inesthétique.

Notre attitude est fonction de son importance :

— *petit hématome :* évacuation par ponction ou à la pointe du bistouri (malade « entrouverte »);

— *gros hématome :* reprise chirurgicale.

Ainsi, plus que jamais, au cours de cette intervention (dont tous les autres temps sont d'exécution rapide), l'hémostase doit être « maniaque », en liant plutôt que de coaguler les gros pédicules, en pinçant le segment profond des perforantes avant qu'il ne se rétracte et en vérifiant plusieurs fois l'hémostase avant la mise en place du bâti.

Un drainage par un ou deux drains aspiratifs permet l'évacuation aseptique des petits épanchements éventuels.

L'utilisation des colles biologiques mettant en présence le fibrinogène d'origine humaine et la thrombine d'origine bovine aboutit à la formation d'un coagulum de fibrine polymérisée et insoluble supprimant ainsi l'espace mort. Elle contre-indique le drainage qui serait pris dans la colle, mais ne saurait à aucun moment se substituer à l'hémostase. L'absence de drainage peut être catastrophique si l'hémostase n'a pas été rigoureuse (hématome disséquant par lâchage de perforante). Enfin, il existe une possibilité d'hématomes localisés derrière la paroi, difficiles à traiter en ce sens que leur séquelle est redoutable.

Enfin, pour certains, la compression du pansement participe à la prévention de l'hématome mais avec un risque de nécrose du lambeau s'il est trop appuyé.

ÉPANCHEMENT DIT DE « MOREL-LAVALLÉE »

C'est le seroma des Anglo-Saxons décrit par *Morel-Lavallée* en 1853 dans un remarquable mémoire. C'est un liquide clair, très riche en albumine, contenant des globules graisseux et quelques globules rouges déformés. Suivant les termes mêmes de l'auteur, c'est un « épanchement de sérosité ». Le mécanisme, pour Morel-Lavallée, lui semblait résider dans « la rupture des petits vaisseaux capillaires dont les extrémités froissées ne laissent échapper que la partie la plus ténue du sang. C'est le suintement séreux d'une plaie qui ne saigne plus ». C'est un épanchement incoagulable. Il n'est sûrement pas d'origine lymphatique.

Cliniquement, le tableau est évocateur : après l'ablation des drains aspiratifs, vers le 7e jour, drains qui montraient un liquide jaune clair, le ventre encore plat à cette date va voir son volume augmenter progressivement dans le temps. Dès le 10e jour, la présence d'un épanchement est évidente; la main posée à plat sur une moitié de la paroi abdominale perçoit très nettement le choc de l'onde liquidienne déclenchée par une chiquenaude de la main droite. La ponction déclive sur la patiente, en décubitus latéral, ramène un liquide clair pouvant aller de 50 à 150 cm^3. De telles ponctions répétées dans l'asepsie la plus rigoureuse tous les trois jours, montrent que la quantité diminue dans le temps pour disparaître dans un délai variable, de l'ordre d'un mois.

Le maintien d'une couche de graisse sur le plan aponévrotique n'a rien à voir avec sa prévention. Par contre, l'utilisation des colles biologiques semble constituer une prévention efficace essentiellement par suppression de l'espace mort.

Il est fréquent après liposuccion isolée, d'où l'importance de la compression élastique pendant un mois et la pressothérapie, voire ce que les kinésithérapeutes appellent le drainage lymphatique, si l'on y croit, à partir du 10e jour.

LA NÉCROSE

Pour nous, elle est rare mais, selon l'étude de **Grazer,** 40 % des chirurgiens en ont eu au moins un cas, ce qui signifie que 60 % n'en ont jamais eu. Celles que nous avons été amenés à voir se recontrent essentiellement au décours de lipectomie pour obésité ou de suture à trois branches.

Le siège de la nécrose est pratiquement toujours le même : sur la berge supérieure dans l'ex région sus-ombilicale. Elle est heureusement le plus souvent de petite dimension, mais pouvant parfois s'étendre sur plusieurs centimètres. La nécrose de tout le lambeau, exceptionnelle, ne pouvant s'expliquer que par une grave faute technique ou une gangrène gazeuse.

Nos travaux sur la vascularisation abdominale prouvant la distribution en chandelier à trois réseaux, montrent qu'il faut beaucoup de mauvaise volonté pour entraîner une nécrose d'origine artérielle, à moins d'être très superficiel dans le clivage ou qu'il existe une anomalie de distribution. En revanche, l'étude du système veineux montre que la souffrance ou la mort de cette zone cutanée du lambeau supérieur est plus logiquement en rapport avec une gêne au retour veineux.

Le traitement consiste en un parage chirurgical soigneux, pouvant être exécuté sans anesthésie en raison de l'insensibilité de la région, suivi d'une cicatrisation dirigée. En effet, la contraction des berges de la plaie diminuera considérablement la perte de substance, déjà en règle peu importante. Une retouche esthétique sera éventuellement demandée par la patiente et réalisée 6 mois après cicatrisation. La greffe de peau nous semble à déconseiller parce qu'elle fixerait la taille de la perte de substance et ne sera indiquée que dans les rares cas de nécrose importante.

La prévention repose sur un ensemble de règles :

— éviter la traction excessive sur le lambeau supérieur et donc ne pas poser à tout prix une indication d'abdominoplastie transversale basse avec transposition ombilicale qui réalise, nous l'avons décrit, une véritable « figure imposée »;

— limiter au maximum le décollement chez l'obèse et dans tous les cas ne pas dépasser les fausses côtes et la xiphoïde;

— prévenir la survenue d'un hématome par une hémostase parfaite;

— proscrire la lipectomie au bistouri de la face profonde du lambeau supérieur et ce d'autant que la liposuccion rend ce geste caduque;

— vérifier la bonne vascularisation des berges lors de la mise en place du bâti et s'aider au besoin d'une flexion plus accentuée des cuisses;

— rester extrêmement prudent pour poser une indication d'abdominoplastie en présence d'une cicatrice abdominale (si la pièce d'exérèse ne l'enlève pas). En présence d'une telle cicatrice, un certain nombre de précautions s'imposent :

- respecter un délai minimum d'un an pour laisser le temps nécessaire au rétablissement d'une néo-vascularisation,
- respecter un intervalle non décollé en aval de la cicatrice pour garder des perforantes sous-jacentes,
- récuser si la cicatrice est trop longue (bi-sous-costale...) ou le terrain artériel douteux;

— enfin le gros fumeur pose un problème difficile : nous préconisons l'arrêt du tabac dans le mois qui précède et celui qui suit le geste chirurgical ainsi que la limitation des décollements et de la traction sur le lambeau supérieur.

Il faut citer à part la nécrose ombilicale. Elle est exceptionnelle et ce d'autant qu'un manchon de graisse est conservé autour de l'ombilic transposé.

L'INFECTION

Elle est rare, mais favorisée par l'épanchement sanguin et a fortiori par la nécrose toujours à craindre. Le risque est d'autant plus grand que la patiente est obèse, qu'il existe une lésion cutanée au niveau des plis (abdomen pendulum), que le péritoine a été franchi et que l'intervention a duré plus longtemps. Elle peut être grave surtout chez l'obèse où des cas de gangrène gazeuse ont été décrits.

Le traitement comportera une mise à plat et un parage chirurgical, suivis d'une antibiothérapie adaptée au germe retrouvé.

La prévention, fondamentale, est assurée avant tout par une asepsie rigoureuse, mais aussi par le lavage mécanique per-opératoire, la rapidité d'exécution de l'intervention, la préparation de toute peau lésée plusieurs jours voire semaines avant l'intervention, la limitation des décollements chez l'obèse.

L'antibiothérapie prophylactique en « flash » per- et post-opératoire immédiat est réservée aux patients à risque.

Ainsi si l'infection est rare, elle constitue néanmoins un accident dommageable pour le résultat, voire grave sur certains terrains.

LES TROUBLES DE L'INNERVATION

Dès le lendemain d'une abdominoplastie transversale basse, il est normal que la patiente sente l'effleurement des doigts du clinicien sous les fosses côtes; puis, plus on descend en bas et en dedans au-dessus de l'ombilic, moins la sensibilité est nettement perçue jusqu'à la paresthésie totale au-dessus du mont de Vénus.

Il est évident qu'à la lumière de l'anatomie de l'innervation de la paroi, il y a eu une interruption totale de l'innervation sensitive tant par la section du tracé inférieur que par la dissection du lambeau supérieur. Ces troubles sont constamment régressifs dans les 6 à 8 mois qui suivent et nous n'en connaissons aucune prévention; il faut savoir en prévenir la patiente, ne serait-ce que pour éviter les brûlures par bouillotte, ce que nous avons vu une fois sur un cas sortant de notre statistique personnelle.

DISGRÂCES RÉSIDUELLES ET IMPERFECTIONS
(Fig. 134)

La cicatrice

Aspect qualitatif

Dans la mesure où « l'échelle de perroquet » est prévenue par l'utilisation de surjet intradermique ou de petit fil transfixiant en U dont le nœud est situé côté pubis, non trop serré et enlevé précocement, il s'agit d'une cicatrice qui au mieux est :

— convenable au 15e jour et nécessite un massage pétrissable manuel par la patiente matin et soir pendant deux minutes jusqu'à la fin du 2e mois, avec contre-indication de l'exposition solaire pendant un an;

— rouge et en relief au 2e mois et pouvant en cas d'hypertrophie franche nécessiter 1 à 3 injections de corticoïdes fluorés dans le tissu de sclérose;

— souvent encore rouge, large et très visible à la fin de la première année; la cicatrice devient parfois même invaginée, adhérente au plan profond et ceci souvent après épanchement de Morel-Lavallée;

— très améliorée à 2-3 ans. Il faut donc bien prévenir l'opérée de se munir de patience car il s'agit d'une cicatrice qui vieillit bien;

— au pire, mais heureusement rarement, la cicatrice peut évoluer vers la chéloïde vraie surtout au niveau de la région pileuse, notamment chez le sujets de race noire et jaune. Son traitement sort du cadre de cet ouvrage.

Il faut également noter que la cicatrice devient plus rapidement convenable chez l'obèse et après plastie verticale.

Topographie

1) L'ascension de la berge inférieure entraînant la distension du triangle pileux pubien est secondaire à une traction excessive du lambeau supérieur (quelques cas de dyspareunie ont même été décrits).

Il s'agit en règle de mauvaise indication

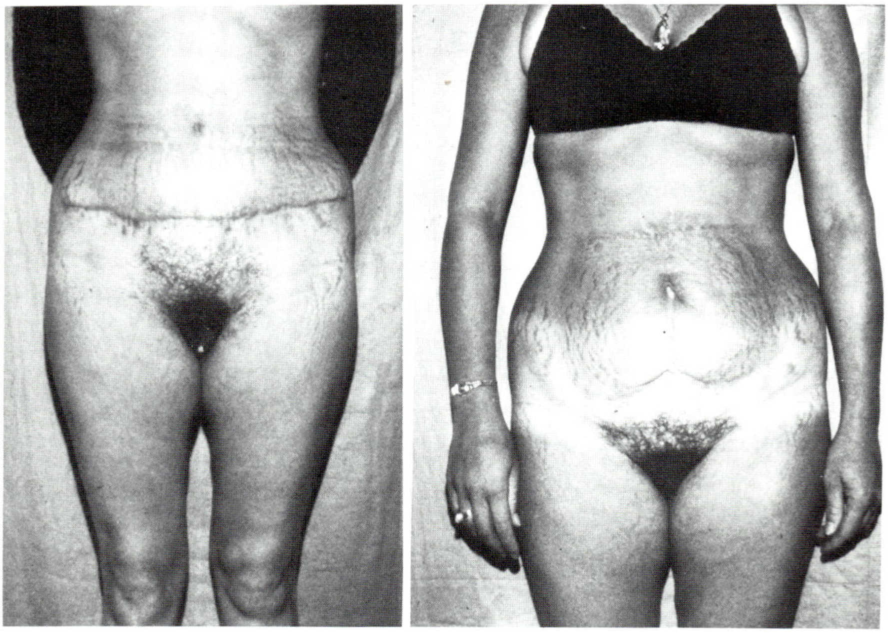

a b

FIG. 134. — *Disgrâces résiduelles et résultats défectueux.*
a) Cicatrice trop haut située, irrégulière et asymétrique. *b)* Indication discutable et résultat insuffisant.

d'abdominoplastie transversale basse avec transposition ombilicale dans la mesure où une traction excessive a dû être appliquée sur le lambeau sus-ombilical pour le faire descendre au niveau du pubis avec de surcroît un risque de nécrose. Cette difficulté est souvent rencontrée chez la patiente longiligne présentant un ventre fripé post-gravidique. Actuellement, une indication de plastie transversale basse sans transposition ombilicale ou avec désinsertion ombilicale serait posée.

2) L'asymétrie de la cicatrice n'est pas rare et nous a amené à décrire une stratégie thérapeutique limitant au mieux cette disgrâce (p. 83).

3) On dissimulera d'autant mieux la cicatrice qu'elle sera courte, basse et sans distension du triangle pileux pubien :

— *courte :* donc rechercher au maximum les indications des plasties localisées, focalisées sur le triangle pileux pubien, en adaptant au mieux la plastie de réduction à la lésion;

— *basse :* c'est bien sûr réserver les plasties verticales aux cicatrices pré-existantes et non escamotables, mais aussi toujours bien poser l'indication des plasties basses pour éviter l'ascension de la berge inférieure comme nous venons de le voir.

La peau redrapée

L'insuffisance de redrapage peut être globale avec récidive d'une ptose ou latérale, avec persistance d'oreille, souvent conséquence d'une volonté trop grande de raccourcir la cicatrice et donc de diminuer l'exérèse cutanée latérale.

L'excès conduit à l'ascension de la berge inférieure, nous n'y reviendrons pas.

En cas de peau fripée et vergeturée non escamotable, un étalement du lambeau supérieur est nécessaire pour redraper la peau. La tricherie consistant à froncer le lambeau pour équilibrer les deux berges doit alors être évitée, même au prix d'un allongement de la cicatrice.

LA LIPOSUCCION ISOLÉE

Certaines sont spécifiques de l'abdomen, les autres sont les complications inhérentes à la liposuccion.

Complications

La perforation abdominale est heureusement exceptionnelle et évidemment gravissime. C'est par une technique rigoureuse et l'utilisation des canules mousses recourbées à leur extrémité que ce risque sera prévenu, ainsi qu'en se méfiant des points de faiblesse pariétaux éventuels (hernies, éventration, cicatrice de laparotomie).

Des troubles hydro-électrolytiques, voire **une chute de l'hématocrite** sont à craindre au-delà d'un volume aspiré de 1,5 litre. C'est pourquoi une compensation des pertes devra être effectuée en per-opératoire, gramme pour gramme, et en post-opératoire.

Hématome, infection et épanchement lymphatique peuvent se voir malgré une asepsie rigoureuse et une compression élastique immédiate sur table et portée plusieurs semaines.

Des ecchymoses post-opératoires sont habituelles et disparaissent en 2 à 3 semaines.

Un œdème s'installe rapidement masquant le gain de la liposuccion et disparaît en un à deux mois. Le maintien d'une compression accélère sa résorption.

Les imperfections

Elles sont de trois types :

Un excès cutané résiduel se traduit par ce qu'il est courant d'appeler une « vague ». Cet excès traduit l'incapacité de la peau à se redraper sur le nouveau volume sous-cutané. Il s'agit alors d'une mauvaise appréciation pré-opératoire des capacités de rétractilité de la peau. Nous avons déjà vu dans un précédent chapitre les différents paramètres à évaluer avant d'entreprendre une liposuccion isolée abdominale. Cet excès peut être résorbé par une plastie de réduction cutanée secondaire.

Une irrégularité graisseuse est la conséquence d'une liposuccion inhomogène laissant persister des îlots de graisse. Elle se différencie cliniquement de l'excès cutané en faisant allonger la patiente : l'irrégularité s'estompe voire disparaît en cas d'excès cutané alors qu'elle persiste en cas d'inhomogénéité de graisse. Le traitement consiste en un complément de liposuccion éventuellement sous anesthésie locale.

Des déhiscences sous-cutanées traduisent la liposuccion de la graisse immédiatement sous-cutanée et sont secondaires à une mauvaise manipulation de la canule : trop superficielle ou avec aspiration vers le haut.

Le traitement, difficile, fait appel à la réinjection de graisse aspirée. Cette méthode bien que mondialement pratiquée reste discutée et discutable sur le plan du long terme.

Ces imperfections ne sont pas propres à la liposuccion abdominale mais ici plus qu'ailleurs le moindre défaut d'exécution ne pardonne pas et ce d'autant que la patiente les regarde tangentiellement de haut en bas, sous un angle où « tout se voit ».

L'ASSOCIATION LIPOSUCCION ET ABDOMINOPLASTIE

Cette association ne rajoute aucune complication qui n'ait été précédemment décrite. Néanmoins, et bien que le recul et les grandes séries fassent défaut, il nous semble que la fréquence des épanchements de Morel-Lavallée soit augmentée.

La prévention en est difficile :

— le drainage par lame sus-pubienne laissée en place 3 semaines est efficace mais contraignant;

— l'utilisation de colle de fibrine semble être prometteuse en effaçant le décollement.

12

Indications et résultats

Les indications ont en fait déjà été très largement discutées dans le cadre des chapitres 3 et 8 à propos des différents tableaux cliniques et des techniques opératoires. Nous tenterons d'en faire ici la synthèse.

Rappelons que d'une chirurgie *monomorphe,* se résumant le plus souvent à une dermolipectomie transversale basse avec transposition de l'ombilic, la chirurgie plastique de l'abdomen est devenue une chirurgie *polymorphe,* permettant de traiter des lésions plus variées, souvent moins importantes que par le passé, par des gestes de plus en plus appropriés.

Cette idée constitue en fait l'axe et la raison de cette mise au point, par rapport à notre ouvrage de 1977. Elle complique cependant la schématisation des indications.

OBJECTIFS

Atteindre son objectif, en matière de plastie abdominale, requiert le respect rigoureux d'un certain nombre d'exigences concernant :

— l'indication;
— la technique;
— le contrat de soin.

L'indication doit être posée pour :

— des lésions objectives;
— accessibles à un traitement permettant la correction des anomalies cutanées, graisseuses et musculaires, en laissant une rançon cicatricielle acceptable;
— il faut savoir que le choix sera souvent celui des inconvénients.

La technique appropriée doit conduire aux buts esthétiques, à savoir :

— supprimer *l'excédent cutané.* Le redrapage sera habituellement un compromis : il devra être suffisant pour remettre la peau en tension et ôter le maximum des lésions, mais non excessif de manière à éviter une déformation du triangle pileux pubien et une distension cicatricielle;
— supprimer l'*excédent adipeux* éventuel;
— traiter le *diastasis des droits* lorsqu'il existe et remettre en tension le plan musculo-aponévrotique;
— laisser une *cicatrice de la meilleure qualité possible,* aisément dissimulable : c'est l'un des principaux éléments du résultat.

Le contrat de soin. — S'il est vrai que souvent, les photographies des plasties abdominales sont décevantes pour le chirurgien, surtout précocement, il est tout aussi vrai qu'il s'agit d'une chirurgie capable de rendre, dans bon nombre de cas, de réels services à des patientes qui souffrent.

Outre la rigueur de *l'indication* et la qualité de *la technique,* le succès dépendra aussi beaucoup *du contrat de soin* qui aura été passé. Il faudra avoir parfaitement informé la patiente quant :

— aux contraintes;
— aux aléas;

— aux limites de l'intervention;

— à sa rançon cicatricielle, dont on aura précisé soigneusement la *topographie* et *l'évolutivité,* en insistant sur la patience nécessaire à l'obtention d'une cicatrice acceptable.

INDICATIONS

D'un point de vue synthétique et didactique, on peut schématiquement distinguer quatre grands tableaux anatomo-cliniques, résumant la chirurgie plastique et esthétique de l'abdomen.

Les résultats en seront illustrés par l'iconographie de quelques observations caractéristiques.

LE VENTRE DE L'OBÈSE PLUS OU MOINS REPENTI

Il associe un excès cutané (réalisant au maximum un abdomen pendulum) et une surcharge graisseuse de la paroi abdominale, se prolongeant habituellement de chaque côté par le bourrelet latéral des flancs.

Une dermolipectomie abdominale classique des trois quarts avec transposition de l'ombilic traitera la distension cutanée, mais n'assurera l'exérèse que de l'excès adipeux correspondant, c'est-à-dire immédiatement sous-jacent.

La liposuccion associée au cours du même temps opératoire, et pratiquée en début d'intervention en sera le complément indispensable. Ses apports incomparables ont été largement exposés au chapitre des techniques opératoires :

— elle assurera l'ablation de la graisse en excès sur toute la paroi abdominale ainsi que l'extension au bourrelet latéral des flancs;

— elle diminue l'incongruence d'épaisseur des berges, ce qui facilite d'autant la suture et améliorera la qualité de la cicatrice qui n'en sera que plus courte;

— la liposuccion associée à une dermolipectomie abdominale des trois quarts a ainsi fait disparaître les toutes dernières indications de lipectomie circulaire (fig. 135).

LES VENTRES FORCÉS, DISTENDUS ET LES DERMODYSTROPHIES POST-GRAVIDIQUES

Il s'agira le plus souvent de l'indication d'une plastie abdominale classique sans liposussion associée.

Selon la topographie et l'étendue des lésions, selon la forme du ventre, il faudra choisir la résection cutanée la plus adaptée, c'est-à-dire celle qui assurera la meilleure réhabilitation pour la moindre rançon cicatricielle.

La dermolipectomie transversale basse avec transposition de l'ombilic ne constitue pas la seule possibilité thérapeutique, et on sera amené, dans bon nombre de cas, à proposer une plastie abdominale mixte, axiale et transversale, voire une dermolipectomie axiale verticale simple, ou bien un geste localisé, médio-abdominal (fig. 136 et 137).

LES LÉSIONS MODÉRÉES, CUTANÉES ET GRAISSEUSES, DE LA PAROI ABDOMINALE

Pour ces lésions modérées, qui se composent le plus souvent d'une augmentation moyenne du pannicule adipeux et d'un certain degré d'excès et de distension cutanés, on peut proposer une abdominoplastie basse localisée, associant :

— une liposuccion première, sous- et éventuellement sus-ombilicale;

— une résection cutanée fusiforme transversale basse, dont la berge inférieure est intra-pileuse;

— une dissection modérée de l'étage sous-ombilical;

— une éventuelle désinsertion-abaissement de l'ombilic si elle apparaît nécessaire, sans transposition;

— un redrapage du lambeau abdominal supérieur, assurant une remise en normo-tension de la paroi abdominale et, éventuellement, une résection cutanée complémentaire de l'excédent cutané résiduel;

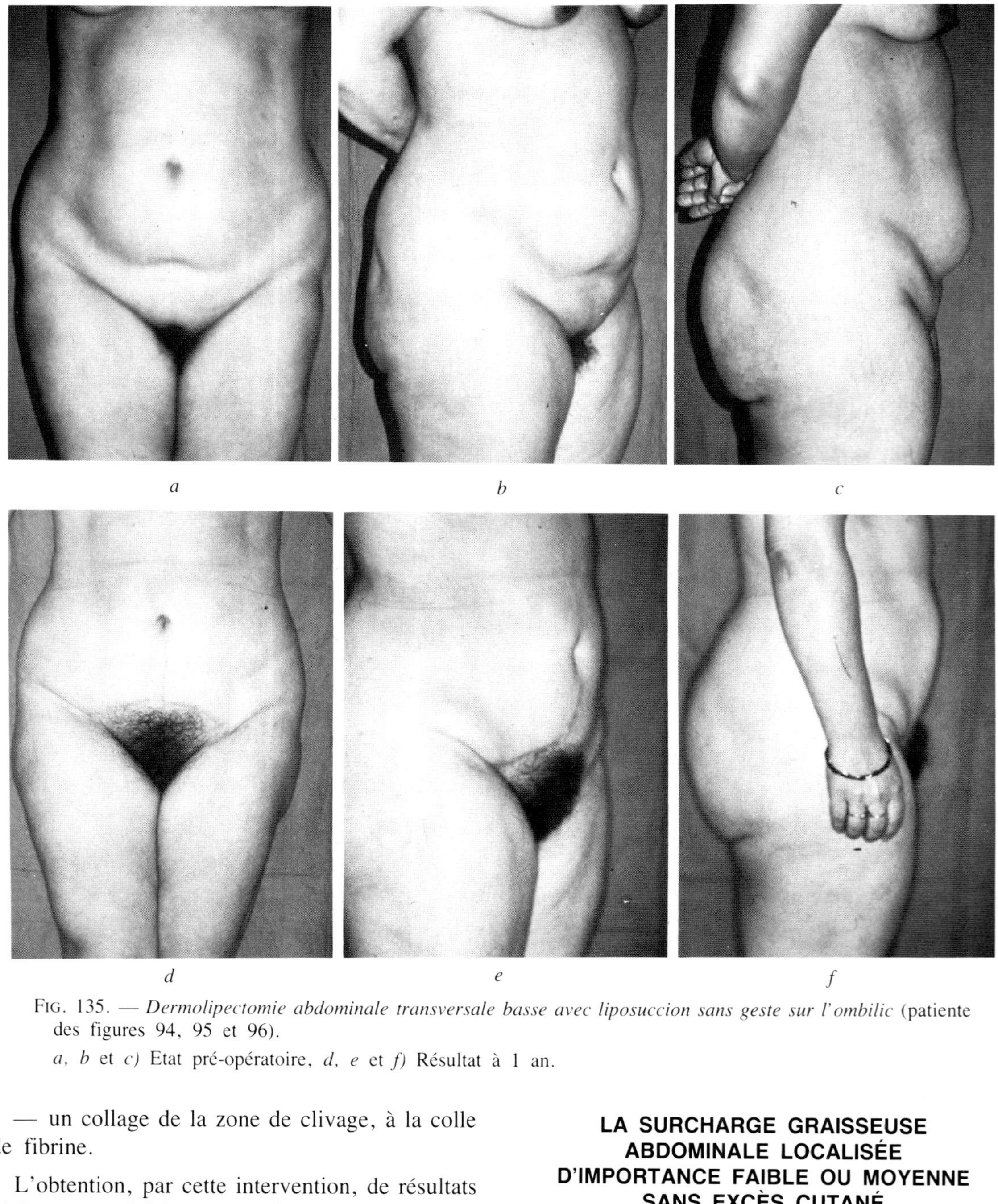

FIG. 135. — *Dermolipectomie abdominale transversale basse avec liposuccion sans geste sur l'ombilic* (patiente des figures 94, 95 et 96).

a, b et *c)* Etat pré-opératoire, *d, e* et *f)* Résultat à 1 an.

— un collage de la zone de clivage, à la colle de fibrine.

L'obtention, par cette intervention, de résultats réellement satisfaisants au plan esthétique, chez bon nombre de patientes porteuses de lésions cutanées et graisseuses modérées de la paroi abdominale nous lui a fait donner le nom d' « aesthetic suction abdominoplasty » (ASA) ou abdominoplastie à visée esthétique avec liposuccion première (fig. 138).

LA SURCHARGE GRAISSEUSE ABDOMINALE LOCALISÉE D'IMPORTANCE FAIBLE OU MOYENNE SANS EXCÈS CUTANÉ (« LE PETIT BEDON »)

La surcharge adipeuse prédomine habituellement dans la région sous-ombilicale; la peau est le plus souvent assez saine et tonique.

Ces patientes étaient forcément récusées avant l'avènement de la liposuccion. Elles constituent

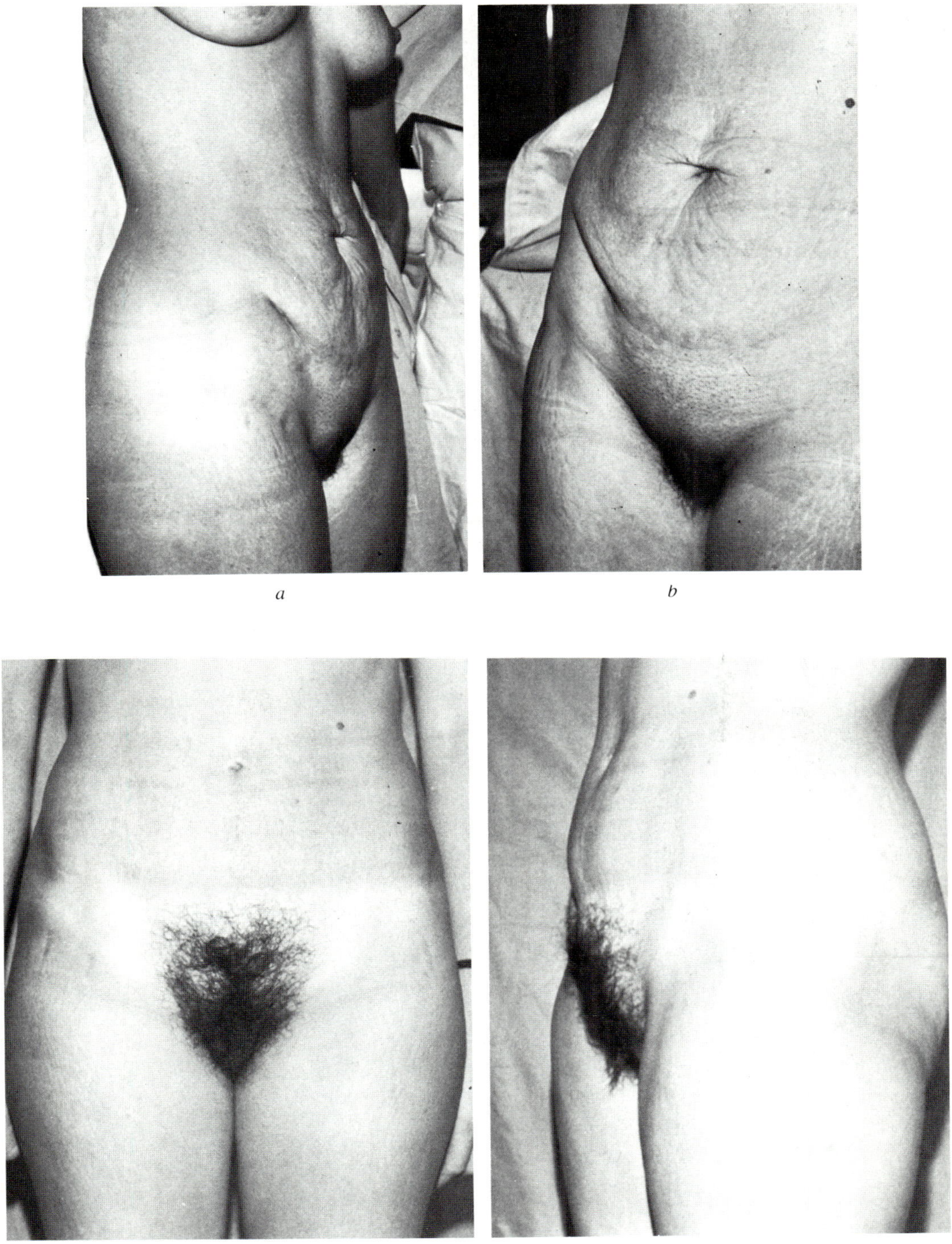

FIG. 136. — *M*[me] *Z*...

a) et *b)* Etat pré-opératoire.
c) Résultat de plastie transversale, à deux ans, face.
d) Résultat de trois-quarts, à deux ans.

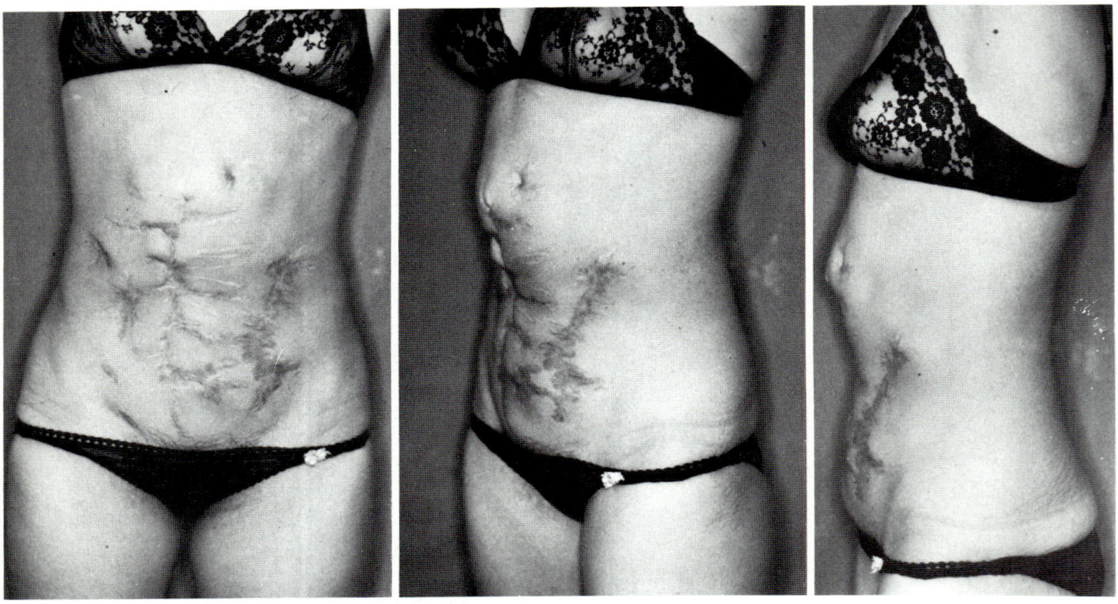

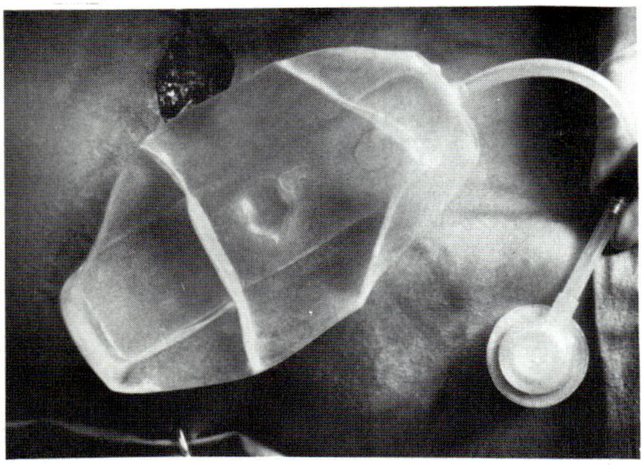

a b c
d
e f g

FIG. 137. — *Ventre balafré, séquelle d'une péritonite* (patiente de la figure 9). Traitement par expansion et redrapage cutanés (mise en place de deux expander latéraux).

a, b et *c)* Etat pré-opératoire. *e, f* et *g)* Résultat à 18 mois.

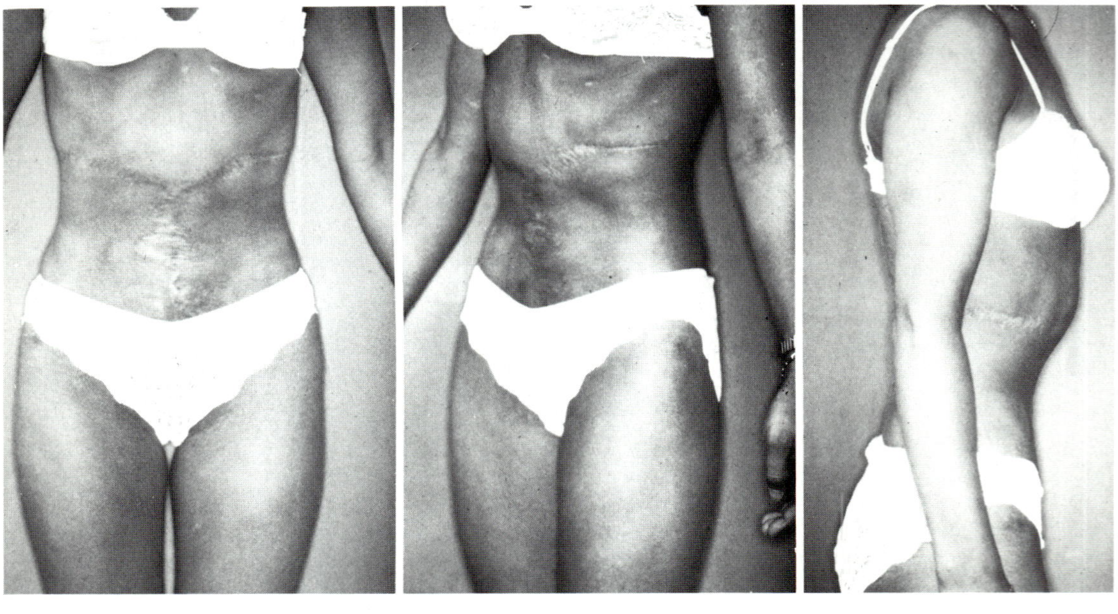

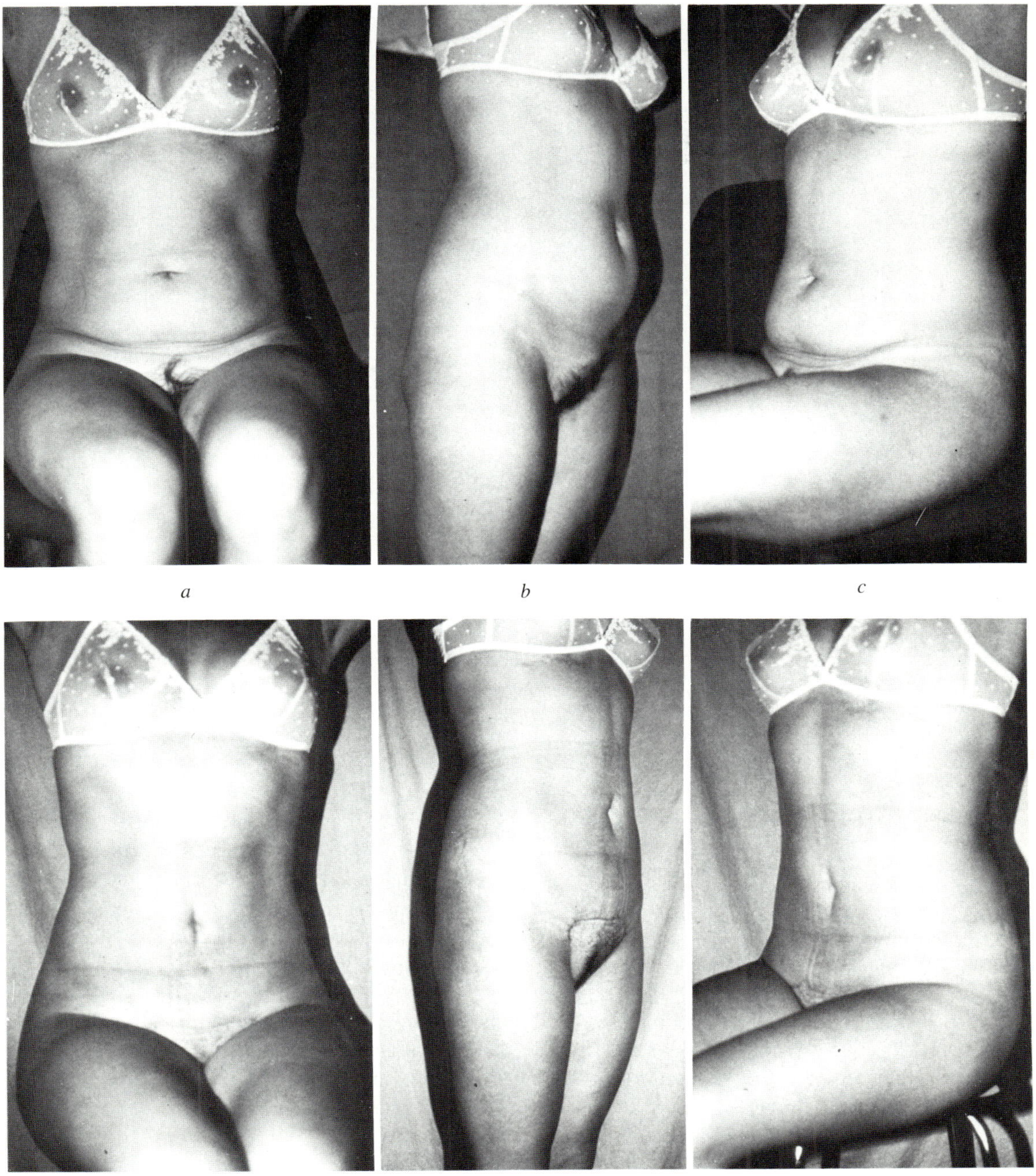

FIG. 138. — *Aesthetic Suction Abdominoplasty (ASA).*
a, b et *c)* Etat pré-opératoire. *d, e* et *f)* Résultat à 1 an.

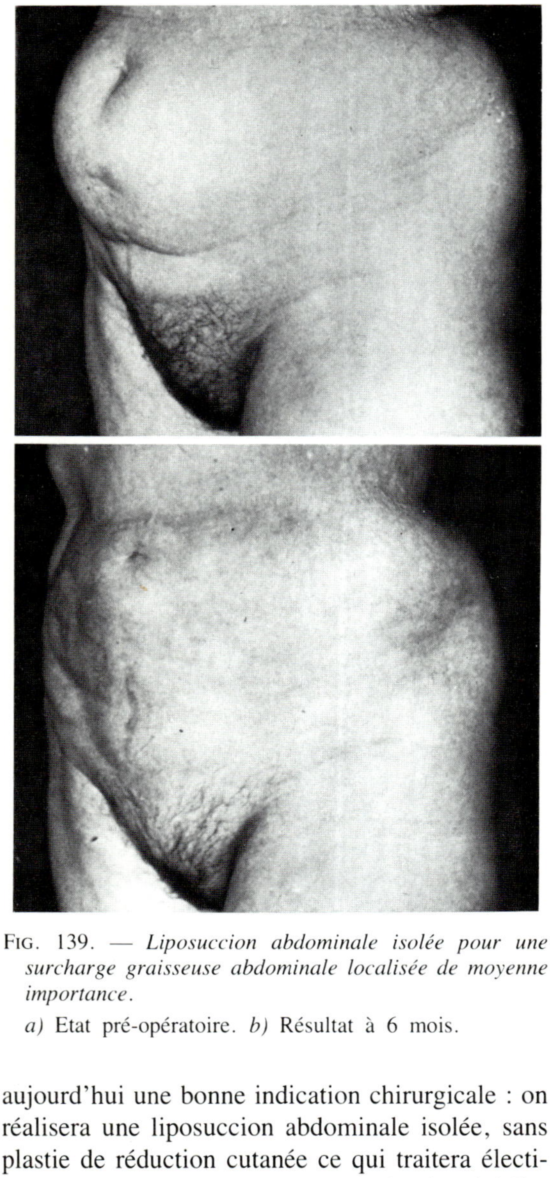

a

b

FIG. 139. — *Liposuccion abdominale isolée pour une surcharge graisseuse abdominale localisée de moyenne importance.*

a) Etat pré-opératoire. *b)* Résultat à 6 mois.

aujourd'hui une bonne indication chirurgicale : on réalisera une liposuccion abdominale isolée, sans plastie de réduction cutanée ce qui traitera électivement la disgrâce sans contrepartie cicatricielle.

Les résultats peuvent être excellents à condition que l'indication en ait été rigoureuse et la technique minutieuse (fig. 139).

CONCLUSION

L'appréciation des résultats s'avère délicate, compte tenu notamment de l'introduction de techniques et d'association de gestes assez récents.

Cette « modernité » vient s'ajouter aux raisons qui ont, de tout temps, rendu difficile l'analyse des résultats des plasties abdominales :

— la nécessité d'un recul important, dans l'idéal 2 à 3 ans au moins;
— la difficulté que nous avons de juger nos propres résultats avec une totale objectivité;
— enfin, le fait que le résultat réel est pour une bonne part subjectif, puisque l'aspect anatomique ne rend qu'imparfaitement compte du service réellement rendu à la patiente.

Trois notions semblent cependant pouvoir être soulignées à cet égard :

— la chirurgie plastique de l'abdomen obtient de plus en plus des résultats réellement esthétiques : c'est bon signe, et ce n'était pas du tout évident il y a seulement dix ans;
— la plastie abdominale est une intervention qui, dans l'ensemble, vieillit bien, et si l'on est parfois inquiet au cours de la première année post-opératoire, on est souvent agréablement surpris, à distance, en présence de patientes revues au-delà de la 3e année;
— cependant, à la classique dialectique médico-légale entre les obligations de moyen et de résultat en chirurgie plastique, nous préferons substituer, en matière de plastie abdominale la notion d'obligation de modestie.

Bibliographie

[1] AGRIS J. — Apparatus to hold panniculus up during abdominoplasty. *Plast. Reconstr. Surg., 60,* 2, 292-3, 1977.

[2] ALLANSMITH R. — An excision of abdominal fat apron. *A.M.A. Arch. Surg., 80,* 327, 1960.

[3] APFELBERG D.B. et coll. — Two unusual umbilicoplasties. *Plast. Reconstr. Surg., 64,* 2, 268-70, 1979.

[4] APPIANI E. — Muscular plastic for aestetic conformation of abdominal girdle. *Ann. Plast. Surg., 13,* 2, 97-106, 1984.

[5] ASHBELL T.S. — Abdominoplasty and combined procedure (letter). *Plast. Reconstr. Surg., 79,* 2, 316, 1987.

[6] AVELAR J.M. — Abdominoplasty : methodization of a technique without external umbilical scar. *Aesth. Plast. Surg., 2,* 141-151, 1978.

[7] AVELAR J.M. — Fat succion versus abdominoplasty. *Aesth. Plast. Surg., 2,* 4, 265-75, 1985.

[8] AVELAR J.M. — Abdominoplasty : technical refinement and analysis of 130 cases in 8 years follow-up. *Aesth. Plast. Surg., 7,* 4, 205-12, 1983.

[9] AVELAR J.M. — Study of the anatomy of the subcutaneous adipous tissue applied for fat suction technique. *Travail de l'Institut Scientifique Brésilien de Chirurgie Plastique,* Sao Paulo, 1986.

[10] BABCOCK W.W. — The correction of the obese and relaxed abdominal wall with special reference to the used of buried siver charm. *Am. J. Obstet., 596,* 1916, 1974.

[11] BAILEY A.J., ROBINS S.P. — Development and maturation of the crosslinks in the collagen fibers of skin. *In : Aging of connective tissues,* pp. 130-156. Karger, Bâle, 1973.

[12] BARAN N.K., CELEBI C. — A ten-year experience with reduction mammoplasty and abdominoplasty. What is happening in our part of the world ? *Clin. Plast. Surg., 11,* 3, 479-89, 1984.

[13] BARETT B.M., KELLY M.V. — Combined abdominoplasty and augmentation mammaplasty through a transverse suprapubic incision. *Ann. Plast. Surg., 4,* 4, 286-91, 1980.

[14] BAROUDI R. et coll. — Abdominoplasty. *Plast. Reconstr. Surg., 54,* 2, 161-167, 1974.

[15] BAROUDI R., KEPPKE E.M., CARVALHO C.G. — Mammary reduction combined with reverse abdominoplasty. *Ann. Plast. Surg., 2,* 5, 368-73, 1979.

[16] BARRAYA L., NAPKANE E. — Abdomen molluscum. Abdomen pendulum. Réparation. Nouvel ombilic. *Presse Méd., 48-76,* 2287, 1968.

[17] BARSKY A.S., KAHN S. — *Principles and practice of plastic surgery.* Mc Graw Hill, New York, 1964.

[18] BERLAN M., LAFONTAN M. — Les alpha-2 récepteurs. *Quotidien du Médecin, 19,* suppl. n° 2855, 35-40, 1983.

[19] BIESENBERGER H. — Abdomen pendulous. *Zbl. chir., 63,* 1399, 1936.

[20] BJORNSTORP. — Human adipose tissue. Dynamic and regulation. *Metabolic Disease, 5,* 277, 1971.

[21] BOSTWICK J. et coll. — Blood supply of the abdomen revisited, with emphasis on the superficial inferior epigastric artery. *Plast. Reconstr. Surg., 74,* 5, 657-70, 1984.

[22] BOSTWICK J., HILL H.L., NAHAI F. — Repairs in the lower abdomen, groin, or perineum with myocutaneous or omental flaps. *Plast. Reconstr. Surg., 63,* 2, 186-94, 1979.

[23] BOUISSOU H., PIERAGGI M.T., JULIAN M., DOUSTE BLAZY L. — Cutaneous aging. Its relation with arteriosclerosis and atheroma. *In : Aging of connective tissues,* pp. 199-211. Karger, Bâle, 1973.

[24] BOYD J., TAYLOR G., CORLETT R. — The vascular territories of the superieur and the deep inferior epigastric systems. *Plast. Reconstr. Surg., 73,* 1, 1-16, 1984.

[25] BRODEUR A., CHARBONNEAU R. — Grossesse et chirurgie esthétique. *Union. Med. Can., 113,* 3, 169-71, 1984.

[26] CALLIA W. — Contribuicão para o estudo da correção cirurgica do abdome penduloe globoso. Técnica original. *Thèse mèd.,* São Paulo, 1965.

[27] CALLIA W.E.P. — Una plastica para à cirugiao geral. *Medecina hospitalar, 1,* 40-41, 1967.

[28] Caravel J.B. — Plasties abdominales. Technique personnelle de reconstruction ombilicale. Report de la cicatrice au fond de l'ombilic. *Ann. Chir. Plast. Esthét., 26,* 3, 289-292, 1981.

[29] Cardoso de Castro C. et coll. — T abdominoplasty to remove multiples scars from the abdomen. *Ann. Plast. Surg., 12,* 4, 369-73, 1984.

[30] Cardoso de Castro C., Daher M. — Simultaneous reduction mammaplasty and abdominoplasty. *Plast. Reconstr. Surg., 61,* 1, 36-9, 1978.

[31] Carreirao S. et coll. — Treatment of abdominal wall eventrations associated with abdominoplasty techniques. *Aesthet. Plast. Surg., 8,* 3, 173-9, 1984.

[32] Castanares S., Goethel J.A. — Abdominal lipectomy, a modification in technique. *Plast. Reconst. Surg., 40,* 3, 378-83, 1967.

[33] Champy M., Khouri M., Antz D. — Intérêt clinique d'une nouvelle colle biologique : la *Transglutine. Ann. Chir. Plast. Esthét., 32,* 2, 178-180, 1987.

[34] Chiu H.W. — Tensor fasciae latae free flap for full-thickness abdominal wall reconstruction utilizing the greater omentum as a vascular supply-letter. *Plast. Reconstr. Surg., 75,* 4, 607, 1985.

[35] Christman K.D. — Death following suction lipectomy and abdominoplasty. *Plast. Reconstr. Surg., 78,* 3, 428, 1986.

[36] Clarkson P., Jeef J. — The contribution of plastic surgery to the treatment of obesity. *In : Modern trends in plastic surgery,* pp. 315-336. Butterworths, London, 1966.

[37] Converse J.M. — *Reconstructive plastic surgery.* W.B. Saunders, C° Philadelphia, 1977.

[38] Correa Iturraspe M. — Dermolipectomia vertical del abdomen. *Bol. Soc. Argent. Ciruj., 13,* 648-651, 1952.

[39] Costagliola M. — Abdomen pendulum et éventrations monstrueux. *Communication à la Société Française de Chirurgie Plastique.* Ajaccio, 1970.

[40] Courtiss E.H. — Suction lipectomy : A retrospective analysis of 100 patients. *Plast. Reconstr. Surg., 73,* 5, 780-794, 1984.

[41] Davis T.S. — Morbid obesity. *Clin. Plast. Surg., 11,* 3, 517-524, 1984.

[42] Debaere P.A. — Chirurgie morphologique abdominale. *Thèse de doctorat,* Lille, 1975.

[43] Debaere P.A. — Psychologie de l'obèse, candidat à la lipectomie. *Thèse de doctorat,* Lille, 1975.

[44] Dellon A.L. — Fleur de lis abdominoplasty. *Aesthet. Plast. Surg., 9,* 1, 27-32, 1985.

[45] Depaulis J. — La chirurgie des abdomens pendulums. Réflexions sur 20 cas. *J. Méd. Bordeaux, 144,* 5, 697-712, 1967.

[46] Derouinaud A. — Les plasties abdominales. *Thèse Méd.,* Toulouse, 1973.

[47] Detrie P. — *L'opéré abdominal.* Masson, Paris, 1970.

[48] Devernois de Bonnefon J.F. — Chirurgie du ventre en tablier, par incision en « T » renversé. *Concours Méd., 78,* 22, 2587-2589, 1956.

[49] Dubou R., Ousterhout D.K. — Placement of the umbilicus in an abdominoplasty. *Plast. Reconstr. Surg., 61,* 2, 291-298, 1978.

[50] Dufourmentel C., Mouly R. — *Chirurgie plastique.* Collection médico-chirurgicale. Flammarion, Paris, 1959.

[51] Elbaz J.S. — A propos des plasties abdominales. Technique du « fer à cheval ». *Ann. Chir. Plast., 19,* 2, 155-158, 1974.

[52] Elbaz J.S., Flageul G. — Plastic surgery of the abdomen. Masson, New York, 1978.

[53] Elbaz J.S., Flageul G. — *Chirurgie plastique de l'abdomen.* Masson, Paris, 1978.

[54] Elbaz J.S. — Abdominoplastie à visée esthétique avec liposuccion première. *Ann. Chir. Plast. Esthét., 32,* 2, 148-151, 1987.

[55] Elbaz J.S. — Les plasties abdominales. *Immex Spécial Annuel,* 711-721, 1972.

[56] Elbaz J.S. — Pannel des abdominoplasties. *V° Congrès de l'IPRS,* Paris, 1975.

[57] Elbaz J.S., Dardour J.C., Ricbourg B. — Vascularisation artérielle de la paroi abdominale. *Ann. Chir. Plast., 20,* 1, 19-29, 1975.

[58] Elbaz J.S., Flageul G. — Liposuccion isolée et liposuccion-plastie. *Congrès SFCPRE,* Bruxelles, mai 1986.

[59] Elbaz J.S., Flageul G., Sitbon E. — Abdominoplasty. 1/ The epic. 2/ The conquest. *International Congress of Plastic and Aesthetic Surgery,* New Dehli, 1987.

[60] Elbaz J.S., Zumer L. — Maternité et préjudices esthétiques. *Les dossiers de l'Obstétrique, 2,* 16-22, 1974.

[61] Elsahy N. — Abdominoplasty combined with correction of the flaccidity of the lateral lower abdomen and the flanks. *Aesthet. Plast. Surg., 9,* 1, 33-7, 1985.

[62] Faivre J. — La chirurgie esthétique et le médecin praticien. *Gazette des Hôpitaux, 23,* 55, 1972.

[63] Faivre J. — *Chirurgie esthétique de l'abdomen.* Maloine, Paris, 1978.

[64] Faivre J. — *Chirurgie esthétique. Abdomen et liposuccion.* Maloine, Paris, 1986.

[65] Fischer A., Fischer G.M. — Revised technique for cellulitis fat reduction in riding breeches deformity. *Bull. Int. Acad. Cosmt. Surg., 2,* 40, 1977.

[66] Fischi R.A. — Vertical abdominoplasty. *Plast. Reconstr. Surg., 51,* 139-143, 1973.

[67] Flageul G., Elbaz J.S. — Les plasties abdominales : analyses des résultats. *Congrès SFCPRE,* Bruxelles, mai 1986.

[68] Flageul G., Sitbon E. — Pour une correction numérisée de l'incongruence de longueur des berges dans les plasties abdominales transversales. *Ann. Chir. Plast. Esthét., 32,* 3, 223-226, 1987.

[69] Flesh-Thebesius J., Weinschelner L. — Die Operation des Hängebauches. *Chirurg., 3,* 841, 1931.

[70] Fomon S. — *Cosmetic surgery, principles and practice.* J.B. Lippincott C°, Philadelphia, 1960.

[71] Fournier F., Otteni M. — Plasties abdominales

hier et aujourd'hui. Dermolipectomies et collapsochirurgie. (techniques isolées ou associées et progrès récents). *Cah. Chir., 50,* 2, 11-30, 1984.

[72] FREEMAN B.S., WEIMER D.R. — Abdominoplasty with special emphasis attention to the construction of the imbilicus. Technic and complications. *Aesthet. Plast. Surg., 2,* 65-74, 1978.

[73] GALTIER M. — Traitement chirurgical de l'obésité de la paroi abdominale avec ptose. *Mém. Acad. Chir., 81,* 341-344, 1955.

[74] GER R., DUBOYS E. — The prevention and repair of large abdominal-wall defects by muscle transposition : a preliminary communication. *Plast. Reconstr. Surg., 72,* 2, 170-8, 1983.

[75] GILLIES H., MILLARD R. — *The principles and art of plastic surgery,* pp. 291-420, Little Brown and C°, Boston, 1957.

[76] GLICENSTEIN J. — Les difficultés du traitement chirurgical des dermodystrophies abdominales. *Ann. Chir. Plast., 20,* 2, 147-155, 1975.

[77] GLICENSTEIN J. — Chirurgie esthétique de l'abdomen. *La vie Médicale, 2,* 27, 3215, 1972.

[78] GOLDWYN R. — Abdominoplasty as a combined procedure : Added benefit or double trouble ? *Plast. Reconstr. Surg., 78,* 3, 383-4, 1986.

[79] GONZALES ULLOA M. — Belt lipectomy. *Br. J. Plast. Surg., 13,* 179-186, 1960.

[80] GONZALES ULLOA M. — Circular lipectomy with transposition of the umbilicus and aponeurolytic technic. *Cirur. y Cirur., 27,* 394-409, 1959.

[81] GOSSET J. — Bandes de peau totale comme matériel de suture autoplastique en chirurgie. *Mém. Acad. Chir., 75,* 277-279, 1969.

[82] GRAHAM J.K. — Abdominoplasty. *J. La State Med. Soc., 135,* 7, 11-3, 1983.

[83] GRAZER F.M. — Suction-assisted lipectomy. Its indications, contrindications, and complications. *In :* HABAL M. — *Advances in plastic and reconstructive surgery,* pp. 51-59. Chicago, 1984.

[84] GRAZER F.M. — Use of fiber optic bundles in plastic surgery. *Plast. Reconstr. Surg., 48,* 28-31, 1971.

[85] GRAZER F.M., GOLDWYN R.M. — Abdominoplasty assessed by survey with emphasis on complications. *Plast. Reconstr. Surg., 59,* 4, 513-517, 1977.

[86] GRAZER F.M. — Suction-assisted lipectomy, suction lipectomy, lipolysis and lipexeresis. *Plast. Reconstr. Surg., 72,* 620-623, 1983.

[87] GREMINGER R.F. — The mini-abdominoplasty. *Plast. Reconstr. Surg., 79,* 3, 356-365, 1987.

[88] GUERREROSANTOS J. et coll. — Umbilical reconstruction with secondary abdominoplasty. *Ann. Plast. Surg., 5,* 2, 139-144, 1980.

[89] HAKME F. — Abdominoplasty : peri and supra-umbilical lipectomy. *Aesthet. Plast. Surg., 7,* 4, 213-220, 1983.

[90] HAYFLICK L. — Le vieillissement des cellules humaines. *Triangles, 14,* 2, 129-139, 1974.

[91] HODGKINSON D.J. — Umbilicoplasty : conversion of « outie » to « innie ». *Aesthet. Plast. Surg., 7,* 4, 221-222, 1983.

[92] HUGER W.E. — The anatomic rationale for abdominal lipectomy. *Am. Surg., 45,* 9, 612-617, 1979.

[93] ILLOUZ Y.G. — Remodelage chirurgical de la silhouette par lipolyse-aspiration ou lipectomie selective. *Ann. Chir. Plast. Esthét., 29,* 2, 162-179, 1984.

[94] ILLOUZ Y.G. — Les séquelles esthétiques ou les résultats indésirables de la lipoaspiration. *Ann. Chir. Plast. Esthét., 32,* 3, 229-245, 1987.

[95] ILLOUZ Y.G. — Une nouvelle technique pour les lipodystrophies. *Communication à la Société Française de Chirurgie Plastique Reconstructrice et Esthétique,* 1978 et 1979.

[96] ILLOUZ Y.G. — Body contouring by liolysis : A 5-year experience with over 3000 cases. *Plast. Reconstr. Surg., 72,* 591-597, 1983.

[97] ILLOUZ Y.G. — Une nouvelle technique pour les lipodystrophies localisées. *Rev. Chir. Esthét. Langue Fr., 6,* 19, 1980.

[98] ISAACS G. — Breast shaping procedures, abdominoplasty, and thighplasty in Australia. *Clin. Plast. Surg., 11,* 3, 525-549, 1984.

[99] JACKSON I.T., DOWNIE P.A. — Abdominoplasty : the waistline stitch and other refinements. *Plast. Reconstr. Surg., 61,* 2, 180-3, 1978.

[100] JAMRA F.A. — Reconstruction of the umbilicus by a double VY procedure. *Plast. Reconstr. Surg., 64,* 1, 106-107, 1979.

[101] JURI J., JURI C., RAIDEN G. — Reconstruction of the umbilicus in abdominoplasty. *Plast. Reconstr. Surg., 63,* 4, 580-582, 1979.

[102] KAMPER M.J., DWIGHT V., GALLOWAY D.V., ASCHLEY F. — Abdominal panniculectomy after massive weight loss. *Plast. Reconstr. Surg., 50,* 441-446, 1972.

[103] KANTER M.A. — The lymphatic system : a historical perspective. *Plast. Reconstr. Surg., 79,* 1, 131-139, 1987.

[104] KELLY H.A. — Report of gynecological cases : Case 3, excessive growth of fat. *Bull. John Hopkins Hosp., 10,* 197, 1899.

[105] KELLY H.A. — Excision of the fat of the abdominal wall lipectomy. *Surg. Gynecol. Obstet., 10,* 229-231, 1910.

[106] KESSELRING U.K., MEYER R. — A suction curette for removal of excessive local deposits of subcutaneous fat. *Plast. Reconstr. Surg., 62,* 305, 1978.

[107] KIRIANOFF T.G. — Making a new umbilicus when none exists. Case report. *Plast. Reconstr. Surg., 61,* 4, 603-604, 1978.

[108] KNITTLE J.L. — Nombre et tailles des cellules adipeuses du sujet obèse. *Triangle, 13,* 2, 57-62, 1974.

[109] LAGACHE G., VANDENBUSSCHE F. — Indication, contre-indications et résultats de la technique de Callia dans le traitement des ptoses cutanées abdominales avec ou sans surcharge graisseuse. *Ann. Chir. Plast., 16,* 1, 37-50, 1971.

[110] LAGROT F. — A propos des dermolipectomies abdominales. *Bordeaux Chir., 3,* 221, 1970.

[111] LE KIEFFRE M. — Chirurgie esthétique de

l'abdomen. *Gaz. Méd. France, 75*, 5605-5610, 1968.

[112] Marchac D., Weston J. — Abdominoplasty in infants for removal of giant congenital nevi : a report of 3 cases. *Plast. Reconstr. Surg., 75*, 2, 155-158, 1985.

[113] Marchal G., Lapeyrie H., Amar E. — Sur un procédé de plastie cutanée dans le traitement des faiblesses et du tablier adipeux de la paroi abdominale. *Montpellier Chir., 10*, 4, 315, 1964.

[114] Mitz V., Elbaz J.S., Vilde F. — Etude des fibres élastiques dermiques au cours d'opérations plastiques du tronc. *Ann. Chir. Plast., 1*, 31-44, 1975.

[115] Morel-Lavallée. — Epanchements traumatiques de sérosités. *Mémoires Originaux de l'Académie de Chirurgie*, 691-731, 1853.

[116] Paturet G. — *Anatomie humaine*, tome III, fasc. I. Masson, Paris, 1951.

[117] Picaud A.J., Sabatier P.H. — D'une technique de lipectomie qui garde ses indications précises. *XXIIIe Congrès National de la Société Italienne de Chirurgie Plastique*, Turin, 1973.

[118] Pierard J., Kint A., Barsaques J. De — *L'élastose sénile. Maladies du tissu élastique cutané*, pp. 373-388. Masson, Paris, 1968.

[119] Pierard J., Barsaques J. De, Kint A. — *Le tissu élastique cutané normal. Maladie du tissu élastique cutané*, pp. 1-58, Masson, Paris, 1968.

[120] Pitanguy I. — Abdominal lipectomy : an approach to it through an analysis of 300 consecutive cases. *Plastic. Reconstr. Surg., 40*, 4, 384-391, 1967.

[121] Pitanguy I. — *Aesthetic plastic surgery of head and body*. Springer, Berlin, 1981.

[122] Pitanguy I., Ceravolo M.P. — Our experience with combined procedures in aesthetic plastic surgery. *Plast. Reconstr. Surg., 71*, 56-63, 1983.

[123] Planas J. — The « vest over pants » abdominoplasty. *Plast. Reconstr. Surg., 61*, 5, 694-700, 1978.

[124] Pompeo De Pina D. — Aesthetic abdominal deformities : A personal approach to the posterior rectus sheath and rectus muscles. *Plast. Reconstr. Surg., 75*, 5, 660-667, 1985.

[125] Pratt J.H., Irons G.B. — Panniculectomy and abdominoplasty. *Am. J. Obstet. Gynecol., 132*, 2, 165-168, 1978.

[126] Psillakis J.M. — Plastic surgery of the abdomen with improvement in the body contour. Physiopathology and treatment of the aponeurotic musculature. *Clin. Plast. Surg., 11*, 3, 465-477, 1984.

[127] Quenu J. — *Opérations sur les parois de l'abdomen et sur le tube digestif*. Masson, Paris, 1967.

[128] Rebello C., Franco T. — Abdominoplasty through a submammary incision. *Int. J. Surg., 62*, 9, 462-463, 1977.

[129] Regnault P. — Abdominoplasty by the W-technique. *Plast. Reconstr. Surg., 55*, 272-275, 1965.

[130] Rene L. — La laparoplastie. *Gaz. Méd. France, 60*, 22, 1247, 1953.

[131] Richer P. — *Nouvelle anatomie artistique du corps humain*. Plon-Nourrit et Cie, Paris, 1906.

[132] Ricketts R.R. — Simultaneous umbilicoplasty and closure of small omphaloceles. *Surg. Gynecol. Obstet., 157*, 8, 572-573, 1983.

[133] Robert B., Robert L. — Aging of connective tissues. General considerations. *In : Frontiers of matrix biology*. Karger, Bâle, 1973.

[134] Robert B., Robert L. — Le vieillissement du conjonctif. *Triangle, 14*, 2, 163-171, 1974.

[135] Robert L. — Rapport sur le symposium européen du tissu conjonctif de Padoue. *Concours Méd.*, suppl. n° 4, 8-13, 1974.

[136] Robert L. — Le tissu conjonctif et la médecine moderne. *Concours Méd.*, suppl. n° 4, 3-5, 1975.

[137] Robertson J.L. — Complications of « dermolipectomy » as an encore to abdominal operative procedure. *S. Afr. Med. J., 56*, 4, 141-143, 1979.

[138] Rouvière H. — *Anatomie des lymphatiques de l'homme*. Masson, Paris, 1981.

[139] Rouvière H. — *Anatomie humaine descriptive et topographique*, tomes 2 et 3. Masson, Paris, 1984.

[140] Ryan R.F. — Which patient needs the abdominoplasty ? *Plast. Reconstr. Surg., 59*, 6, 842-843, 1977.

[141] Sabatier P.H., Barraya L., Picaud A.J. — Une technique originale de réfection de l'ombilic. *Ann. Chir. Plast., 23*, 4, 245-248, 1978.

[142] Salmon M. — *Artères de la peau : étude anatomique et chirurgicale*. Masson, Paris, 1936.

[143] Sappey P.C. — *Anatomie, physiologie, pathologie des vaisseaux lymphatiques*. Adrien Delahaye, Paris, 1874.

[144] Savage R.C. — Abdominoplasty following gastrointestinal bypass surgery. *Plast. Reconstr. Surg., 71*, 4, 500-509, 1983.

[145] Schepelmann E. — Ueber baucheenkenplastik mit besonderer Berücksichtigung des Hängebauches. *Beitr. Klin. Chir., 111*, 372, 1918.

[146] Schrudde J. — Lipexeresis or a means of eliminating local adiposity. *Aesth. Plast. Surg., 4*, 215, 1980.

[147] Schurte M., Letterman G. — A suggested english nomenclature for aesthetic surgery of the abdominal wall. *Aesthet. Plast. Surg., 6*, 2, 99-100, 1982.

[148] Schurter M., Letterman G. — Abdominoplasty or abdominal dermolipectomy. *Ann. Plast. Surg., 2*, 3, 235-238, 1979.

[149] Serson Neto D. — Abdominoplasty. *Aesthet. Plast. Surg., 6*, 1, 1-5, 1982.

[150] Serson Neto D. — Dermolipectomia abdominal : abordagem geometrica. *IXe Congresso Latino-Americano de Cirurgia Plastica*, Bogota (Colombia), 1969.

[151] Sher W. et coll. — Repair of abdominal wall defects : gore-tex vs marlex graft. *Am. Surg., 46*, 11, 618-623, 1980.

[152] Simkoff A.A., Elbaz J.S. — L'hypotension contrôlée, une technique d'anesthésie injustement

méconnue en chirurgie plastique. *Ann. Chir. Plast.*, *19*, 4, 353-360, 1974.

[153] SOUZA PINTO E.B. — A new methodology in abdominal aesthetic surgery. *Aesthet. Plast. Surg.*, *11*, 213-222, 1987.

[154] STUCKEY J.G. — Midabdomen abdominoplasty. *Plast. Reconstr. Surg.*, *63*, 3, 333-335, 1979.

[155] TALAAT S.M. et coll. — Inverted T incision in abdominoplasty and incisional hernias. *J. Egypt. Med. Assoc.*, *60*, 7-8, 664-666, 1977.

[156] TESTUT L. — *Anatomie Humaine*, tome II, p. 364. G. Doin, Paris, 1948.

[157] THOMERET G. — La lipectomie circulaire. *Nouv. Pratique Chir. Illustrée*, *169*, 1971.

[158] THOREK M. — *Plastic surgery of the breast and abdominal wall*. Ch. C. Thomas, Springfield, 11, 1942.

[159] VANDENBUSSCHE F., MERESSE B., DEBAERE P.A., VANDEVOORDE J., LAGACHE G. — Indications morphologiques et choix de la technique opératoire dans les lipectomies. *Ve Congrès de l'IPRS*, 1975.

[160] VANDENBUSSCHE F., MERESSE B., LAGACHE G. — Chirurgie des excédents cutanéo-graisseux corporels; choix techniques en fonction du type de surcharge. *Riv. Ital. Chir. Plast.*, *5*, 3-4, 369-395, 1973.

[161] VERNON S. — Umbilical transplantation upward and abdominal contouring in lipectomy. *Am. J. Surg.*, *94*, 490-492, 1957.

[162] VILAIN R. — La technique dite « en soleil couchant » dans les dermo-dystrophies abdominales. *Ann. Chir. Plast.*, *20*, 2, 239-242, 1975.

[163] VILAIN R. — Traitement des stéatoméries chez la femme : théorie et pratique. *Ann. Chir. Plast.*, *20*, 2, 135-146, 1975.

[164] VILAIN R. — A propos de la chirurgie réparatrice de la paroi abdominale. *Bull. Mens. Soc. Chir.* (Paris) *54*, 290-294, 1964.

[165] VILAIN R. — Chirurgie raisonnable de l'obésité. *In : Chirurgie et Spécialités, Entretien de Bichat*. p. 161, Expansion Scientifique Française, Paris, 1958.

[166] VILAIN R., DARDOUR J.C., BZOWSKI A. — Use of dermal-fat flaps in treating abdominal scars, in abdominoplasty, and in subtrochanteric lipectomy. *Plast. Reconstr. Surg.*, *60*, 6, 876-881, 1977.

[167] VILAIN R., DUBOUSSET J. — Technique et indications de la lipectomie circulaire. *Ann. Chir.*, *18*, 289-300, 1964.

[168] VILAIN R., DARDOUR J.C., STAUB S., MITZ V. — Dix questions à propos de l'aspiration de la graisse par la technique d'Y.G. Illouz. *Ann. Chir. Plast. Esthét.* *29*, 2, 180-184, 1984.

[169] VILAIN R., ELBAZ J.S., SINGLIER P., GUERIOT J., CLELIRZIN R. — Etude critique des complications des laparotomies. *Ann. Chir. Plast.*, *21*, 5-6, 262-288, 1967.

[170] VILAIN R., MONSAINGEON J. — Rapport du XIe colloque international de dermo-chirurgie sur le vieillissement de la peau. *Ann. Chir. Plast.*, *17*, 1, 92-93, 1973.

[171] VOLOIR P. — Opérations plastiques sus-aponévrotiques sur la· paroi abdominale antérieure. *Thèse Méd.*, Paris, 1960.

[172] VOSS S., SHORP H., SCOTT J. — Abdominoplasty combined with gynecologic surgical procedures. *Obstet. Gynecol.*, *67*, 2, 181-185, 1986.

[173] WALLACE A.F. — Cosmetic surgery of the abdomen, eyelids, face and chin. *Practitioner*, *224*, 1342, 414-419, 1980.

[174] WALSH J.J., BONNAR J., WRIGHT F.W. — A study of pulmonary embolism and deep leg vein thrombosis after major gynaecological surgery using labelled fibrinogen phlebography and lung's. *J. Obstet. Gynecol. Br. Comm.*, *81*, 311-316, 1974.

[175] WILKINSON T., SWARTZ B. — Individual modification in body contour surgery : the « limited » abdominoplasty. *Plast. Reconstr. Surg.*, *77*, 5, 779-784, 1986.

[176] WLODARCZYK B., SOUSSALINE M. — Toward a more natural imbilicus in abdominoplasty. *Ann. Chir. Plast. Esthét.*, *29*, 1, 90-91, 1984.

[177] WOOD R. — Abdominoplasty : agony and ectasy. *Aesthet. Plast. Surg.*, *9*, 1, 51-56, 1985.

[178] ZUMER L., BAUX S., MOLE B. — Les plasties abdominales à visée esthétiques : variantes techniques. *Ann. Chir. Plast. Esthét.*, *26*, 4, 383-385, 1981.

INDEX ALPHABÉTIQUE DES MATIÈRES

MASSON, Editeur,
120, boulevard Saint-Germain,
75280 Paris Cedex 06.
Dépôt légal : novembre 1988.

SOULISSE et CASSEGRAIN,
Imprimeurs, Niort.
Dépôt légal : octobre 1988.
N° 2612.

9 782225 815430